主编◎王天宝　周建伟

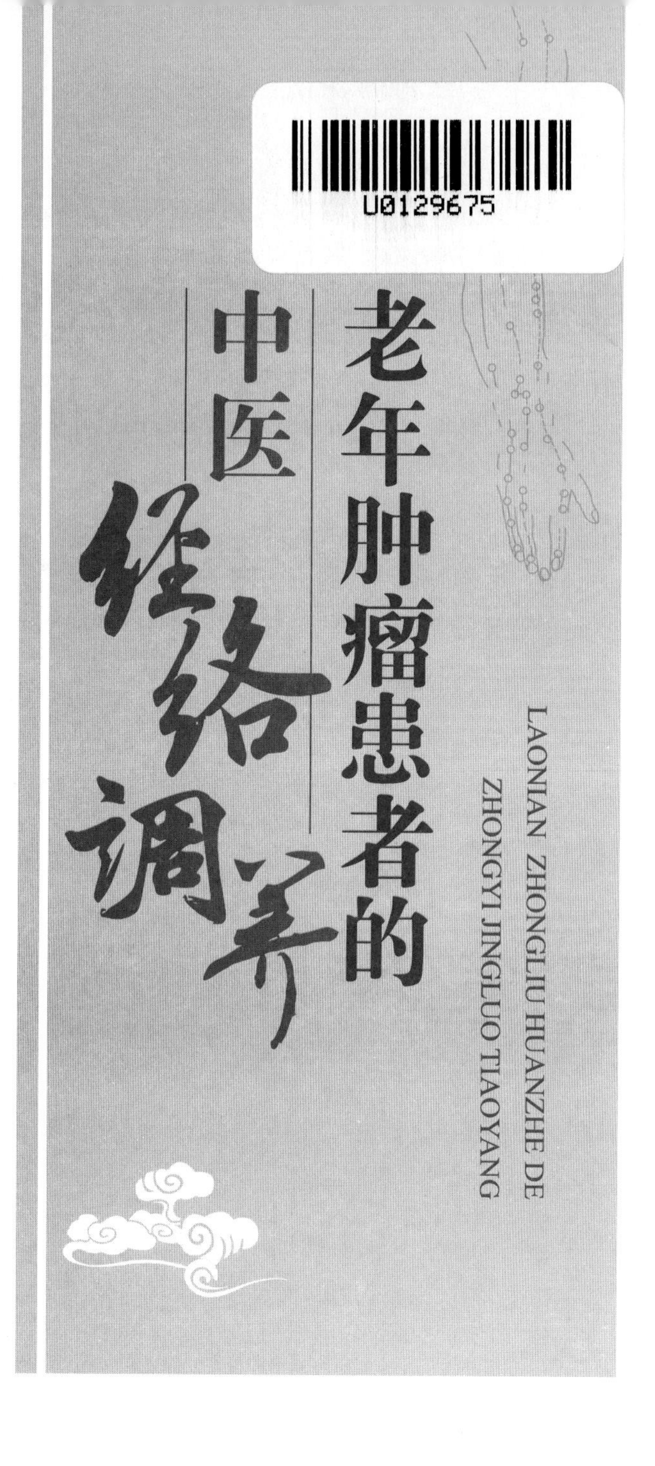

四川科学技术出版社

图书在版编目（CIP数据）

老年肿瘤患者的中医经络调养 / 王天宝, 周建伟主编. -- 成都：四川科学技术出版社, 2023.7

ISBN 978-7-5727-1017-9

Ⅰ. ①老… Ⅱ. ①王… ②周… Ⅲ. ①老年病–肿瘤–经络–中医治疗法 Ⅳ. ①R273②R224

中国国家版本馆CIP数据核字(2023)第108427号

老年肿瘤患者的中医经络调养

LAONIAN ZHONGLIU HUANZHE DE ZHONGYI JINGLUO TIAOYANG

主　　编　王天宝　周建伟

出 品 人　程佳月
组稿编辑　肖　伊
责任编辑　陈　丽
装帧设计　四川省经典记忆文化传播有限公司
封面设计　墨创文化
责任出版　欧晓春
出版发行　四川科学技术出版社
　　　　　成都市锦江区三色路 238 号　　邮政编码：610023
　　　　　官方微博：http://e.weibo.com/sckjcbs
　　　　　官方微信公众号：sckjcbs
　　　　　传真：028-86361756
成品尺寸　170 mm × 240 mm
印　　张　14.5
字　　数　290 千
印　　刷　成都一千印务有限公司
版　　次　2023 年 7 月第 1 版
印　　次　2023 年 7 月第 1 次印刷
定　　价　42.00 元

ISBN 978-7-5727-1017-9

邮　　购：成都市锦江区三色路 238 号新华之星 A 座 25 层　邮政编码：610023
电　　话：028-86361770

■ 版权所有　翻印必究 ■
（图书如出现印装质量问题，请寄回印刷厂调换）

编委会

主　编

王天宝　周建伟

副主编

李春雨（四川省第二中医医院针灸康复科，副主任中医师）
赵菁菁（四川省第二中医医院针灸康复科，副主任中医师）
梁　路（四川省肿瘤医院，中西医结合科）
谢燕达（四川省肿瘤医院）

编　委

陈　娟（成都市新都区中医医院针灸科，主任中医师）
王　莹（山东省临沂市妇幼保健院妇科，副主任医师）
张　怡（成都中医药大学附属医院，四川中医医院老年干部科，副主任医师）
谢玲俐（成都中医药大学附属医院针灸学校）
李　锐（成都中医药大学附属医院针灸学校）
唐建宁（四川省肿瘤医院，胸部肿瘤内科）
李宜为（四川省第二中医医院，消化内科）
贾贝茜（八一骨科医院，康复医学科）
颜宇轩（成都市双流区中医医院，康复科）
韩　静（成都市双流区中医医院，呼吸与危重症医学科）
易春梅（成都市青羊区中医医院，中医内科）
黄唯多（成都市锦官驿社区卫生服务中心，康复科）
管　洁（彭州市妇幼保健院，中医科）
蒲华利（成都中医药大学附属医院，规培住院医师）
邹佳莉（内江市第一人民医院，康复科）

图片供稿

谢玲俐　李　锐（成都中医药大学附属医院针灸学校）

主编简介

王天宝

女，1982年生人，中共党员，四川省肿瘤医院中西医结合副主任医师，毕业于成都中医药大学，硕士。第六批全国老中医药专家学术经验继承人，师从周建伟导师，针灸专业；四川省中医药管理局第六批学术技术带头人后备人选。任中华中医药学会中医体质分会第四届委员会委员；中华中医药学会名医学术研究分会第七届委员会委员；四川省抗癌协会皮肤肿瘤专业委员会副主任委员；四川省医疗卫生与健康促进会第一届健康管理治未病学专业委员会副主任委员；成都中医药学会健康管理专科分会常务委员；成都市抗癌协会肿瘤精准医学专业委员会第一届委员会常务委员。长期从事中医临床工作，主动跟从多名各省市名中医学习，擅长中医治未病、针灸临床、养生保健、中西医结合防治肿瘤及健康宣讲、中医科普等。

周建伟

从事中医医疗、教学、科研工作近40年。擅长诊治神经系统疾病、运动系统疾病、疼痛性疾病及功能性疾病，如中风、面瘫、颈腰椎病、肩周炎、退行性骨关节病、风湿及类风湿性关节炎、各种扭伤、各种疼痛症、失眠、神经功能紊乱、胃肠功能紊乱等，临床经验丰富，针灸技艺娴熟。医疗与科研工作融合创新，独创“头皮针徐疾补泻法治疗中风”“阿是穴四花刺法治疗痛证”“‘五联疗法’治疗颈椎病”等特色诊疗技术10余项，疗效显著。主持和主研各级科研项目36项，其中国家级项目8项；获省部级科技进步二等奖3项、三等奖4项；主编《腧穴证治学》《全息诊疗学》等学术专著5部；公开发表学术论文160余篇，培养学术继承人、硕士、博士110余名。

现为主任中医师、研究员，正高二级岗位专家，博士生导师，享受国务院政府特殊津贴专家，首批国家优秀中医临床人才，全国百名杰出青年中医，第六批全国名老中医药专家学术经验继承工作指导老师，第九、十二批四川省学术和技术带头人，四川省天府万人计划—天府名医，四川省名中医，四川省中医药院士后备人才，四川省卫生健康委首席专家，四川省卫生计生领军人才，四川省干部保健委员会专家组成员，中国针灸学会针法灸法分会副主任委员，中国针灸学会针灸流派专委会副秘书长，国家科技进步奖评审专家，科技部“中医药现代化重点研发计划”终审专家，国家中医药管理局、四川省科技咨询专家，《四川中医》杂志常务副主编。

前言

随着人口老龄化的加速，老年肿瘤患者这个群体也在不断扩大，年龄的增大已成为肿瘤发生的重要危险因素。老年肿瘤一般分为良性肿瘤和恶性肿瘤，本书主要以恶性肿瘤为对象进行研究。虽然老年恶性肿瘤患者的基本治疗与其他年龄的肿瘤患者并无太大差异，但由于老年人机体的内环境发生了变化，使老年恶性肿瘤除具备一般肿瘤的特点外，还有其自身的特殊性，如有的患者不能耐受放射治疗与化学治疗的不良反应等，致使老年恶性肿瘤的早期诊断及治疗成为难题。

近些年，国内外医者一直在关注运用中医药对肿瘤的辅助治疗，以减缓肿瘤常规治疗中的副反应，主要包括恶心呕吐、疲倦乏力、疼痛、脱发、便秘、水肿、免疫力下降，以及在提高肿瘤患者生存质量、增强免疫力、防止复发等方面多有研究。中医药治疗老年恶性肿瘤突出了“以人为本”的特色，通过扶正祛邪，不仅可以减毒增效、改善生活质量，同时还能有效抑制肿瘤发展、延长带瘤生存期，成为老年恶性肿瘤治疗中不可忽视的重要方法。

目前，中医药在肿瘤防治中，仍以中药治疗占主导地位；经络学说作为中医的重要组成部分，在肿瘤治疗中的运用也不断发展。

本书主要对中医经络调治与养生在老年肿瘤治疗过程中的应用进行整理及论述。全书分为上、中、下三篇，上篇论述老年肿瘤患病特点；中篇论述中医经络与腧穴；下篇论述老年常见肿瘤在治疗中出现的常见不良反应，及针对这些病证的中医经络调养应用。希望通过本书的抛砖引玉，能深化中医经络调养在老年恶性肿瘤患者防治中的研究及应用推广，为广大老年恶性肿瘤患者寻求更多的治疗手段，以减轻痛苦，改善生存质量。

本书的出版得到了四川省肿瘤医院和四川科学技术出版社的大力支持，本书编者为四川省肿瘤医院、成都中医药大学附属医院及针灸学校、四川省第二中医医院、山东省临沂市妇幼保健院、成都八一骨科医院、彭州市妇幼保健计划生育服务中心、新都区中医医院、双流区中医医院、青羊区中医医院、锦官驿社区卫生服务中心的相关专业的一线医生，本书的构架及内容得到了周建伟教授的悉心指教，其“腧穴证治学”理论更是为本书的经络理论部分提供了重要的理论依据及临床指导，在此一并表示感谢！

中医经络调养在防治老年恶性肿瘤中的应用尚处于探索阶段，临床应用也较为局限，且肿瘤学研究发展迅速，书中不足或缺陷在所难免，恳请大家批评指正！

愿所有的老年人健康、幸福！

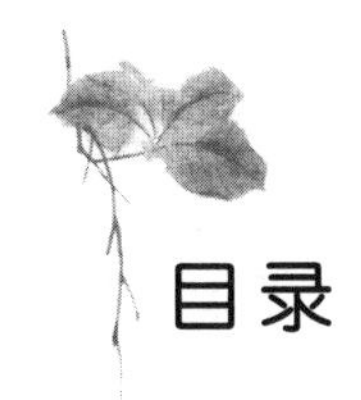

目录

上篇 老年肿瘤患病特点

中篇 中医经络理论概述

下篇 老年常见肿瘤及治疗副反应病证的经络调养

上篇

老年肿瘤患病特点

第一节　中国老龄化社会概况

人口老龄化已成为世界人口发展的基本趋势和各国政府关注的焦点。1950年全球60岁以上人口占总人口的8%，2009年上升为11%，预计到2050年将上升到22%。随着中国社会经济持续快速发展和医疗技术水平不断提高，人们的健康状况得到了极大改善，人均寿命显著提高；加之中国近几十年来人口自然增长率下降，中国快速进入老龄化社会。2020年第七次全国人口普查显示，全国总人口达14.4亿，60岁及以上老年人口占18.70%，达2.64亿，其中65岁及以上人口占13.5%，达1.91亿。截至2022年底，全国老年人口已约2.8亿，老龄化水平达到19.8%。预计到2050年，全国老年人口将超过4亿，约占全国总人口的1/3，老龄化水平超过30%。

一、老龄化社会的评价标准

联合国根据发达国家或地区与发展中国家与地区人均寿限的差异，对老年人划分的标准有如下两个：一是发达国家或地区≥65岁为老年人；二是发展中国家与地区≥60岁为老年人。我国采用的老年人标准为60岁以上。老龄化社会，又称人口老龄化，是指老年人口占总人口的比例达到或超过一定比例的人口结构模型。反映老龄化的指标最常用的是老年人口系数，即≥60岁或≥65岁的人口占总人口的百分比。≥65岁老年人占总人口的7%或≥60岁老年人占总人口的10%即视为老龄化社会。目前，世界上所有发达国家都已经进入老龄化社会，许多发展中国家正在或即将进入老龄化社会。中国在2000年之后正式跨入老龄化社会，目前是全世界老年人口最多、老龄化速度发展最快的一个国家。

二、中国老龄化社会现状

中国国家统计局公布的第七次全国人口普查数据表明，全国总人口为1 443 497 378人。其中在年龄构成方面，60岁及以上人口占18.70%，比2010年人口普查数据上升5.44个百分点，其中65岁及以上人口占13.50%，比2010年人口普查数据上升4.63个百分点。

可见，老年人口系数呈上升趋势，人口老龄化程度逐渐增加。

三、中国老龄化社会特点

（一）老年人口基数大

我国老年人口基数大，居全球之首。目前我国已进入人口老龄化的快速发展阶段，截至2022年底，全国60岁及以上的老年人口已达约2.8亿，占总人口的19.8%。联合国预测21世纪上半叶，我国老年人口将占世界老年人口总数的1/5，是美国、日本、德国、英国、法国、澳大利亚6国老年人总数之和。

（二）老龄化速度快

全国老龄工作委员会办公室于2006年2月23日发布的《中国人口老龄化发展趋势预测研究报告》认为，21世纪的中国将是一个不可逆转的老龄化社会。我国人口老龄化发展速度快，超过发达国家。以65岁以上老年人口进行对比，从7%提高到14%，大多数发达国家用了45年以上的时间，如法国用了130年、瑞典用了85年、美国用了79年，而中国仅用了27年，属于老龄化速度最快国家之列。

（三）高龄化趋势明显

随着我国人口老龄化速度加快，高龄老年人口，如80岁及以上老龄人口的增长速度也增快。有关专家预测，到21世纪中叶，我国80岁及以上的老年人将可能超过1亿，我国将面临高龄化趋势明显和人口总量过多等多重压力。

（四）发展不平衡

（1）地区发展不平衡：经济水平和生活条件都是影响人类寿限的因素。中国人口老龄化发展具有明显的由东向西的区域梯次特征，东部沿海经济发达地区，如上海、浙江、江苏等地的老龄化程度明显高于西部经济欠发达地区，如甘肃、新疆、西藏、宁夏等地。最早进入人口老年型行列的上海（1979年）和最迟进入人口老年型行列的宁夏（2012年）比较，时间跨度长达33年。

（2）城乡倒置显著：发达国家人口老龄化的历程表明，城市人口老龄化水平一般高于农村，中国的情况则不同。由于文化、生活方式、就医条件、生活环境的差异和基因遗传等因素影响，就我国普遍情况而言，农村人口老龄化程度高于城市。2008年全国城市65岁及以上人口占城市总人口的9.66%，而农村65岁及以上人口占农村总人口的9.79%，农村的老龄化水平高于城市0.13个百分点。这种城乡倒置的状况将一直持续到2040年。这是中国人口老龄化不同于发达国家的重要特征之一。

（3）女性老年人口数量多于男性：2006年，我国老年人口中女性比男性多出464万人，预计2049年将达到峰值，多出2 645万人。

（五）未富先老

老龄化速度快于经济发展水平，形成“未富先老”状态，给老年人民生、福利等方面带来一定的难题。发达国家是在基本实现现代化的条件下进入老龄化社会的，属于先富后老或富老同步，而中国则是在尚未实现现代化、经济尚不发达的情况下提前进入老龄化社会的，属于未富先老。发达国家进入老龄化社会时人均国内生产总值一般都在5 000～10 000美元，目前更是已达20 000美元左右；而中国1999年进入老龄化社会时人均国内生产总值不足1 000美元，到2009年才达到3 700美元，2010年才突破4 000美元。由此看来，中国应对人口老龄化的经济实力与发达国家仍存在较大差距。

第二节　老年恶性肿瘤的流行病学特点

随着经济、文化的发展、物质生活水平的提高，医疗保健事业的不断进步，人们的寿命不断延长，人口老龄化问题日益突出。年龄的增加和多个脏器功能的衰退，使老年人更易罹患肿瘤，而其中又以恶性肿瘤为主。

根据流行病学不完全统计，约60%的恶性肿瘤发病和70%的恶性肿瘤死亡发生在65岁以上的老年人群中。在所有的肿瘤患病率中，65岁以上的老年人与55~64岁的人群相比，男性增高2.9倍，女性增高2.2倍。据国际恶性肿瘤研究机构提供的数据显示，2012年全球新增恶性肿瘤病例约1 410万例，恶性肿瘤死亡人数高达820万。全球常见的恶性肿瘤依次为肺癌、乳腺癌和结直肠癌，最主要致死的恶性肿瘤为肺癌、肝癌和胃癌。2012年，占全球总数一半以上的恶性肿瘤新增病例和恶性肿瘤死亡病例发生在欠发达地区，分别为56.8%和64.9%。预计到2025年前，全球每年新增恶性肿瘤病例数将高达1 930万例。我国仅在2020年，就有457万新发恶性肿瘤病例和300万恶性肿瘤死亡病例。以肺癌发病率为最高，并且肺癌的死亡率也排在各种不同恶性肿瘤类型之首。胃癌、食管癌及肝癌也是常见的肿瘤类型，排在高发恶性肿瘤类型的前列。

环境污染、食品安全问题、不良的生活行为方式、不良饮食习惯等的影响，使得老年人恶性肿瘤的发病率越来越高，并成为影响老年人生命和健康的重要因素之一。有资料表明，2/3~3/4的恶性肿瘤（如结肠癌、胰腺癌、膀胱癌、胃癌、肺癌和直肠癌）发生于65岁及以上的老年人群中。约72%的前列腺癌发生于65岁及以上男性。卵巢癌和乳腺癌这两种恶性肿瘤通常见于女性，分别有46%和47%发生在65岁及以上人群中。在50岁以前女性恶性肿瘤的发病率略高于男性，此后男性的发病率则超过女性。男性和女性人群中恶性肿瘤发病率均在80岁左右达到高峰，此时男性发病率是女性的1.5倍。65岁及以上人群恶性肿瘤的发病率比65岁以下人群高近10倍。50岁前，男女恶性肿瘤死亡率相似，此后男性死亡率大大增加。这种性别差异随着年龄的增长逐渐扩大。65岁及以上人群的恶性肿瘤死亡率大约为65岁以下人群的15倍。对胰腺癌、胃癌、直肠癌、肺癌、白血病、非霍奇金淋巴瘤、肝癌、肾癌或卵巢癌，有2/3~3/4的死亡发生于65岁及以上人群。死于膀胱癌、结肠癌、子宫体癌的患者中，65岁以上人群的比例超过75%。59%的乳腺癌死亡者为65岁及以上的女性患者。92%的前列腺癌死亡者为65岁及以上的男性患者。近50%的脑肿瘤死亡者为老年人，此外，头颈部恶性肿瘤59%的死亡病例见于65岁及以上年龄组。

第三节　中医对老年人生理病理特点的分析

一、老年人的生理特点

人之生，皆由幼而壮，由壮变老，这是一个渐变过程，也是必然过程。《素问・上古天真论》曰："女子七岁，肾气盛，齿更发长……七七，任脉虚，太冲脉衰少，天癸竭，地道不通，故形坏而无子也。丈夫八岁，肾气实，发长齿更……七八，肝气衰，筋不能动，天癸竭，精少，肾藏衰，形体皆极；八八则齿发去。"由此可见人的一生在不同的生理时期有不同的生理特点。脏腑生理功能的衰退是机体衰老变化的根本原因，也是老年人生理的主要特点。一方面，衰老是生命活动的自然过程，其主要因素是肾所藏先天精气的自然衰弱，而其他脏腑，特别是化生水谷精气的脾胃衰弱也是衰老的重要因素。另一方面，老年人一生中积累了各种劳伤，或起居无常、饮食不节，或忧悲愤怒、劳欲过度，或嗜好烟酒、罹患疾病等，这些必然加速脏腑功能的衰退。因此，与小儿为"稚阴稚阳之体"相比，老年人就称得上是"残阴残阳之身"了。残阴、残阳，就是老年人的基本生理特点。这一基本生理特点直接影响着一切老年病的发生、发展和转归，有时甚至对生死起着决定性作用。老年人在脏腑、阴阳、气血、精神、形体外貌和动作起居等方面的变化，可归纳为以下几个方面。

（一）阴阳虚弱

人体内的阴阳变化和自然界万事万物的阴阳变化一样，始终保持着对立统一、协调运动的状态，机体组织的物质基础和功能活动彼消此长，彼长此消，不断运动。"阴阳者，天地之道也，万物之纲纪，变化之父母，生杀之本始，神明之府也"。阴阳的运动变化是世间万物发生、发展的核心要素。《素问・生气通天论》云："凡阴阳之要，阳密乃固，两者不和，若春无秋，若冬无夏，因而和之，是谓圣度。故阳强不能密，阴气乃绝；阴平阳秘，精神乃治；阴阳离决，精气乃绝。"人体的生理功能活动，以阴阳协调、脏腑平衡为健康的保证。人类进入老年，体内阴阳仍应是相对平衡、相互协调的，只不过这种平衡与协调同健康的青年人相比，其稳定性相对较低，对外界的适应力也是较差的。如果某些致病因素作用于机体，就会使这种阴阳平衡的稳定性遭到破坏，发生阴阳失调，从而导致疾病的发生。孙思邈在《千金翼方》中提出："人年五十以上，阳气日衰，损与日至，心力渐退，忘前失后，兴居怠惰，计授皆不称心，视听不稳，多退少进，日月不等，万事零落，心无聊赖，健忘嗔怒，情性变异，食饮无味，寝处不安，子孙不能识其情。"《素问·阴阳应象大论》中记载："年四十，而阴气自半也，起居衰矣；年五十，体重，耳目不聪明矣；年六十，阴痿，气大衰，九窍不利，下虚上实，涕泣俱出矣。"其所说的"阴气自半"，就是这一由盛而衰的转折时期所发生的生理变化。此时肾精、肾气均开始衰退，故而出现起居自衰。朱丹溪在《养老论》中也指出："人身之阴，难成易亏，六七十后，阴不足以配阳，孤阳几欲飞越。""夫老人内虚脾弱，阴亏性急。内虚胃热则易饥而思食，脾弱难化则食已而再饱。阴虚难降则气郁而成痰。"以上皆论述了老年人阴阳失调的生理变化特点。

（二）脏腑渐衰

《灵枢·天年》指出："人生十岁，五脏始定，血气已通，其气在下，故好走……四十岁，五脏六腑十二经脉，皆大盛以平定，腠理始疏，荣华颓落，发颇斑白，平盛不摇，故好坐。五十岁，肝气始衰，肝叶始薄，胆汁始灭，目始不明。六十岁，心气始衰，苦忧悲，血气懈惰，故好卧。七十岁，脾气虚，皮肤枯。八十岁，肺气衰，魄离，故言善误。九十岁，肾气焦，四脏经脉空虚。百岁，五脏皆虚，神气皆去，形骸独居而终矣。"可见在古时，四十岁可以说是人体脏腑功能盛衰的一个转折点，从五十岁开始，脏气开始出现衰减。因此，以五脏为核心的脏腑亏虚是人体衰老的根源。

1.脾胃虚衰

脾为后天之本，气血生化之源，主运化水谷，转输精微，灌溉全身各脏腑组织器官，濡养四肢百骸，五脏六腑，肌腠皮毛。胃为水谷之海，主受纳。脾主升清，胃主降浊，两者密切配合，共同完成食物的消化、吸收、输布，为各脏器的功能活动提供保障。人到老年，脾胃功能逐渐衰弱，运化水谷精微的能力下降，气血化生不足。李东垣认为脾胃有病则元气衰，元气衰则折人寿，并说："胃之一腑病，则十二经元气皆不足也……凡有此病者，虽不变易他疾，已损其天年。” 脾胃虚弱不能消纳，常见饮食减少，每食黏腻、肉荤，即觉不易消化，常有食滞不化、胀闷之感。大便不调也时有发生。脾不健运，四肢肌肉失养，故老年人亦常见肌肉瘦削，四肢无力，动作迟缓。脾虚不运，消化、吸收功能失常，故食少纳呆；升降失职，气机阻遏，故脘腹胀满、疼痛；清阳不升，则大便溏泻；独阴不降，则大便不爽；脾主四肢、肌肉，中气不足，则四肢、肌肉失养，故四肢倦怠、乏力，气短懒言。此外，还有脾虚不运而致水湿内停之水肿，中气下陷之脱肛，脾虚而血失统摄之出血等证，也都是老年脾虚而出现的常见证候。

2.肾气虚衰

肾为“先天之本”，藏精，主生长发育、生殖、水液代谢，主骨、生髓，其华在发，开窍于耳及二阴，内寓真阴真阳。真阴为肾精，有濡润、滋养机体各脏腑组织器官的作用，与生长发育、衰老过程和生殖功能有关；真阳为阳气源泉，有温煦、推动各脏腑组织器官的作用，温暖机体、水液代谢、保持消化吸收功能旺盛、摄纳肺气、平调呼吸等均与之有关，所以又称肾为“水火之脏”。肾精充足，则骨坚、髓充；脑得其养，则思维敏捷，精力旺盛，耳聪目明；肾气盛，则呼吸有力，吐纳充实。《黄帝内经》十分强调肾的作用，认为肾的精气衰减是变老的重要原因，肾精不足则肾阴肾阳亦虚，无以化生肾气，肾气虚衰则五脏六腑生化功能减退。老年人肾精不足，精不能生髓，髓不能充养骨骼，是以老年人常有步态不稳，牙齿稀疏、脱落，牙根外露，而且骨质变得疏松，易于折断。脑髓不充则有头晕、记忆力减退的感觉，肾气虚衰，毛发失其生长之机，这是人进入老年以后毛发逐渐变白、脱落、枯槁不荣的重要原因。老年人肾的精气衰减，气化不足，肾精不能充养于耳，故一般老年人听力渐渐减退，甚或耳聋失聪；肾阳虚衰，肾的气化功能不足，水液不能正常排泄，常见老年人小便排出无力，夜尿频繁等现象。老年人肾的摄纳作用较弱，易出现气不归元，呼吸时常有短气之感，且常随劳作而加重。此外老年人小便溲出无力，大便或滑泄，或秘结，亦多与肾气不足或肾阴肾阳亏损有关。

3.肺气虚衰

肺主气，司呼吸，主宣发肃降，通调水道，朝百脉而主治节，外合皮毛，开窍于鼻。肺主一身之气，通过呼吸，吐故纳新，与自然界进行气体交换，以形成胸中之宗气，肺气通调，则气运于周身，气行则水散，故水道畅通。老年人肺气渐不足，司呼吸的能力亦随之减弱，体内浊气常不能顺利排出，清气吸入不足，故人体全身之气，如元气、宗气、营气、卫气的化生、运行及其功能活动均受到影响，所以老年人常不耐劳作，呼吸功能和血液循环功能亦往往随着年龄的增长而不断减退；同时由于肺气虚衰，肺的宣发作用也明显下降，卫气不足以散布于肌肤，故防御外邪的功能也减退。同时，肺散布津液的功能衰减，津液不能濡养皮肤肌腠，因此老年人皮肤弹性减退，易干燥起屑，甚至皲裂。另外，老年人肺的功能衰减，肺气宣降无力，还可出现痰多、大便不畅等现象，由于肺开窍于鼻，老年人肺气不足，鼻功能亦减退，常见老年人嗅觉欠灵、清涕自出等现象。

4.心气虚衰

心主血脉，主神志，具有推动血液循环，营养全身血脉的功能，心气旺盛，则血液充沛，心脉运行有力，神清志爽。人至老年，心与血脉多已老化，其功能处于低度协调状态，特别是心血渐不足，心血不足则神不守舍，常易出现心悸、健忘、言善误等神志失调和不耐刺激等表现，有的甚至还可表现为面色皖白，形体清瘦。

5.肝失疏泄

肝藏血，主疏泄，在体为筋，开窍于目。肝是储藏血液的脏腑，具有调节周身血量的作用，即所谓“人动则血运于诸经，人静则血归于肝脏”，故肝血充足，则人动静有序，活动自如。然而，老年人肝脏功能趋于衰弱，其储藏血液及调节血量的功能降低，加之年老生化之源不足，故往往是藏血少而调节力差。因而，筋脉的濡养，眼睛的视力调节，均由此而发生变化。其生理改变的外在表现是：筋不能动，动作缓慢，易疲劳；视力减退。其肝脏本身的变化是肝叶变薄，就是现代医学所证实的老年人肝脏比青壮年时期要小。如果肝中血液明显不足，以致出现血不养目、血不养筋的情况，则成为病理状态，其症状特点为：视物昏花，头晕目眩，筋肉拘挛，动作迟缓，爪甲枯槁等。这些症状每遇劳累则加重，因为目受血而能视，筋受血而能动，如果肝血不足，则目失其荣，筋失其养。目失其荣，则视物昏花，两目干涩而觉眩晕；筋失其养，则肌肉痉挛而动作迟缓。肝为罢极之本，决定人体耐受疲劳的能力，肝血不足，则不胜劳累，因此稍觉劳累，其症状即可加重。临证若见此症状，往往由肝血不足所致。肝主疏泄，可条达气机，疏畅情志，通条血脉，分泌胆汁。疏泄得宜，则气机通，血脉舒，情志畅，胆汁分泌正常。老年人肝气衰，其疏泄功能逐渐减退，往往有气机、血流不畅，胆汁分泌功能降低的情况，如情绪不稳、易激动、食欲下降等，也是老年人肝之疏泄功能衰退的表现，其影响食欲者，如唐容川《血证论》中所说："木之性主于疏泄，食气入胃，全赖肝木之气以疏泄之，而水谷乃化。"肝木气衰，故消化力弱。若肝气衰，以致出现胸胁胀满，不思饮食，烦躁易怒，或沉默寡言诸证者，是疏泄失常之病理表现。肝主疏泄，疏泄失常，情志失调，故见烦躁易怒等情志改变之证；气机不畅，故证见胸胁胀满；消化力弱，故不思饮食。上述诸证，均为肝之疏泄功能失常的特点，也是老年病中常见之证。

（三）气血、津液虚损，精神失养

气血、津液均是维持人体生命活动的物质基础，共同保证人体生命活动的需要，可使机体健壮。进入老年期，脏腑功能的日渐低下而气血化生日趋减少。如《寿世保元》云："血气者，乃人身之根本乎……阴阳相贯，血荣气卫，常相流通，何病之有。"若气血亏损，不能荣养全身，则可出现衰老之形态。正如《灵枢·寿夭刚柔》曰："血气经络胜形则寿，不胜形则夭。"明代万密斋亦说："善养生者，必知养气，能养气者，可以长生。"《灵枢·营卫生会》亦指出："老壮不同气……老者之气血衰，其肌肉枯，气道涩，五脏之气相搏，其营气衰少而卫气内伐，故昼不精，夜不瞑。"中医许多抗衰老养生方即重在养气。中医这里所谓"气"，不但包含了具有流动性的微小物质（即营养等物质），同时还包含精神因素。所以前人有养气重于养血之旨，认为精、气、神是健康长寿之"三宝"。精是生命之源和生长发育的物质基础，而神是生命活动的外在表现，认为"精神内守，病安从来"。精、气、神旺盛，病不可生，便可健康长寿；若神虚精损，则易导致早衰。津液也是人体的营养物质，若津液亏损，则可出现肌腠皮毛失润，筋骨百骸失荣，从而使生机衰退，机体枯槁。

1.气血

气是维持人体生命活动的营养精微物质，其运动变化表现为人的各种生理功能活动，是人体功能活动能量和动力的来源，是生命活动的根本。人体的气主要分为宗气、营气和卫气。老年人宗气虚弱，所以呼吸短弱，语言迟缓，声音低弱；同时，宗气弱致使全身气血循行缓慢，脏腑组织得不到充分的气血濡养，功能活动也就随之减弱。例如，老年人脾气虚弱，不能运化精微，从而发生胸脘烦闷、食后困倦思睡、腹胀、四肢无力、饮食不纳而肌肉瘦削；进一步发展，气虚下陷，则可出现少气、少腹坠胀、腹泻或里急后重，甚至脱肛、子宫脱垂、腹疝坠胀、大便滑脱不禁等；如果脾的清阳不升、浊阴不降，则可出现头晕眼花、呕吐、泄泻等。

营气是水谷精微中的精华部分，运行于脉中，灌溉营养全身。人到老年，营血常不足，出现皮肤干涩皱褶，面色少华，四肢末端欠温，脏腑生理功能也相应低弱。

卫气则是水谷精微中的慓悍部分，循行于经脉之外，散于胸腹之内、肌肉之间，内以温养脏腑，外以温养分肉，充实皮肤，滋养腠理，主司汗孔的启闭，保卫肌表，抵御外邪。老年人卫气虚弱，卫外固表能力减弱，津液不能内守而外泄，故自汗出，过动则气耗，稍事活动则诸证加重。同时，由于卫外功能低下，一旦外邪侵袭，则很易引起病变。卫气的运行常受昼夜变化影响，并与寝寐有关。老年人难以入寝或少寝的原因之一即在于卫气不得入于阴。老年人如果常感觉气短、乏力、懒言、语言低微，并有自汗症状，即是气虚。气虚则运行无力，很容易导致机体局部的气运行不畅，故而出现胀满、憋闷，气运不通，则经络阻滞，不通则痛，因此也会出现身体疼痛。气滞所致的疼痛是以胀痛为主。老年人脾胃多虚，脾气虚，则升降失职，清阳不升，则水谷不化；若气虚较甚者，还会导致气虚下陷之证，诸如脏器下垂、腹泻、肌肉痿软无力等。

血源于水谷精微，由中焦脾胃所化生，《灵枢·决气》中提到："中焦受气取汁，变化而赤，是谓血。"血是人体生命活动的重要营养物质，其循经脉运行于周身，营养五脏六腑，濡润肌肉、筋骨、皮毛、四肢百骸，维持人体各脏腑组织器官的正常功能活动。血的运行与心、肺、肝、脾等脏器有密切关系，靠心、肺的推动运行于全身，肝藏血以调节血流量，脾统摄以使血循经脉而行。老年人血虚是导致衰老甚至死亡的重要原因。例如，老年人心血不足，心失所养，心神不藏，则可出现心悸、健忘、失眠、多梦等；老年人心血虚还可致心阴不足，心阳偏亢，虚火内扰之五心烦热，潮热盗汗，口干，舌红少津，脉细数或结代等阴虚内热之象；老年人肝血不足，脑失所养，则易发生眩晕，甚至晕倒；血虚不能上濡于目，则出现双目干涩，视物模糊，甚至出现夜盲症；若血虚不能濡养筋脉则肢体动作迟缓，或肢体麻木，筋脉拘挛，甚至内风旋动，出现肢体震颤，肌肉掣动；肝血虚不能濡养肌肤筋脉时还能发生指甲变厚；特别是老年肝血虚衰易出现情志波动，其特点是性情急躁；老年人脾虚不能化生血或统摄血时，则出现血虚证或出血之证，如面色不华、心悸怔忡、恍惚健忘、神疲倦怠、失眠多梦，甚至便血、尿血、皮肤紫斑或崩漏不止等。

气与血均是生命活动的物质基础，两者相辅相成，以维持机体的各种功能活动。气为血帅，血在脉中运行有赖于气的率领和推动作用，气旺则血充，气虚则血少，气行则血行，气滞则血瘀，故气之正常运动对保证血液的产生、运行具有重要的作用；血为气母，是气的主要营养来源，气必须依附血的运载才能散布到全身。故老年人血虚时常感到气不足，常见面色皖白，少气懒言。气虚时血亦相应不足，气虚血少，脏腑失其滋养，全身功能降低，抗病能力亦降低，出现少气懒言，疲倦无力，自汗，头晕眼花，心悸失眠，面色苍白或萎黄，唇舌淡白，手足发麻，脉细无力等虚衰之证；气滞日久，血流不畅，络脉失和则产生血瘀。气滞血瘀是老年人发生多种疾病的重要因素之一。气滞血瘀可使胃之经脉、络脉瘀结，出现胃脘刺痛，连及胁背，痛处不移，呕血便血，大便干，唇紫，舌质紫暗或有瘀点等；肝经气血不畅可致胁肋疼痛，甚至发展为癥瘕痞块。当瘀血阻滞，充斥皮肤络脉之间，日久稽留不去，皮肤则出现瘀斑、瘀点；久瘀不消，阻碍营血运行，肌肤失其濡养，则出现肌肤甲错。老年人尤其易因气机阻滞，心脉瘀结而致“真心痛”。老年人由于脉道逐渐老化，血行减慢，加上活动量减少，气虚日久，或久病入络均可致瘀，如中风后遗症半身不遂，多由气虚血瘀经络所致。另外，寒邪客于经脉，影响血流畅通，血液凝涩亦可致瘀，如风寒湿邪搏于血脉，瘀阻经脉则出现肢体疼痛、麻木，甚至四肢不得屈伸等运动障碍性疾病，内犯于心则心脉痹阻而生心痹，临床可见心悸不安，气短、胸闷甚至胸痛，两颧紫红，唇舌指甲青紫，或兼咳喘咯血，舌质暗淡，或有瘀斑、脉细或结代等证候。

气血充足，运于周身，则机体健壮。老年人由于气血不足，脏腑功能衰退，经络失养，故在生理上出现种种衰老的征象。元代医家朱丹溪在他所著的《格致余论》中指出：“人生至六十、七十以后，精血俱耗。”即是此意。

2.津液

津液是人体内除血液、精液以外的另一种营养物质。它来源于水谷精微，在脾的转输和小肠的分清作用下生成。其具有变血、生精、化气、濡养脏腑经脉和皮肤肌腠、滑利关节、濡润空窍等作用。津液在质的方面有清浊稀稠之别，其分布有表里之异。清而稀，分布在表的为津，有濡润皮肤腠理的作用；浊而稠，分布在里的为液，有滑利关节、濡润孔窍、补益脑髓、滋养脏腑的作用。津液的生成、循环和排泄主要依靠胃的受纳、脾的转输、小肠的分清、肺的宣发、肾的气化、膀胱的贮藏排泄和三焦的通调共同作用来完成。其中尤其与肺、脾、肾三脏的关系最为密切。津液的生化、转输依赖于脾，散布、宣降依赖于肺，气化作用依赖于肾。在这三脏中，肾又是关键。因为脾气运化津液必须依赖于肾阳的温煦，而津液在三焦中周流运行及膀胱排出尿液也都依赖肾的气化作用，从而维持体内体液代谢的平衡。老年人五脏皆虚，水谷化生来源减弱，因而津液不足，脏腑失其濡养，皮肤失其滋润，津亏肠燥则便秘，甚至大便如羊屎状；津液不能上承，则出现咽干、口燥、口渴、唇燥、舌干、目涩等；津液不足不能濡养肌肤腠理，皮肤就会变得干燥粗糙，皱纹也逐渐增多，甚至出现面容憔悴，精神颓落的老态；老年津液不足，不能渗入骨腔化生精髓，髓海不足，则头眩耳鸣，腰酸无力，目无所见，懈怠嗜卧，口干舌燥，鼻干目涩；津液缺乏还可引起血少而神乱，在老年人中主要表现为神乱惊悸或神昏谵语。老年人甚至可因流泪过多而致视力减退。正如《灵枢·口问》所言：“泣不止则液竭，液竭则精不灌，精不灌则目无所见矣。”津液的输布在于三焦气化，老年人脏气虚弱，三焦气化能力不足，故容易出现津液输布失常的症状，津液不得输布，稽留而成为水肿；积于关节，则为关节肿胀；积于脏腑，则成湿痰；气化失职，则津液不得约束，在外则成汗泄；在下则成尿失禁或水泻，老人遗尿或尿频者多属此证，或见尿闭，小便不通或点滴而下；在上则涕泣俱出，流涎不止。

3.精和神

精是一种物质，广义的“精”是指构成人体和维持生命活动的精微物质，包括精、血、津液在内；狭义的“精”是指肾藏的精，是促进人体生长发育和生殖功能的基本物质。精之来源，先天禀受于父母，后天则是由血与津液所化生，同时又有赖于饮食水谷之精的滋养和补充，藏于肾中。

精的主要生理功能是主生殖发育、濡润脏腑，生髓通脑，华其须发。由于精是生殖发育的基本物质，所以精充盈才能使性功能成熟而具有生殖能力，繁衍后代。精又是人之真阴，是人体元气的基本物质，精盈则生命力强，不但能适应四时气候的变化，抗御外邪的侵袭，而且还能延缓衰老。肾所藏之精是肾阴肾阳的物质基础，并可化生为肾气。肾阴是人体阴液的根本，对人体各脏腑组织起着濡润、滋养的作用；肾阳是人体阳气的根本，对人体各脏腑组织起着温煦、生化的作用。精盈则各脏腑组织得以濡养，空窍得以濡润，关节得以滑利。精能生髓，髓能养骨，齿为骨之余，肾精充足则骨骼坚强，牙齿紧固。脑为精髓聚集而成，精盈则脑自健，脑健则能生精神、强意志、利耳目、轻身延年。须发的生长、色泽和荣枯也与肾精之养密切相关，肾精的盛衰对须发的生长和脱落有很大的影响。肾精亏损是老年人衰老和产生疾病的重要原因。精亏不能濡润滋养脏腑及经脉、五官九窍、四肢百骸，于是衰老就会发生，甚至提早发生。肾精亏损首先影响生殖功能，出现性功能减退，女子闭经，男子阳痿、早泄等。若精不化气则严重影响脏腑的生理功能，降低人体对疾病的防御能力，不能适应四时气候变化，从而更易发病。特别是阴精亏损，易致阴虚火旺。如老年人肾精亏损，不能上济于心，心阳偏亢，常发生心悸不宁，失眠健忘，虚烦多梦等；阴虚生内热，虚火内扰，则见遗精盗汗，五心烦热，咽干颧红等；肾精亏损不能滋养肝木，肝阳上亢，常见头痛目赤，急躁易怒之候；肾中精气不能上交于心，心神不能守舍而致躁烦甚或恍惚；精亏无以养志而致神志失聪；精亏不能生髓，髓海空虚，脑失所养，使老年人记忆减退，健忘失眠，重听失聪，语言无序或脑转耳鸣，目眩昏聩，神志恍惚，记忆不清等；老年人精血俱耗，五官九窍失其濡养，以致耳目失聪，九窍失利。如耳失其养则耳鸣耳聋，眼目失其养则常出现干涩、视物昏花，并随着精亏的程度逐渐加重。老年人精亏肾气虚衰时，失其固摄之权，可见夜尿多或尿有余沥等。

神是人的生命活动外在表现的总称。它包括精神意识、知觉、运动等在内，以精血为物质基础，是气血、阴阳共同作用的产物，并由心所主宰。神是由先天之精生成的，在胚胎形成之始，生命之神也就产生了。神又依赖后天水谷精微的不断供养才得以不断呈现，因此，先天之精是神的基础，后天之精是神的给养。神在人身居于首要地位，唯有神在，才能有人的一切生命活动现象，只有精神内守才能调节人体各部组织的正常功能活动，以维持人体与外界环境的统一，才能保持健康状态。神充则身强，神衰则身弱，神存则生，神亡则死。老年人由于神的基础和给养都日渐衰减，表现出神志衰退。例如，精虚则神无由生，精衰则神乱形伤，出现心悸、心烦、失眠多梦等。神绝则生命也就停止，气血虚则神无以养，气血亏则神怯，气血尽则神亡。血在经脉中运行不止，从而产生神的活动，血虚则神怯而善恐，失血过多则神昏，尤其老年妇女，气血不足，可出现烦躁易怒，或悲哭，或喜怒无常等。

精、气血、津液、神之间相互依存、相互制约。精、气血、津液均是人体内的精微物质，是产生一切生理功能和维持生命活动的物质基础，皆归属于“形”。而人体生命的主宰及总体现，包括意识、思维、情志等精神活动，总称之为“神”。形与神二者之间相互依附而不可分割。无形则神无以附，无神则形无以活；形为神之宅，神为形之主。形神统一是生命存在的根本保证，也是养生防病、延年益寿，以及诊断治疗、推测病势的重要理论依据。因此，《素问·上古天真论》说：“故能形与神俱，而尽终其天年，度百岁乃去。”“独立守神，肌肉若一，故能寿敝天地，无有终时。”

（四）易感外邪

老年人脏腑薄弱，精气匮乏，阴不能营守于内，阳不能卫护于外，适应能力和防御能力都比较低下，即所谓“腠理不密，卫外不固”，因此容易感受外邪而发病，正如《养老奉亲书》中所说的“神气浮弱，返同小儿”“易于动作，多感外疾”。其主要表现为如下特点：

1.易感阴邪

六淫之邪均可使老年人感发为病，然而，由于老年人体质较弱，多为阳气不足，或阴津亏耗，生活上又深居简出，所以老年人多易感寒、湿之邪，而感暑、感火则相对较少。

寒为阴邪，易伤阳气。《灵枢·营卫生会》指出：“老壮同气”，强调年龄是影响体质的重要因素。体质的壮羸、抗病能力的强弱，主要取决于阳气的盛衰。老年人正气虚衰，阳气不足，气温稍降，甚至空调、风扇都可对其造成风寒致病。寒邪致病多在冬季，但其他季节气温骤降亦可因寒致病。临床多表现为寒冷、凝滞、收引、清澈等特点。如寒能使人气血凝滞，经脉流行不利而致病。寒邪所伤可引起毛孔收引，皮肤起粟粒，无汗，颤抖或痉挛，皮肤苍白，四肢寒冷，脉紧或弦，肌肉关节拘急不利或肢体蜷缩、肌肉关节疼痛等症。若感冒初起，鼻流清涕，属风寒，兼见咳痰稀薄，多为寒邪束肺；若泛吐清水冷涎，为胃受寒邪；小便清长，大便澄澈清冷者，多属虚寒；疝气腹痛，痛引少腹，得温痛减，多为阴寒等。

湿为阴邪，易伤阳气，其性黏滞，不易速去，且易阻滞气机。湿亦有内外之分。外湿起病由体表肌肤侵入，老年人阳气虚弱，卫外功能低下，易致湿邪侵入机体，浅则伤及皮肉筋脉，或流注关节，深则可入脏腑，表现为身重体酸，关节疼痛，甚则屈伸不利，难以转侧。内湿的形成，多由脾胃受损所致。老年人脾胃虚弱，运化功能衰退，致津液不得正常运化输布，湿从内生，表现以脾胃症状为主，如口淡乏味而腻，食欲不振，或食而不多，胸脘痞闷，大便溏泄，肢软无力，头重身痛，舌苔厚腻，脉濡滑等。湿邪伤人常兼夹寒、热、风邪，且侵入人体以后随患者脏腑功能和身体素质的强弱差异、治疗是否得当等而转化，如脾阳素虚过用寒凉药物则易于寒化，胃热之人妄用温燥药物则易于热化。

《医理辑要·锦囊觉后编》说："易寒为病者，阳气素虚。"阳虚不能温运气血，寒自内生，故外感常以寒、湿阴邪居多，再加上从化，因此，老年人风寒感冒、寒凝腹痛、寒湿吐下及寒痹、湿痹等阴邪引起的病证较多。

2.微邪即感和感邪深重

人进入老年以后，阴阳的虚衰、血气的匮乏是与日俱增的，一直以来有"人年五十始衰""人年七十以后血气虚惫"之说。老年人形体虚羸，不耐寒温，正常的气候变化也可成为致病的原因。《冯氏锦囊秘录》说："虚为百病之由……正气弱者，虽即微邪，亦得易袭，袭则必重，故最多病，病亦难痊。"故临床每遇节气变更之时，老年人患时令感冒、夏月中暑、秋冬喘咳等病的概率都明显高于青年人，而且患病之后常常由急转慢，缠绵难愈。此外，《医原记略·风无定体论》记载："邪乘虚人，一分虚则感一分邪以凑之，十分虚则感十分邪。"指出在一般情况下，正气虚弱的程度决定着感邪的浅深轻重。因此，老年人脏腑虚衰，气血不足，感受外邪时年龄越大，感邪越重，具有"感邪深重"且随龄递增的特点。

3.反复受邪且兼感杂邪

老年人阴阳失调，脏腑虚损，气血不足，感受外邪以后，往往引起周身脏腑气血的失调。而且，老年人常常因为正气虚弱，无力抗邪，邪气留恋而不能骤解，如果饮食起居不慎，就会出现宿邪未去，又感新邪，新邪宿邪相引，互为搏结不散，而致“反复受邪而兼感杂邪”，诸病丛生之象。对一般健康的老年人来讲，机体新陈代谢虽然趋于衰退，但可以在相对较低的水平上，保持机体的阴阳平衡。然而，一旦某一脏遭到疾病侵袭，脏腑间常相互影响，加之老年人的调节能力不足，故常易引起连锁反应，形成恶性循环。临床上，老年人患咳喘，往往“前证未罢，又受新凉”而致迁延不愈；或老年人患痹证，每因反复受邪而呈风寒湿热兼夹为患。

（五）易生积滞

老年人脾胃之气衰减，食欲减退，容受渐少，日久则生化乏源，影响精血的复续，脏腑的充养，待到肾元亏损，中气大虚时，饮食便更难运化。此时若饮食稍有失节，即容易停为积滞。故老年人易生积滞的根本原因是脾胃虚弱。另外，老年人牙齿松动而咀嚼困难，儿孙敬孝而食纵口福，调养身体而进补无度，以及兴居怠惰、饮食不洁、偏食五味、嗜好烟酒等情况，也都是易生积滞的不可忽视的原因。临床上口淡纳呆，脘胁疼痛，恶心呕吐，嗳腐吞酸，腹痛泄泻，腹胀便秘，痔疮下血等脾虚积滞病证，几乎是老年人多发的一些病证。

（六）易伤七情

大凡身心健康的老人，都具有正常的情志活动。他们不仅情绪稳定，精神生活充实，心理安全而满足，并且拥有良好的人际关系，知道自己对社会和别人所应承担的责任，善于根据实际情况适时地调节自己的态度，明白自己应该做什么而不应该做什么。但是，人之情志，是在脏腑正常生理活动控制下，对周围事物产生反应的结果。老年人往往由于心力渐退，肝胆气衰，疏泄和决断功能不力，思想意识和精神活动低下，加上政治、经济、文化、家庭等多种社会因素的影响，对生活的兴趣，未来的寄托，以及精神刺激的耐受能力，都不如青壮年人，比较容易产生异常情感，并由异常情志所伤而发病。因而《千金翼方》中提出：“人年五十以上，阳气日衰，损与日至，心力渐退，忘前失后，兴居怠惰，计授皆不称心，视听不稳，多退少进，日月不等，万事零落，心无聊赖，健忘嗔怒，情性变异……”《老老恒言》亦载：“老年肝血渐衰，未免性生急躁，旁人不及应，每至急躁益甚。”大体而言，老年人容易产生的异常情志，主要有以下两类：

1.性情不定

老年人与青壮年人相比，性格不够稳定，情绪容易变化，即所谓“性情不定”。老年人对生平多在有意、无意中做了总结，形成了某种独特的心理模式。其情志态度、好恶习惯等常是其生活经历的概括反映，有一定的经验性，容易表现得或主观、自信，或保守、固执。当经验脱离实际，客观不能符合主观时，又会产生精神上的压力，表现为急迫、沮丧或自卑、自怜而喜怒无常。《千金翼方》说：“老年之性，必持其老，无有籍在，率多骄恣，不循轨度，忽有所好，即须称情。”《养老奉亲书》也说老年人“形气虽衰，心亦自壮”。但毕竟力不从心，当“不能随时人事遂其所欲”的时候，又“咨煎背执，等闲喜怒，性气不定，止如小儿”。

2.情志抑郁

老年人与青壮年相比，还容易产生忧、思、悲哀、惊恐等负性情感。因为老年人一生之中经历了生活的操劳，又面临离开工作岗位后处境和地位发生的变化，以及死亡的威胁越来越提到日程上来的现实，所以常常沉溺在回忆过去有留恋也有遗憾的情感之中。即使境遇顺利者也难免会有“夕阳无限好，只是近黄昏”的感慨。如果境遇坎坷，或家庭不和，志愿不遂，或疾病伤害、亲友离别，甚至天灾人祸，意外损伤，势必幽怨烦恼，忧思悲哀或惊恐不定，产生所谓“老朽感”“孤独感”“被遗弃感”“忧郁感”甚至“死亡感”而表现得心灰意冷，郁郁寡欢，或爱唠叨、爱发脾气，或怕癌恐病、经常自寻苦恼，或猜疑他人，对他人的行动总爱追根问底。如果怀疑受到了别人的冷落挖苦，就闷闷不乐，甚至感到生不如死。

无论是性情不定还是情志抑郁，都表现了老年人年暮志衰而易伤七情的生理特点。七情所伤不同于外感六淫之邪先伤肌腠皮毛，而是直接影响脏腑经络功能，造成阴阳气血失调，即《灵枢·百病始生》所说“喜怒不节则伤脏，脏伤则病起于阴也”。因此，老年人的情志变化直接影响着许多内伤疾病的发生和发展。临床上，过喜伤心，神散不藏而失眠、心悸；

大怒伤肝，肝阳上亢而中风厥仆、头目眩晕、耳鸣耳聋、呕逆吐血；忧思悲哀，肺脾气塞，心气郁结而胸闷心痛、腹胀纳呆，甚至如痴如呆，发为癫疾；恐惧伤肾，神无所归而惊悸怔忡、失眠健忘、癫狂昏厥等在老年人群体中发生是屡见不鲜的。有的时候，大喜、大怒之类情志变化甚至可以成为老年人猝死的原因。

二、老年人的病理特点

老年病是在老年人阴阳渐虚，脏腑渐衰，气血津液日渐亏虚的基础上发生和发展而来的，历代许多医家都指出老年病的根本病理是“以虚为本”。所谓“虚”，是指以正气不足为主要矛盾的一种病理变化，包括了人体功能不足，抗病能力低下，内脏实质损害，以及营养物质匮乏等。正气在疾病过程中的作用主要是祛邪、抗邪、运化气血津液及修复损伤的机体。老年人在发病过程中，正虚无力祛邪，则正邪相持而虚中夹实；无力抗邪，则邪乘虚入而易传变；无力运化气血津液，则血停为瘀、津凝为痰，而多瘀多痰为患；无力修复，则气血乏源而阴阳易竭。因此，虚中夹杂、易传易变、多瘀多痰、阴阳易竭等是老年病的基本病理特点。这些特点对老年病的发展和转归常常起着决定性作用。

（一）阴阳失调（阴阳易竭）

《素问·生气通天论》中提出：“阴平阳秘，精神乃治，阴阳离决，精气乃绝。”人到中年随着年龄的增长，机体的阴阳逐渐失去平衡，出现衰老而多病。脏腑虚损是老年病的主要病理基础，尤其以脾、肾虚衰最为多见。脾胃为水谷之海，后天之本，气血生化之源。脾胃虚衰，精微亏乏，气血生化不足，则生命活动必然受到影响。肾为先天之本，藏真阴而寓元阳，为水火之宅。若肾阴亏虚，必致他脏阴液不足；肾阳衰退，他脏之阳气亦必不振。脾肾二者，先、后天之本，相互资生，相互促进，在病理上亦相互影响，互为因果。某个脏腑出现病变，同时其他脏腑也将受到损害，年龄越大，患病后受损的脏腑就越多，受损的程度也越严重。

阴阳失调的病理变化甚为复杂，有阴阳偏胜、阴阳偏衰、阴阳互损、阴阳格拒、阴阳亡失等许多种类。但在老年病理中主要是阴阳偏衰、阴阳互损、阴阳亡失这几种。如阳偏衰，即阳虚，阳气的温煦功能减弱，脏腑经络等组织器官的某些活动能力也因之而减退。血和津液的运行迟缓，水液不化而阴寒内盛，形成阳虚则寒的病理，表现为面色皖白、畏寒肢冷、舌淡、脉迟等寒象，以及喜静嗜卧、小便清长、下利清谷等虚象。阴偏衰，即阴虚，是指机体精血、津液等物质匮乏，以及阴不制阳，导致阳相对亢盛，人体功能异常亢奋的病理状态，临床以肝肾阴虚多见，由于阴液不足，不能制约阳气，从而形成阴虚内热、阴虚火旺和阴虚阳亢等病理表现。如五心烦热、骨蒸潮热、面红目赤、消瘦盗汗、咽干口燥、舌红少苔、脉细数无力等。阴损及阳，即在阴虚的基础上又导致了阳虚，从而形成了以阴虚为主的阴阳两虚的病理状态，如临床常见的阴虚阳亢患者。病情进一步发展可损及肾阳，从而出现畏寒肤冷、面色皖白、脉沉弱等阳虚症状，成为阴损及阳的阴阳两虚症状。反之，阳损及阴，亦可形成阴阳两虚。

阴阳亡失是指机体因阴液或阳气突然大量亡失而导致生命垂危的一种病理状态。如亡阳，是指机体的阳气发生突然脱失，而致全身功能突然严重衰竭，出现大汗淋漓，肌肤手足逆冷，倦卧神疲，脉微欲绝等危重症候。亡阴是指由于机体阴液发生突然的大量消耗或丢失，而致全身功能严重衰竭的一种病理状态，临床可见喘渴烦躁，手足虽温而汗多欲脱的危症。亡阴可迅速导致亡阳，亡阳也可继而出现亡阴，最终导致“阴阳离决，精气乃绝”，生命活动终止而死亡。在中青年患者多见于外感病中，而老年患者，除在外感病时比中青年患者更容易进展到此种状态，内伤病发生的概率也较大。因为残阴、残阳构成了老年病阴阳易竭，以致发生猝死或死亡的病理基础。《医门补要》说：“人至老年，未有气血不亏者。一染外感，则邪热蒸迫，使阳益衰而阴益洞。”《诸病源候论·卒死候》又说：“病源卒死者，由三虚而遇贼风所为也。三虚，谓乘年之衰，一也，逢月之空，二也，失时之和，三也。人有此三虚，而为贼风所伤，使阴气偏竭于内，阳气阻隔于外，二气壅闭，故暴绝而死。”这些论述都阐明了老年人感受风邪后容易发生阴竭阳隔而猝死的道理。临床上，老年人亡阴除多见于外感热邪逆传心包外，在高热、剧烈吐泻、大出血时，也常发生。患者多表现为身体干瘪，有低热，皮肤褶皱，目眶凹陷，手足不温，口渴喜冷饮，呼吸急促，唇舌干红，脉虚数或细数等；老年人亡阳多见于素体阳虚者，罹患中风、真心痛、厥证、痉证、血证等内伤急症时邪盛而正不敌邪，或外感邪气直中三阴者，亦有各种内伤久病，正虚而邪恋不解，终致亡阳者。患者多表现为肌肤冷汗，手足厥逆，神疲倦卧，脉微欲绝。

（二）虚实夹杂

老年人脏腑阴阳气血日渐虚损的生理特点决定了其病理特点是虚中夹实。老年人除了腠理不密而感受外邪，年暮志衰而七情内伤，脾胃虚薄而内生积滞所引起的诸多疾病之病理都是虚中夹实之外，还有一类由于阴阳衰残、内生邪气而引起的疾病也表现为虚中夹实的病理。因为阳衰气耗，温煦失职，则生内寒、内湿；血虚阴损，不能潜阳，则生内热与内火。一方面阴阳气血耗损，另一方面是寒湿火热羁留，自然也构成了“真气虚而邪气实”的虚中夹实病理。老年病常见的各脏虚中夹实病理有：心气虚、心阳虚、心阴虚、心血虚与心脉瘀阻、胸阳闭阻、痰阻心窍或心火亢盛同在；肺气虚、肺阴虚与外邪犯肺、热邪壅肺或痰浊阻肺同见；脾气虚、脾阳虚与寒湿困脾或湿热壅脾相兼；肝血虚、肝阴虚与肝气郁结、肝脉瘀阻、肝阳上亢、肝风内动、肝火上炎兼夹；肾气、肾阳、肾阴虚或肾之阴阳两虚与下焦湿热、寒湿夹杂。至于脏腑之间的虚实夹杂病理，就更加复杂多变。

老年病本虚标实而虚中夹实的病理特点主要表现为：

1.正邪交争不力

老年人由于正气虚弱，抗邪不力，正邪交争常处于非激烈的状态，以致老年人患病后常缺乏典型症状和体征，即使病情较重，往往表现也较轻，甚至表现为其他脏腑的症状。如老年人感冒，鼻塞、打喷嚏不明显，也常不发热，而往往仅表现为头晕、乏力、周身不适、食欲不振等全身症状，或直接表现为咳嗽、咯痰等。许多老年人感冒是在不知不觉中发病的，但感冒可使原来缓解的慢性病突然发作，也可使原来的疾病严重恶化。此外，疼痛也是一个常见症状，然而老年人痛阈增高，故往往缺乏疼痛症状或疼痛很轻微，易使以疼痛为主要症状的疾病不能被正确诊断。

2.正邪相持不下

老年病一般病程较长，因为发病比较隐匿，且老年人正气虚与邪气实，在病变过程中往往长期处于一种正邪交争而相持不下的病理状态，当症状明显时，疾病已发展到一定程度。病程长，反映了老年病不易恢复。

例如，老年人虽常不发热，而一旦发热，其发热持续时间就很长。有些老年病如喘证、痹证等，不仅病程长，有的伴随终生而且易复发，不易恢复。老年人因正气弱，抗邪力差，某个脏腑的病变很易发展成全身性的多个脏腑的病变，也可由急症转变为顽固的慢性过程，使病情缠绵难愈，甚则日趋恶化。久病伤正，患有慢性病的老年人，更易患其他外感病，而使病情复杂、迁延、预后更差。老年病的并发症多，如消渴病日久则易并发眩晕、雀盲、痈疽、中风等，而严重降低老年人的生存质量。因此，老年病大多有慢性、进行性且代偿力差的表现。

老年人发病过程中，正邪双方力量的对比容易经常发生变化。正气虚则邪气盛，并且产生新的内邪、新的内伤，以致虚证可以转实，实证可以转虚,虚实夹杂证中还有虚多实少、实多虚少的变化。有时是正气不足，邪气从少到多，从矛盾次要方面上升为主要方面。又有时则是邪气偏盛，正气从尚能抗邪，发展为由多变少，也从矛盾次要方面上升为主要方面。这些变化在大多数老年病过程中，只不过发展得比较缓慢和潜隐，很不容易引起及时的注意而已。如老年人患胸痹病，开始时喘息咳唾，胸胃痛，气短，舌苔白腻，脉沉迟或弦紧，是胸阳不振、痰饮上乘的实多虚少证。若病程迁延，阳气日耗，邪恋不去，病证就会在不知不觉中转化为虚多实少证，往往直到胸阳大虚，突然出现冷汗肢厥，脉微欲绝时才被发现。

（三）多瘀、多痰、多风

老年人虽以虚证多见，但疾病过程中的因果转化，也可“因虚致实”而出现实证，如肺虚失宣、脾虚水湿内停而渐生痰饮，心气鼓动无力、肝失疏泄而致血脉瘀滞等亦较为多见。痰和饮都是水液代谢障碍所形成的病理产物。一般以较清稀者称之为饮，较稠浊者称之为痰。痰饮为病，可无处不在。阻滞于经脉，可影响气血运行和经络的生理功能；停滞于脏腑时，则可影响脏腑的功能和气机的升降。瘀血是指体内有血液停滞，包括离经之血积存体内或血运不畅，阻滞于经脉及脏腑。瘀血是疾病过程中形成的病理产物，又是某些疾病的致病因素。瘀血形成之后，不仅失去正常血液的濡养作用，反过来又会影响全身或局部血液的运行，产生疼痛、出血，或经脉淤塞不通，内脏发生淤积及产生“瘀血不去，新血不生”等不良后果。

老年人脏腑功能减退，尤以肾虚脾弱为甚，水液代谢障碍，津液不化，水湿内停，酿痰成饮。久患宿疾之人，往往痰饮内伏，因复病或外感六淫而发病。痰湿内阻，血行不畅及老年人气郁血瘀、气虚血瘀，则可导致瘀血内生。反过来，血瘀可使水聚湿蕴，或成痰饮，或碍气机。痰浊、瘀血相互交结，气滞、血瘀伴随而至，三者因果相联，从而导致老年人疾病正虚邪实，本虚标实，正虚邪恋等虚实夹杂的病理变化。瘀血和痰饮在老年病发生和发展中的作用不容忽视。《仙传四十九方》中说："气血一息不运，则壅瘀矣。"一方面，瘀血、痰饮是疾病发展的病理产物。老年人外感与内伤发病致邪的机会都要比青壮年人多，因而邪气阻滞而生成瘀血与痰饮的途径相应亦增多。或外邪留着，情志郁结，积滞内阻；或劳力伤气，劳心伤血；或内寒凝滞，虚热灼炼，都能产生瘀血与痰饮。同时，人活动则谷气易消，营血流行，病不易生。不少老年人却倦怠喜静，往往既少劳动，又少运动，久逸而导致气机壅滞，血不流行，津液内停。这也是老年病多瘀多痰的又一重要原因。另一方面，瘀血、痰饮又是致病的重要因素。根据其停留的部位不同，老年患者常产生头痛眩晕、胸痹心痛、脘腹胀痛、咳逆倚息、痴呆健忘、半身不遂、腹内癥积、两目暗黑、肌肤甲错、唇暗舌青及舌苔厚腻等。因此，历代医家都十分重视将活血化瘀方药应用于老年病，并取得较好疗效。其意在重视瘀血与痰饮在老年病过程中所造成的危害。此为老年病过程中常呈现出的"多瘀多痰""痰瘀互结"的特点。老年人痰浊、瘀血及外感等皆易化热，热盛风动，加上老年人肾虚肝旺易化风，故多风也是老年病常见的特点。在老年病虚实夹杂的偏实证中，以痰瘀、风证占多数，老年急症尤其显著；而在非老年急症的证候中，湿热、痰、瘀证的比例相近，风证则相对较少。所以说，老年病的特点是多瘀、多痰、多风，三者常交替出现或混合出现，是使老年病病机复杂多变的重要因素，也是老年病虚实夹杂的病机变化中的重要方面。

（四）易传易变

疾病是否传变，主要取决于人体内邪正双方力量的对比。正气方面，关键是脏腑之气的强弱。老年人由于正气虚衰，脏腑薄弱，患病后较易传变，产生突变。各病之间相互影响具有一定的规律，或按五脏生克乘侮关系传变，即"五脏有病，则各传其所胜"，或按脏腑表里互传，或临近脏腑相传，或经络直接相通的脏腑之间互传。老年病这种易传易变的特点主要表现为两点：一是外感逆传，常致突变。外感病邪不按一般规律由表而里依次递传，呈现暴发性突变的，称作逆传。逆传是疾病的一种特殊传变形式，原因是邪气太盛或正气太虚，特点是来势凶猛，病情危重。老年人由于真元亏损，阴阳衰残，若患外感温病，就比较容易发生“逆传”。如老年人患风温病，邪气可从卫分不经气分而直接传入营血，蒙蔽心包，以致在发病不久后就神志昏迷，临床须予以高度重视。二是脏腑间传化，同患数病。主要指病邪在脏腑之间的传变容易且迅速。病邪在内脏之间的传变取决于五脏之间生理上的联系和病理变化的具体情况。

《金匮要略·脏腑经络先后病脉证第一》谓“见肝之病，知肝传脾，当先实脾，四季脾旺不受邪，即勿补之”，指明脏腑之间的传变规律是邪实正虚则传，邪实正不虚则不传。如肝为风木，主疏泄，气易郁结；脾为湿土，主运化，气常不足。当患郁证时，肝气郁结适逢脾气不足，则邪传脾脏，致使脾不健运而纳呆腹胀、嗳气吞酸，甚至呕吐泄泻。老年人各脏腑的功能均趋衰减，因而一脏有邪，其他各脏受邪发病的可能性自然增大。老年患者因为同时患有数种不同的疾病，这些疾病的基本病理或相似，或截然不同，互相交织，互相影响，造成病证的寒热虚实、阴阳表里、脏腑经络和营卫气血变化错综复杂，主次难分，规律难寻。

三、老年人的心理特点

老年人的机体功能随着年龄的增长而出现不同程度的退行性改变，如感知觉减退、记忆力下降、智力结构改变、注意力不集中等。生理功能的衰退和社会角色的转变等影响老年人的心理状态，并在一定程度上形成老年人独特的心理特点。老年人常见的心理特点有以下几点：

（一）孤独、失落

老年期由于身体各器官逐渐衰老，心理状态也随之变化，使老年人常感到空虚寂寞、烦躁无聊，产生孤独感。对环境的适应能力降低，加之人际交往减少或与人交流困难，也容易使老年人产生孤独感。孤独和寂寞常在失去重要的生活依靠时，特别在失去配偶时表现得更加明显。孤独和寂寞的程度受个人性格及过去家庭生活是否和谐幸福等因素的影响。国外相关研究表明，缺乏与友人交流等容易导致老年人感觉孤独。还有研究表明孤独严重影响老年人的心理健康。人际关系是指社会人群中因交往而构成的相互依存和相互联系的社会关系。人际关系对每个人的情绪、生活、工作有很大的影响。老年人，尤其是刚刚离职的老年病人，生活规律发生了变化，社会角色也发生了改变，他们对突然闲下来的生活极不适应，因而出现失落感和自我价值的缺失感，甚至自尊心受到挫伤。加之自理能力下降，进行日常活动时对他人的依赖性增强，产生被社会抛弃、冷落的感觉，也会因自己的无所事事而产生失落感和无价值感。

（二）焦虑、抑郁

抑郁是一种闷闷不乐、忧愁压抑的消极情绪。有文献报道，正常人抑郁状况的发生率为 10%~23%，而老年人由于病情的不可逆转性而发生抑郁症的概率明显高于正常人。在晚年，老年人经历了一系列的角色转变，如从独立工作的人到受抚养人，从父母到祖父母的过渡。老年人暂时无法适应他们新的社会角色，他们似乎对许多事情感到茫然，这反过来又造成了焦虑。如果此时他们的家庭内部出现了不可调和的矛盾或纷争，或者家庭成员的升学、就业、婚姻等方面遇到困难，自己却对此类事情无能为力，并且身体状况每况愈下需要他人照料时，一些不太能及时调整心态的老年人就会开始情绪低落或者郁郁寡欢，从而变得抑郁。大部分老年人患有一种或一种以上慢性疾病，由于他们长期受疾病的困扰，普遍对治疗的长期性缺乏足够的认识或存在较为悲观的心理反应，特别是一些身患绝症的老年人，他们知道自己患病后，往往由恐惧，到悲哀，到绝望。再加上部分老年人担心给子女带来经济上的负担，特别是家庭经济状况不好的老年人，有的甚至会产生轻生的念头，并付诸行动。抑郁是老年人常见的情绪和心理失调表现，国外有研究显示，较为严重的抑郁症状会加速老年人日常活动能力的下降，会降低其他疾病的治愈可能性且增加死亡的可能性。

（三）固执、猜疑

随着年龄的逐渐增加，老年人身体各部位的功能开始老化，在行动、思维、记忆等方面都大不如前，并且动作也变得十分迟缓，夜里难以入睡。部分老年人由于身体饱受慢性疾病的折磨，而又对此无能为力，无法发泄怨气，变得极易感到愤怒、烦躁。与此同时，部分老年人在处理一些新问题时喜欢按照自己的惯性思维方式，不愿意接受新事物，从而显得固执己见。有些老年人由于家中子女外出或是老伴去世，时常处于独处的情境中，并且还要经常承受某些慢性疾病的折磨，加之年岁已高，老年人便会时常无端猜忌自己是否得了难以痊愈的绝症，他们会敏感地观察自己的身体情况和他人的言语行为以验证自己的想法是否正确。有些老年人则自我意识较为强烈，由于不服输、不服老的缘故，他们会产生逆反心理，于是不会在意他人的眼光，努力排除因生理变化带来的种种不利因素，去做自己想要做的事情，来证明自己并没有老去。

（四）恐惧

所有老年病人脑中都会出现“死亡”这一观念，多数病人会产生对死亡的恐惧反应，其表现有三种形式：一是在病情加重时主要集中表现为对疾病预后过分的担心和恐惧；二是病情减轻时会出现怕被遗弃、被排斥的心理；三是在知道病情加重时对“死亡”的直接恐惧。这类人群常常表现为表情冷漠、睡眠不佳、与新的环境不相适应，过分注意自己的身体变化，甚至出现感觉过敏。一方面，大多数老年人患有反复折磨身心的慢性病，治疗效果不明显，各种感觉功能障碍和自理能力下降，使得他们对自己的病情持悲观态度，认为疾病不但医治不好，自己还会成为子女的拖累。另一方面，他们害怕死亡，害怕还没有等到子女成家立业，就距离死神不远，自己先走一步。同事、亲属和朋友的逝去，也会给老年人造成沉重的精神压力，使他们恐惧死亡。国外研究者调查表明，老年人心脏病患者中16%对死亡有恐惧感，其中4%非常频繁地出现这种恐惧感。

第四节　老年恶性肿瘤患者的特点

恶性肿瘤是严重威胁我国居民健康的一大类疾病，老年恶性肿瘤患者是恶性肿瘤患者中一个特殊的群体，随着人口老龄化的加速、检查技术的普及，工业化和城镇化进程的不断加快，以及慢性感染、环境危险因素及不健康的生活方式的累加等，老年恶性肿瘤患者这个群体也在不断扩大。根据相关数据统计显示，恶性肿瘤发病率随年龄增加而逐渐上升，年龄在40岁以上恶性肿瘤发病率迅速升高，80岁年龄组达到发病高峰。尤其对于老年恶性肿瘤晚期患者来说，在他们生命的最后阶段，除了身体上的痛苦、经济上的压力外，还存在着对恶性肿瘤未知结果的恐惧、自我认同感低等精神方面的问题。

一、老年恶性肿瘤的主要特点

虽然老年恶性肿瘤在本质上与其他年龄的肿瘤并无差异，但由于老年人的生理特点发生了变化，个体差异较大，常伴随较多的基础疾病和并发症，因此老年恶性肿瘤的早期诊断及治疗就成了难题，也因此有越来越多的医者专门针对老年恶性肿瘤进行研究。总结起来，老年恶性肿瘤有以下一些特点：

首先，老年恶性肿瘤的发病率较高。年龄本身就是恶性肿瘤发生的最大危险因素，恶性肿瘤的发病和死亡率都是随着人口的老龄化而上升的。其次，老年恶性肿瘤的发展相对缓慢。老年人的肿瘤多为中高分化型，恶性程度较低，发展也较年轻人缓慢，研究发现老年人恶性肿瘤的倍增时间是随着年龄的增长而延长的，其实这也为老年恶性肿瘤的治疗争取了很多有利时间，而有些有创性诊断与治疗方法也因此存有争议。第三，隐匿性恶性肿瘤的发生比例增加，临床症状轻。研究证实，隐匿性恶性肿瘤的发病率是随着年龄的增加而增长的。老年人常常同时患有多种疾病，同一脏器也可能有不同性质的疾病，因此临床症状较为复杂，且不典型，而肿瘤本身引起的症状常表现不突出；第四，老年恶性肿瘤发病率与性别存在一定相关性。研究表明，无论是恶性肿瘤的发病率还是死亡率，男性都略高于女性，这也可能与男性的不良生活习惯、工作环境等有关。肺癌和支气管癌及结直肠癌无论发生在男性还是女性，都是恶性肿瘤中高发病率和高死亡率的病种。在我国，全国男性恶性肿瘤的发病率居于前三位的是肺癌、胃癌、肝癌，全国女性恶性肿瘤的发病率居于前三位的是乳腺癌、肺癌、结直肠癌；全国男性恶性肿瘤的死亡率居于前三位的是肺癌、肝癌、胃癌，全国女性恶性肿瘤的死亡率居于前三位的是肺癌、胃癌、肝癌。第五，老年恶性肿瘤的发病率在城乡之间有一定的区别。城市地区与农村地区由于不同的生活方式，不同的经济状况，不同的医疗水平，恶性肿瘤的分布有明显的不同。城市地区主要高发的恶性肿瘤依次为肺癌、结直肠癌、乳腺癌、胃癌和肝癌，农村地区主要高发的恶性肿瘤依次为肺癌、胃癌、肝癌、食管癌和结直肠癌。在农村和城市地区其他恶性肿瘤的发病构成和死亡构成也有不同程度的差异。农村地区居民的恶性肿瘤整体发病率和死亡率均高于城市居民的恶性肿瘤整体发病率和死亡率。

二、老年恶性肿瘤治疗的特殊性

老年恶性肿瘤的治疗也有其特殊性。年龄较高的老年患者也是可以通过有效的治疗手段来提高生活质量，延长生存期的。那些能够使生活质量下降且不能有效延长生存期的治疗手段则应尽量避免。有数据显示身体功能良好的老年人能够像年轻人一样耐受化学治疗，尤其是当提供了有效的支持治疗时。也有数据显示，有些患者的年龄较高或因身体条件不能耐受，或因心理的改变而无法接受积极治疗等都可能影响到老年恶性肿瘤患者耐受治疗恶性肿瘤的方法，在确定治疗方案时就应该充分考虑这些因素对老年恶性肿瘤患者的影响。

目前我国老年恶性肿瘤的发病率和死亡率仍然在逐年上升，老年恶性肿瘤患者因其特殊性，如身体功能较差、基础疾病较多、治疗耐受性差等因素，使肿瘤专科医生对老年恶性肿瘤的诊治工作更加困难。为了使老年患者享受一个舒适的晚年，需要我们大家共同的努力，努力提高老年患者的生存率，降低其死亡率，有效延长其生存期，提高其生活质量。

三、老年恶性肿瘤合并老年综合征患者的特点

老年恶性肿瘤患者常合并有老年综合征，其中痴呆、谵妄、抑郁、不良心理反应、骨质疏松、跌倒及情感脆弱是最常见的几种表现。在对一个国家的12 480例社区老人的样本进行分析后发现，患有肿瘤的老人中60.3%合并有一种或多种老年综合征，没有肿瘤的老人则为53.2%。听力障碍、尿失禁、跌倒、抑郁和骨质疏松的发生率在患有肿瘤的老人中较没有肿瘤的老人更高。合并老年综合征也为老年恶性肿瘤的诊治工作增加了困难。这里重点讨论与老年恶性肿瘤关系密切的疾病特点。

（一）痴呆

痴呆是一种以进行性记忆丧失和至少一个其他认知功能（如失语、失认或执行功能）损伤为特点的疾病，是老年病人中常见的并发症。有研究

分析，合并痴呆的老年结肠癌患者（67岁以上）不太可能接受侵入式的诊断和治疗方法；有研究表明，在68岁及以上诊断有乳腺癌、结直肠癌或前列腺癌的患者中，已经存在的痴呆，绝大多数是非肿瘤因素所致，但这种合并症与高死亡率也是相关的。针对合并痴呆的老年恶性肿瘤患者，其治疗与否及方案的选择，往往取决于家庭的支持程度和经济条件。

（二）谵妄

谵妄是指注意力和认知功能在短时间内（通常数小时或数天）急性下降，并以注意力的集中、维持和转换能力严重受损为特征。谵妄是一个老年人公认的问题，在进展期的恶性肿瘤患者中，谵妄常常会导致预后差，身体功能下降，并严重影响医患之间的沟通，从而影响治疗方法的选择及治疗效果的判断。痴呆是发生谵妄的主要原因，大约2/3的谵妄病例发生在痴呆的老年人中。

（三）抑郁

老年抑郁量表（GDS）是一种可靠且有效的抑郁筛查工具，可用于无认知损害和伴有轻、中度认知损害的老年病人。有研究表明，肿瘤相关的疲乏和抑郁经常同时发生，因此，病人主诉疲乏时应当尽可能进行抑郁评估，从而提早介入心理干预，以提高临床疗效。

（四）乏力

肿瘤相关性乏力是持续的、客观的对肿瘤或肿瘤治疗相关的疲惫的感受，可以影响机体正常功能。在晚期肿瘤中，乏力的发生率常高于50%。在一项研究中，对晚期肿瘤患者最常见的症状进行评估，发现乏力和化学治疗、血红蛋白水平及其他症状如疼痛和抑郁等都有独立性相关。病人感觉乏力是肿瘤及其治疗过程中所产生的最痛苦的症状之一，甚至比疼痛和恶心呕吐更难受。与普通的乏力相反，睡眠和休息很难缓解肿瘤相关性乏力，或许因为肿瘤病人的睡眠模式本身就是异常的。

可导致乏力的因素有很多，主要包括疼痛、情绪低落、贫血、合并病、睡眠障碍等，其中很多是可以干预、治疗的。当然，最好的策略就是避免乏力，而中医药对改善肿瘤相关性乏力已被证明是有显著疗效的。（本书下篇相关章节会详细论述。）

四、后期易发生多脏器功能衰竭

对于基础疾病较多的老年恶性肿瘤患者，在接受恶性肿瘤相关治疗如手术、放射治疗、化学治疗、免疫治疗、靶向治疗等后，最危险的副作用就是导致各脏器的功能损伤，其中肝肾毒性、骨髓抑制、心脏毒性、各种感染均较常见，而老年恶性肿瘤患者的直接死亡原因也多为脏器的功能衰竭，而非恶性肿瘤本身。

第五节 中医对肿瘤的认识

一、中医学历代文献关于肿瘤的论述

中医学认为，肿者，肿大也；瘤者，留居也。肿大成块，留居在一起而不消散之物谓之肿瘤，又因肿块坚硬如岩石，故称之为“岩”。早在3 500多年前的殷商甲骨文中就有“瘤”字出现。在周代《周礼·天官》中就记有“肿疡”的治疗原则。可见，历代中医文献对肿瘤的论述，都颇为丰富。

从先秦到两汉，是中医学发展较快、成就较大的一个重要时期。《黄帝内经》《难经》等经典著作的相继问世，确立了中医认识疾病的生理病理、诊断、治疗和预防养生的基本理论，也为中医运用扶正固本、清热解毒、活血化瘀等治疗肿瘤的学术思想的确立奠定了坚实的理论基础。《黄帝内经》运用阴阳五行学说的理论观点，以人体内外相互联系、相互制约的整体观念来阐述肿瘤病理变化的规律及诊治用药的法则，并把朴素的唯物论和辨证思想贯穿在整个理论体系之中。《黄帝内经》对肿瘤的演变过程进行了系统描述。《灵枢·百病始生》中说：“虚邪之中人也，始于皮肤……留而不去，则传舍于络脉，在络之时……留而不去，则传舍于经……留而不去，传舍于俞……传舍于肠胃……传舍于肠胃之外，募原之间，留着于脉，稽留而不去，息而成积。”由此认为肿瘤与人体其他疾病一样，由表及里，居留日久，息而成积，并且可发生在身体的任何部位。病因方面主要为“喜怒不适，饮食不节，寒温不时，邪气胜之，积聚已

留”，即分为外邪侵袭、水土不适、饮食不调、情志失常等几个方面。关于治疗原则，则有“大积大聚，其可犯也，衰其大半而止，过者死”的论述，并强调了治疗应有度，中病即止，不宜攻伐太过的治疗方法，这也符合保护老年恶性肿瘤患者脾胃功能的原则。

《难经》则在《黄帝内经》的基础上明确了积证和聚证的定义，为中医肿瘤学积证和聚证的诊断打下了基础。东汉张仲景的《伤寒杂病论》为中医临床证治奠基性著作，其“扶正祛邪”的治疗原则主要表现在固护正气、整体观念、注重胃气等几个方面，并提出缓中补虚的原则，与现在恶性肿瘤中晚期的支持治疗类似。隋代巢元方著的《诸病源候论》则为我国第一部证候学专著。这个时代，病源证候、证方归类及五脏分证等方面渐趋系统化、条理化、专科化，促进了中医肿瘤治疗学系统理论的发展。《诸病源候论》全书分67门，载列证候论1 720条，是在《黄帝内经》理论的指导下，以脏腑为核心，对内、外、妇、儿等各科疾病的病因、病机及证候作了具体阐述，是我国现存第一部论述病因、证候学的专书，其中对积聚、瘕病及妇科肿瘤的病因病机及治疗也进行了详细的论述，为后世恶性肿瘤晚期姑息治疗提供了理论依据和用药指导。唐代孙思邈所著的《备急千金要方》在积聚的治疗中汇集了许多方药，尤其值得关注的是有较多虫类药，如斑蝥、蜣等，为后世用虫类药物治疗癥瘕积聚及各种癌肿提供了理论基础。金元四大家的学术思想对肿瘤证治也有很大的影响，促进了肿瘤中医治疗的发展，为肿瘤的防治提供了依据，其中提及中、晚期患者常有发热、疼痛、癌肿局部灼热疼痛、口渴、便秘、舌质红绛、舌苔黄、脉数等热性证候，如有热毒内蕴表现，治疗应以清热解毒为主。

现代很多研究表明，抗肿瘤活性物质也以清热解毒类中药居多。《景岳全书》是张景岳一生临证经验及其对前代各名医的经验总结，其立论、治法、方药皆有其创新独到之处，也精练地提出了对肿瘤“扶正祛邪，标本兼治”的治疗原则。张景岳总结了前代医家的很多不同观点，发展成较为完整的阴阳学说。在对肿瘤的认识上，张景岳以五脏为基础将积聚进行部位分类，大致说明了五脏之积的症状，并确定治疗积聚的总则：“大积大聚，其可犯也，衰其大半而止，过者死。”“坚者消之，留者攻之，结者散之，客者除之……上之、下之、摩之、浴之、薄之、劫之、开之、发之，适事为故。”可见在癌肿的治疗上，张景岳认为，应以调理阴阳为其大法，分阶段进行治疗：第一阶段，凡积坚而实者，非攻不能去，用攻法，即祛邪为主；第二阶段，凡不堪攻击，只宜消导、和法，宜缓攻，同时注重扶正。

二、中医对肿瘤病因病机的认识

肿瘤的发生是内外因素长期相互作用的结果。其内在因素常为正气亏虚，脏腑气血虚损；外在因素则为各种致癌因素的侵袭，内外合邪，导致脏腑功能失调，机体代谢失常，局部气机逆乱，阴阳失衡，病变局部异常增生，形成癌肿。由此正气的亏损是老年恶性肿瘤发病的基础，外感毒邪则是发病的重要因素。

因此，肿瘤的病机可归纳为正气亏虚、气滞血瘀、痰凝内扰、热毒炽盛、久病痰瘀互结等几个方面。《素问·六微旨大论》中指出："非其位则邪，当其位则正，邪则变甚，正则微。""亢则害，承乃制。制则生化，外列盛衰；害则败乱，生化大病。""至而至者和；至而不至，来气不及也；未至而至，来气有余。""应则顺，否则逆，逆则变生，变则病。"可见肿瘤的产生与此处描述的内在机制有相似之处，即人体在内外因素的作用下，正常的新陈代谢过程受到影响，阴阳失调，生化逆乱，组织代谢与生克制化失常，不能生成正常的细胞，却变异逆生出无克无化的癌细胞，从而产生恶性肿瘤。

（一）正气亏虚

人体一切疾病的发生和转归，都是病邪与机体正气抗争的结果，正气亏虚常与脏腑功能衰退及功能失调密切相关，因此，正虚可以是贯穿于肿瘤全程的。老年肿瘤患者的脏腑功能失调常以脾肾亏虚为主。中医认为，肾为先天之本，脾为后天之本，脾肾虚弱，以致抵御外邪之气无从生化，因而导致肿瘤的发生。临床研究也表明，恶性肿瘤患者，大多有脾虚或肾虚的证候，通过中医药健脾补肾调理，则可以有效提高患者机体细胞免疫功能和调整内分泌失调的状态，使卫气得以恢复，增强抗癌能力，防治肿瘤的复发、转移等。山西著名老中医李可先生总结，肿瘤病因中，第一大原因就是"本气自病"，即病之所在，其气必虚。在治疗时，也是围绕邪与正、虚与实的关系，选择治疗方法，且尤其重视脾胃功能的调护。

（二）气滞血瘀

中医学认为，气和血都是构成和维持人体生命活动的最基本物质之一。全身各脏腑、组织、器官的功能既有赖于气血运行的维持，又有赖于血的滋养。正常情况下，气在全身上下升降出入，循行于全身，执行其卫外、温煦、推动、营养、气化、固摄的功能，气的运行不畅或升降出入异常则会引起气机失调，气机阻滞，运行不畅，轻则出现胸脘闷胀，重则出现相关部位的疼痛；气滞也易导致气血运行不畅，甚则停滞不通，从而导致血瘀。因此血瘀常兼有气滞，血瘀又可进一步加重气滞，两者极易形成恶性循环。血瘀可使气血不通，不通则痛；血液瘀积血脉，则形成唇舌紫暗、肌肤瘀斑、肌肤甲错等；瘀血积聚，则发为肿块而成积聚、癥瘕，即癌肿。

血瘀可以是全身性病变，也可以是局部瘀阻，临床表现常有：疼痛以刺痛为主，痛处固定；肿块或血肿，固定不移；各种出血（如鼻血、便血、血尿、皮下紫癜等）；肌肤甲错、面色晦暗；血管异常（如舌下静脉曲张、皮肤毛细血管扩张、唇发绀等）；腹大如鼓，青筋暴露；舌质瘀暗，瘀点、瘀斑，脉涩或结代。

大多数恶性肿瘤患者，尤其是晚期患者均可有血瘀征象，清代王清任在《医林改错》中就提到“肚腹结块者，必有形之血也”。也有很多医家研究发现中晚期恶性肿瘤患者中暗红舌和青紫舌所占比例较大，表明气滞血瘀是肿瘤的病理机制之一，且在肿瘤后期，经过各种治疗，如手术、放射治疗、化学治疗后，也可导致患者全身或局部气血经络的瘀堵。因此，活血化瘀一直是恶性肿瘤中晚期的主要治法之一。

（三）痰饮内停

中医学认为，肿瘤的形成还与痰密切相关。痰饮是机体水液代谢障碍所形成的病理产物，稠浊者为痰，清稀者为饮。痰饮可由外感六淫、七情内伤、饮食不节、劳逸所伤，引起脾、肺、肾及三焦等脏腑气化功能的失常，导致水液代谢障碍，水液内停而形成痰饮。古人将难治、病变怪异的病称为“怪病”，并提出“怪病多痰”。元代朱丹溪首先提出肿瘤的发生与痰有关，他在《丹溪心法》中提出：“痰之为物，随气升降，无处不到，无所不至，或在脏腑，或在经络，所以为病之多也。”“凡人身中有结核，不痛不仁，不作脓者，皆痰注也。”痰饮致病，病势迁延难愈，病程较长，也与肿瘤的性质相似。

痰饮有广义和狭义之分，狭义的痰饮，特指咳吐之痰涎，广义的痰饮则指由水液代谢障碍所形成的病理产物。广义的痰饮，可以无处不到，流注于体内各个脏腑、经络而形成各种各样的痰证，如痰至经络，结于体表局部，可形成痰核、瘰疬、阴疽、流注；痰结于内脏则为积聚；痰浊蒙蔽清窍而见头昏、目眩、头重、痴呆等；痰阻胸膈，可见胸闷、憋气、胸痛、咳嗽、多痰等；痰停于胃，可见恶心、呕吐、胃脘痞满等。

临床上对广义的痰证，多以化痰散结药治疗。而许多化痰散结的中药，如半夏、胆南星、山慈菇、瓜蒌等均有明确的抗癌功用。

（四）火热毒邪

热与火，均由阳盛所产生，其性质皆属于热，因此往往将火、热混称，但两者又有明显不同：一是程度的不同，热极成火；二是来源的不同，热多为六淫等外邪转化而来，如风热、湿热等，而火既可由外感之邪转化而来，又可由内而生，更多则是由脏腑阴阳气血失调所导致的，如心肝火旺、阴虚火旺等。热毒则为病理性火邪，其性具有炎上、伤津耗气、生风动血、扰动心神、易生癌肿等特点。如《医宗金鉴·外科心法要诀》论舌疳中提到："此症皆由心脾火毒所致。"《外科真诠》中记载："耳痔、耳蕈、耳挺之证……俱由肝经怒火，肾经积火，胃经积火凝结而成；牙疔、牙菌二证，俱属阳明胃火所致。"癌肿病灶及周围一般都有炎症，炎症可降低机体的抵抗力，同时又促进了癌细胞的繁殖；在肿瘤患者接受放射治疗的过程中，也可产生较为明显的火毒热邪。因此，清热解毒也是恶性肿瘤的主要治法之一。

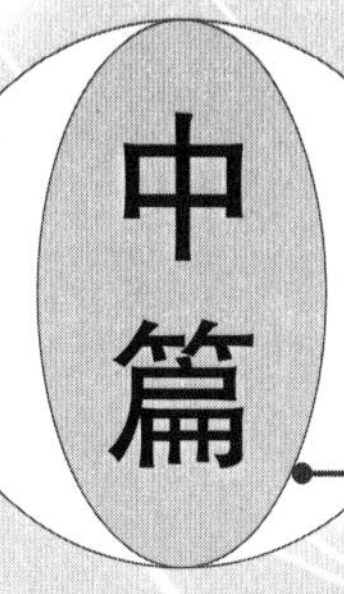

中医经络理论概述

第一节　经脉腧穴概述

一、经络概述及作用

经络是经脉和络脉的总称，是人体运行气血、联络脏腑、沟通内外、贯穿上下的通路。“经”，有路径的含义，为直行的主干；“络”，有网络的含义，为经脉的外行支脉。人体经络纵横交错，遍布全身，以运行气血、濡养周身。

经络学说，是阐述人体经络系统的循行分布、生理功能、病理变化及其与脏腑相互关系的理论，几千年来指导着中医各科的临床实践，尤其对针灸临床实践具有重要的指导作用。

中医经络系统本身就是构成机体的一个微环境，使得人体内部成为一个有机的整体，并通过经气的传导作用使人体内环境与外环境相联系，是人体通内达外的一个联络系统，使得机体与自然构成一个有机整体。经络系统与肿瘤病证的发生发展及治疗也有着极为密切的联系，《灵枢·九针论》就指出：“四时八风之客于经络之中，为瘤病者也。”《诸病源候论》中也提出：“肿之生也，皆由风邪寒热毒气，客于经络，使血涩不通，壅结皆成肿也。”《济生方》中说：“过餐五味，鱼腥乳酪，强食生冷果菜，停蓄胃脘……久则积结为癥瘕。”外感邪气阻滞经络致经络运行受阻，久则成块，恣食生冷、膏粱厚味等损伤脾胃，脾失健运，痰湿内生，邪毒蕴结为肿块癌肿。《灵枢·百病始生》指出，起居不节使得经络损伤日久形成癌肿，气郁通过经络会让人体某一部位阳气怫郁，阻滞经络，经络不畅，久之变生癌毒，导致该部位产生肿瘤。

经络通过联系脏腑、沟通内外，运行气血、营养全身，抵御外邪、保卫机体，以维持机体的正常功能活动，同时研究发现针对经络的调理对治疗肿瘤有较好的效果，不仅可以减缓癌肿的生长，改善症状，更能通过镇痛，减轻放射治疗、化学治疗的副作用等，以达到延长患者寿命，提高患者生存质量的目的。

（一）经络的分类

经络系统，包括十二经脉、奇经八脉、十二经别、十五络脉、十二经筋和十二皮部。十二经脉是经络系统的主干，“内属于腑脏，外络于肢节”（《灵枢·海论》），将人体内外联系成一个有机的整体。十二经别，是十二经脉在胸、腹及头部的内行支脉，起到沟通脏腑、加强表里经联系的作用。十五络脉，是十二经脉在四肢部及躯干前、后、侧三部的外行支脉，起沟通表里和营养气血的作用。奇经八脉，是具有特殊分布和作用的经脉，对十二正经起统率、联络和调节气血盛衰的作用。此外，经络的外部筋肉受经络支配分为十二经筋；体表也按经络的分布分为十二皮部。

（二）经络的作用

《灵枢·经脉》指出：“经脉者，所以能决死生，处百病，调虚实，不可不通。”这里概括地说明了经络系统在人体生理功能、病理变化及防治疾病方面的重要性，具体作用总结如下：

1.沟通内外，网络全身

人体的五脏六腑、五官九窍、四肢百骸、皮肉筋骨等器官和组织，虽然生理功能各有不同，各司其职，但又彼此联系，协调配合，人体的这种相互联系和协调配合主要是通过经络系统的联络沟通实现的。在经络系统中，十二经脉是主干，十二经别、十五络脉是大的分支，十二皮部和十二经筋是十二经脉输布濡养的体表和筋肉区域，奇经八脉则纵横交错，它们彼此既相对独立，又有交叉、会合，共同组成一个复杂的立体网络，沟通人体上下内外，联络左右前后，使人体成为一个有机的整体。在具体循行联络上，经络系统各组成部分作用分工也各有不同：十二经脉以人体体表与脏腑及脏腑之间的联系为重点；十二经别则加强了阴经与阳经及经脉与脏腑、头面的联系；十五络脉侧重于沟通人体体表经脉间的联系；奇经八脉则具有沟通十二经脉，以及联络脑、髓、胆、女子胞等奇恒之腑的作用。

2.运行气血，协调阴阳

《灵枢·本脏》言经络“行血气而营阴阳，濡筋骨，利关节”，说明经络具有运行气血、濡养周身及协调阴阳的作用。气血是人体生命活动的物质基础。气血在全身各部的输布有赖经络的运行，人体各个脏腑组织器官得到气血的温养滋润后才能发挥其正常的生理作用。无论是宗气、元气、营气还是卫气，必经过经络营运于周身内外，使得气血“内溉脏腑，外濡腠理”（《灵枢·脉度》），从而使体内的脏腑和体表的五官九窍、皮肉筋骨均能息息相通，协调一致。在经络的联系下，气血盛衰和功能动静保持相对平衡，使人体“阴平阳秘，精神乃治”（《素问·生气通天论》）。

3.抗御病邪，反映病候

经络在生理上是运行气血的通道，在病理上则有抗御病邪和反映病候的作用。中医将人体疾病的原因概括为内伤七情、外感六淫及饥饱劳碌、金刃虫蛇、外伤跌仆等内外因。六淫侵袭人体通常首先伤及皮毛，在人体正气亏虚时，通过经络系统渐行渐深，最后内传于脏腑。如《素问·缪刺论》说：“夫邪之客于形也，必先舍于皮毛；留而不去，入舍于孙脉；留而不去，入舍于络脉；留而不去，入舍于经脉；内连五脏，散于肠胃，阴阳俱感，五脏乃伤，此邪之从皮毛而入，极于五脏之次也。如此则治其经焉。”这段文字生动地描述了外邪由表传里侵犯人体的过程：如果经络之气强盛，起到了防御外邪的作用，则使邪气去而不留，不易内传于脏腑；相反，如果经络之气衰弱，未能抵抗住外邪的侵袭，邪气不去而留在经络各层次，则可内传于脏腑。

除了从经络到脏腑的由表传里外，六淫邪气还可以在经脉之间传递。《素问·热论》中提到：“伤寒一日，巨阳受之，故头项痛，腰脊强；二日，阳明受之，阳明主肉，其脉侠鼻络于目，故身热，目疼而鼻干，不得卧也；三日，少阳受之，少阳主胆，其脉循胁络于耳，故胸胁痛而耳聋；三阳经络皆受其病，而未入于脏者，故可汗而已；四日，太阴受之，太阴脉布胃中，络于嗌，故腹满而嗌干；五日，少阴受之，少阴脉贯肾络于肺，系舌本，故口燥舌干而渴；六日，厥阴受之，厥阴脉循阴器而络于肝，故烦满而囊缩。”所以，经络及其所运行的气血，是有层次地抵御外邪，同时也是有层次地反映病候。

同时，由于经络具有沟通人体内外表里的作用，当内部的脏腑有病时就可能通过相应的经络系统反映到特定的体表部位。如《素问·脏气法时论》中所说的肝病“两胁下痛引少腹”，心病“膺背肩甲间痛，两臂内痛”等，就是内脏疾病在体表的反映。这些体表症状可以是经络局部的症状，也可以是内脏疾病在体表的反映。除了疼痛、厥冷、麻木、不用（运动不灵活）等症状外，内脏病变时还可以在体表相关部位表现为压痛、结节、凹陷、血管充血等，根据这些症状和体征能审外知内，为诊断内脏疾病提供了十分重要的证据。

4.传导感应，调整虚实

人体经络在治疗上起着重要作用。在经络上施以针灸、按摩等刺激，经络系统会作出相应的反应，这就是经络的感应及其传导，并通过这些感应和传导而起到调整虚实的调理与防治作用。针灸过程中的“得气”和健身气功入静状态下的“行气”都可以理解为经络传导感应的具体体现。针灸的“得气”是通过施加外部刺激，激发体内经气，并沿一定方向传导至病变部位（气至病所），达到治疗的目的。而健身气功导引的“行气”，则是通过“神”（意念）调动经气的运行，即“神行则气行”“意到气到”“以意领气”。两者不但不矛盾，还相互促进。《素问·宝命全形论》中提到：“凡刺之真，必先治神。”也就是说，在针刺治疗过程中，同样需要注意“神”的作用，两者相互配合，可以增强“得气”的感觉，以提高治病效果。

针刺调整虚实是通过传导感应实现的，而针刺感应是在经络中传导的。需要指出的是，这种调整虚实的作用是双向和良性的，即当机体处于不同状态时，采用相同刺激以刺激同一腧穴时，能够表现出两种相反的治疗作用，并且总是使失衡的状态趋向于平衡的状态，而对健康的机体则几乎没有影响。如针刺足三里时，对胃弛缓者可使其收缩加强，而对胃痉挛者则可使之松弛。事实上，针灸的双向良性调整作用是以机体内在自我双向调节机制为基础的，针灸等刺激只引导及加强这种自我调节作用，真正起作用的应该是人体自身的“经气”。

二、腧穴的概述及分类

（一）腧穴的概念

腧穴概念的形成源于古代劳动人民的生活实践与医疗实践。远古时代，我们的祖先在长期与病痛作斗争的过程中，陆续发现人体上的病痛可以通过刺激反应点来缓解，这个点又称为“砭灸处”，由此形成了“以痛为腧”的概念。在此基础上，经过反复的实践、认识和总结，逐步形成了较为完善的“腧穴”概念。一般认为，腧穴概念的认识与以下几个方面有着密切的关系：一是以痛处作为治疗点，即“以痛为腧”；二是通过一些无意的、偶然的发现，在距病痛较远的某个部位被误伤而治好病痛，经过反复实践，认识到这个部位可以治疗相应的病证；三是在检查时，发现按压某个部位患者感到特殊的疼痛，经过长期的实践观察，认识到某些部位与某些疾病有着特殊的内在联系；四是在检查某些部位时，患者感到特别舒服，刺激这些部位，相应的症状也获得缓解，即《黄帝内经》所说的“以手疾按之，快然，乃刺之”。

春秋战国时期是腧穴概念的形成期。社会的变革和生产力的提高，促进了中医学从实践经验向理论的深化。这一时期，腧穴尚无具体名称，但出现了有关临床应用的一些文献记载，如马王堆出土的帛书《脉法》中有“阳上于环二寸而益为一久（灸）”；《五十二病方》中记载“久（灸）左足中指”；战国初期的医家秦越人（扁鹊）“刺三阳五会”救治虢太子尸厥；西汉初期，著名医家淳于意（仓公）用针灸给人治病，更明确提到了某病应该刺激某部位，这些部位仓公称之为“俞”（“论俞所居”）或“砭灸处”。

随着社会的发展、经验的积累及针具的改进，人们对腧穴定位和治疗作用的认识也逐步深入，产生了“气穴”的概念。《灵枢·九针十二原》认为腧穴是“神气之所游行出入也，非皮肉筋骨也”。《素问·气府论》解释腧穴是“脉气所发”。于是医家们陆续为腧穴加以命名，确定其位置、主治作用及与经脉的联系，逐步形成了有固定名称、固定部位、主治作用及经脉归属的经穴概念。

（二）腧穴的分类

1.按部位分类——局部取穴依据

腧穴的部位分类法，即根据人体解剖位置而排列腧穴的方法。该方法强调腧穴与所在部位之间的联系。历代医家对人体部位的划分虽不尽相同，但一般多以头面、颈项、胸膺胁腹、肩背、腰尻、腋胁、侧腹、四肢内外等为基准，是“局部取穴”的重要依据。部位分类法涉及全身所有的腧穴，既包括经穴，也包括经外奇穴。按部位分类者，《针灸甲乙经》记载最为详尽，其采用头身分部、四肢分经的方法对腧穴进行归类。

2.按经脉分类——循经取穴依据

根据腧穴是否归属经脉进行分类，一般分为经穴、奇穴、阿是穴三类。

（1）经穴。经穴是指归属于十二经脉和任督二脉的腧穴，简称“经穴”。这些腧穴因分布在十四经脉循行路线上，所以与经脉关系密切。其中，十二经脉的腧穴均为左右对称的双穴，而任脉和督脉的腧穴，均为单穴。经穴不仅可以反映本经经脉及其所属脏腑的病证，也可以反映本经脉所联系的其他经脉脏腑的病证。同时作为针灸施治的部位，不仅有治疗本经所属脏腑病证的作用，也可以治疗与本经脉相关的经络脏腑之病证，是“循经取穴”的重要依据。

经穴一共361穴，包括手太阴肺经左右各有11穴，手阳明大肠经左右各有20穴，足阳明胃经左右各有45穴，足太阴脾经左右各有21穴，手少阴心经左右各有9穴，手太阳小肠经左右各有19穴，足太阳膀胱经左右各有67穴，足少阴肾经左右各有27穴，手厥阴心包经左右各有9穴，手少阳三焦经左右各有23穴，足少阳胆经左右各有44穴，足厥阴肝经左右各有14穴,任脉有24穴，督脉有28穴。

（2）奇穴。奇穴是指未能归属于十四经脉的腧穴，它既有固定的穴名，又有明确的位置，又称“经外奇穴”。这些腧穴常因对某些病证具有特殊的治疗作用而得名，如四缝治疗小儿疳积、印堂治疗头痛等均可取得很好的疗效。

历代医书对于奇穴的记载有很多，《备急千金要方》收载奇穴达187个之多，均散见于各类病证的治疗篇中。《奇效良方》专列奇穴，收集了26穴。《针灸大成》专列“经外奇穴”一门，共载有35穴。《类经图翼》也专列“奇俞类集”一篇，载有84穴。《针灸集成》汇集奇穴144个。近年《针灸经穴图考》记载奇穴622个，《中国针灸学》也记载了32个。这些都说明历代医家对奇穴一直都很重视，奇穴在临床治疗中也确有疗效。

奇穴的分布较为分散，有的在十四经循行路线上，如印堂、阑尾、胆囊等；有的虽不在十四经循行路线上，但却与经络系统有着密切联系，如太阳与三焦经相关，鼻通与胃经相系；有的奇穴并不指某一个部位，而是由多个穴位组合而成，如十宣、八邪、八风、华佗夹脊等。有些虽名为奇穴，其实就是由经穴组成的，如胞门、子户，实际就是水道穴；《针灸聚英》以胆俞、膈俞双侧四穴为“四花穴”，将左右心俞穴称为“灸痨穴”

等。奇穴的主治一般比较单纯，如四缝治小儿疳积、二白治痔疮、腰奇治癫痫等。

（3）阿是穴。凡是以病痛局部或与病痛有关的压痛（敏感）点作为腧穴者，均称为阿是穴。阿是穴中的“阿”，为呼喊声，意为医生按压痛处时患者会发出“啊”声，故名“阿是”。阿是穴又称压痛点、天应穴、不定穴等；这一类腧穴既无具体名称，又无固定位置，而是以压痛点或其他反应点作为腧穴。

3.按穴性分类——辨证取穴依据

穴性实际上是腧穴的功效或作用。按穴性分类，是指按腧穴的特殊功效进行分类，如将腧穴分为解表类、清热类、化痰止咳平喘类、消食类、行气类、通下类、开窍醒神类、平肝类、安神类、利水渗湿类、祛风湿强筋骨类、通经活络类、止血类、活血祛瘀类、止痛类、补益类、收涩类等。如合谷、曲池、井穴、十宣等均具有清热作用；肾俞、脾俞、命门、关元等具有散寒功效；足三里、气海、关元、中脘等偏于补虚；太冲、委中、丰隆、阴陵泉等偏于泻实。

在此基础上，“腧穴证治”的临床辨治体系得到了广泛的推广应用。即在中医辨证施治理论的指导下，根据辨证分析的结果，针对疾病的证候性质，以腧穴的穴性为依据，选取具有相应穴性（功效）的腧穴，并以针灸方法加以施治，以达治病目的的临床辨治体系。如脾胃气虚证，可选取足太阴脾经、足阳明胃经的腧穴及其俞募穴，这些腧穴具有健脾益气的作用，如足三里、气海、关元、中脘、脾俞、胃俞等，配合针刺补法，或针灸并用；如肝气郁结证，可选取足厥阴肝经、足少阳胆经、足太阴脾经腧穴，这些腧穴具有疏肝理气的作用，如太冲、肝俞、期门、膻中、日月、章门等，配合针刺泻法；心脉痹阻证，可选取手少阴心经、手太阳小肠经腧穴，这些腧穴具有活血化瘀、通络止痛的作用，如心俞、内关、血海等，配合针刺泻法，或针灸并用。

第二节 经络与脏腑病证的联系

十二经脉的证候表现可分为经脉所属脏腑的病变、经脉循行所过部位的病变和相应组织器官病变三个方面。各经的这些病变即本经腧穴主治作用的适应范围。现结合《灵枢·经脉》《灵枢·邪气脏腑病形》和《素问·脏气法时论》的有关记载，对十二经脉的证治总结归纳如下。

一、手太阴肺经证治

手太阴肺经具有宣肺调气、通经活络的功效，主治头面、喉、胸、肺病和经脉循行部位的其他病证，主要病候为咳嗽、咯血、气喘、少气不足以息、胸部胀满等肺系症状，鼻塞、咽干咽痛、恶寒发热、汗出恶风等表证，小便频数不畅、上肢内侧前缘沿经酸楚疼痛或麻木等循经症状。虚补实泻，寒甚可加灸。以本经取穴为主，可根据症状配以手阳明、足太阳经穴，如中府、太渊、列缺、尺泽、孔最、少商、合谷、曲池、迎香、偏历、风门、肺俞、膻中、大椎等。

《灵枢·经脉》记载："肺手太阴之脉……是动则病肺胀满，膨膨而喘咳，缺盆中痛，甚则交两手而瞀，此为臂厥。是主肺所生病者，咳，上气喘渴，烦心胸满，臑臂内前廉痛厥，掌中热。气盛有余，则肩背痛，风寒，汗出中风。小便数而欠，气虚则肩背痛寒，少气不足以息，溺色变。"

二、手阳明大肠经证治

手阳明大肠经具有通经活络、调理肠道的功效，主治头面、五官、咽喉、热病及经脉循行所过部位病变和相应组织器官病证，主要病候为上肢外侧前缘沿经酸楚疼痛、麻木，上肢酸软无力、活动受限、肌肉萎缩、瘫痪失用，颈部肿痛，肩关节疼痛，口干，鼻塞，流涕，鼻衄，牙齿疼痛，咽喉肿痛，面痛，面瘫，面肌痉挛，腹痛，肠鸣，泄泻，痢疾，痔疮，便秘等。虚补实泻，寒甚可加灸。以本经取穴为主，也可配以手太阴肺、足阳明胃经穴，如合谷、曲池、三间、肩髃、手三里、迎香、列缺、孔最、足三里、天枢、上巨虚等。

《灵枢·经脉》记载："大肠手阳明之脉……是动则病齿痛，颈肿。是主津所生病者，目黄，口干，鼽衄，喉痹，肩前臑痛，大指次指痛不用。气有余，则当脉所过者热肿；虚则寒慄不复。"《灵枢·邪气脏腑病形》中又提到："大肠病者，肠中切痛，而鸣濯濯。冬日重感于寒即泄，当脐而痛，不能久立，与胃同候，取巨虚上廉。"

三、足阳明胃经证治

足阳明胃经具有调理胃肠、通经活络的功效，主治胃肠等消化系统，神经系统，呼吸系统，循环系统及头、眼、鼻、口、齿等器官病证和本经脉所过部位的病证，主要病候为胃脘胀满疼痛，食欲减退，恶心呕吐，腹痛，肠鸣，泄泻，痢疾，便秘，发热等，以及下肢外侧前缘沿经酸楚疼痛、麻木，下肢酸软无力、活动受限、肌肉萎缩、瘫痪失用等，颈肿，咽喉疼痛，齿痛，鼻病，目疾，面痛，面瘫，面肌痉挛，前额疼痛等。虚补实泻，寒甚可加灸。以本经取穴为主，配以足太阴脾经穴及本腑的募穴、背俞穴，如足三里、上巨虚、下巨虚、丰隆、内庭、梁丘、天枢、梁门、地仓、颊车、下关、四白、头维、公孙、大横、三阴交、中脘、胃俞等。

《灵枢·经脉》中记载："胃足阳明之脉……是动则病洒洒振寒，善呻，数欠，颜黑。病至则恶人与火，闻木声则惕然而惊，心欲动，独闭户塞牖而处，甚则欲上高而歌，弃衣而走，贲响腹胀，是为骭厥。是主血所生病者，狂疟温淫汗出，鼽衄，口㖞，唇胗，颈肿，喉痹，大腹，水肿，膝膑肿痛；循膺乳、气街、股、伏兔、骭外廉、足跗上皆痛，中指不用。气盛则身以前皆热。其有余于胃，则消谷善饥，溺色黄；气不足则身以前皆寒栗，胃中寒则胀满。"《灵枢·邪气脏腑病形》又提到："胃病者，腹（䐜）胀，胃脘当心而痛，上支两胁，膈咽不通，食饮不下，取之三里也。"

四、足太阴脾经证治

足太阴脾经具有和胃健脾、通经活络的功效，主治脾胃病、妇科病、前阴病和经脉循行部位的其他病证，主要病候为脘腹胀满，泄泻，食欲不振，黄疸，水肿，身重乏力，月经不调，崩漏，下肢内侧前缘沿经肿胀、酸楚疼痛、麻木，舌根强直等。虚补实泻，寒甚可加灸。以本经取穴为主，配以足阳明胃经穴及本脏的募穴、背俞穴，如太白、隐白、公孙、三阴交、地机、血海、阴陵泉、大横、梁门、水道、丰隆、足三里、章门、脾俞等。

五、手少阴心经证治

手少阴心经具有宁心安神、通经活络的功效，主治胸、心、循环系统、神经精神系统及经脉循行所过部位的病证，主要病候为胸痛，心痛，心烦，心悸，失眠，神志失常，咽干，口舌生疮，上肢内侧后缘沿经酸楚疼痛、麻木，手心热痛等。虚补实泻，寒甚加灸。以本经和手厥阴心包经穴为主，配以本脏的募穴、背俞穴，如神门、通里、阴郄、少府、少海、大陵、内关、间使、郄门、巨阙、心俞等。

《灵枢·经脉》记载："心手少阴之脉……是动则病嗌干，心痛，渴而欲饮，是谓臂厥。是主心所生病者，目黄，胁痛，臑臂内后廉痛厥，掌中热。"

六、手太阳小肠经证治

手太阳小肠经具有通经活络、调理肠道的功效，主治头、项、耳、目、咽喉病和热病、神志病，以及经脉循行所过部位的病证，主要病候为上肢外侧后缘沿经酸楚疼痛、麻木，肩胛痛，咽喉疼痛，颊肿，目黄，耳鸣，耳聋，少腹疼痛，肠鸣，泄泻，小便短赤等。虚补实泻，寒甚加灸。以本经取穴为主，配以足阳明胃经穴和本腑的募穴、背俞穴，如后溪、腕骨、小海、肩贞、天宗、颧髎、听宫、足三里、下巨虚、关元、小肠俞等。

《灵枢·经脉》中记载："小肠手太阳之脉……是动则病嗌痛颔肿，不可以顾，肩似拔，臑似折。是主液所生病者，耳聋，目黄颊肿，颈颔肩臑肘臂外后廉痛。"《灵枢·邪气脏腑病形》又提到："小肠病者，小腹痛，腰脊控睾而痛，时窘之后，当耳前热，若寒甚，若独肩上热甚，及手小指次指之间热，若脉陷者，此其候也。"

七、足太阳膀胱经证治

足太阳膀胱经具有调理膀胱、通经活络的功效，主治头、项、目，背、腰、下肢部病证，以及脏腑、神志病，以及经脉循行部位的其他病证，主要病候为小便不畅，遗尿，小腹胀痛，神志失常，各种脏腑病、五官病，下肢后面沿经酸楚疼痛、麻木，项背腰骶部疼痛，恶寒，发热，后枕部头痛等。虚补实泻，寒甚加灸。以本经取穴为主，配以本腑募穴，如天柱、大杼、风门、背俞穴、次髎、秩边、殷门、委中、委阳、承山、昆仑、申脉、京骨、中极等。

八、足少阴肾经证治

足少阴肾经具有补肾培元、通经活络的功效，主治妇科、前阴、肾、肺、咽喉病证，以及经脉循行部位的其他病证，本经病变以虚证为主，主要病候为小便不利，遗尿，水肿，便秘，泄泻，遗精，阳痿，月经不调，男子不育，女子不孕，虚喘，咯血，失眠，多梦，下肢内侧后缘沿经酸楚疼痛、麻木，腰痛，足心热，咽干喉燥，近视，视物模糊，耳鸣，耳聋等。针灸并用，多用补法。以本经取穴为主，配以任脉、足太阳膀胱经穴，如太溪、复溜、照海、涌泉、大赫、肾俞、次髎、秩边、命门、气海、关元等。

九、手厥阴心包经证治

手厥阴心包经具有清心除烦、通经活络的功效，主治心、胸、胃、心血管系统、精神神经系统和本经经脉所经过部位的病证，主要病候为心胸烦闷、疼痛、心悸、癫狂、呕吐、热病、疮病、目黄、喜笑无常、面赤、腋下肿等，以及经脉所过处疼痛、麻木、厥冷等。针灸并用，多用泻法。

《灵枢·经脉》记载："心主手厥阴心包络之脉……是动则病……手心热，臂肘挛急，腋肿，甚则胸胁支满，心中憺憺大动，面赤目黄，喜笑不休。是主脉所生病者，烦心，心痛，掌中热。"

十、手少阳三焦经证治

手少阳三焦经具有通经活络、疏调三焦的功效。主治侧头、耳、胸胁、咽喉病和热病，以及经脉循行部位的其他病证，主要病候为上肢外侧正中沿经酸楚疼痛、麻木，肩、颈、耳后疼痛，耳鸣，耳聋，偏头痛，目赤肿痛，咽喉疼痛，腹胀，水肿，遗尿，小便不利等。虚补实泻，寒甚加灸。以本经取穴为主，配以足少阳胆、足太阴脾经穴及本腑的募穴、背俞穴、下合穴，如阳池、中渚、外关、支沟、翳风、角孙、耳门、风池、阳陵泉、足临泣、三阴交、阴陵泉、石门、三焦俞、委阳等。

《灵枢·经脉》记载："三焦手少阳之脉……是动则病耳聋，浑浑焞焞，嗌肿，喉痹。是主气所生病者，汗出，目锐眦痛，颊痛，耳后肩臑肘臂外皆痛，小指次指不用。"《灵枢·邪气脏腑病形》又提到："三焦病者，腹气满，小腹尤坚，不得小便，窘急，溢则水留，即为胀；候在足太阳之外大络，大络在太阳少阳之间，亦见于脉，取委阳。"

十一、足少阳胆经证治

足少阳胆经具有疏肝利胆、通经活络的功效，主治侧头、目、耳、咽喉病和神志病、热病，躯体侧面疾病，以及经脉循行部位的其他病证，主要病候为黄疸，目黄，身黄，小便黄，口苦，疟疾，惊恐，失眠，下肢外侧正中沿经酸楚疼痛、麻木，胁肋疼痛，偏头痛，腰痛，带下病，月经不调，坐骨神经痛，目疾，耳鸣，耳聋等。虚补实泻，寒甚加灸。以本经取穴为主，配以手少阳三焦、足厥阴肝经穴，如丘墟、侠溪、足临泣、悬钟、光明、阳陵泉、风市、环跳、日月、率谷、风池、听会、支沟、外关、期门、太冲等。

十二、足厥阴肝经证治

足厥阴肝经具有疏肝理气、通经活络的功效，主治肝胆病证、泌尿生殖系统、神经系统、眼科疾病和本经经脉所过部位的病证，主要病候为胁肋胀痛，黄疸，口苦，食欲减退，嗳气呕逆，心烦易怒，下肢内侧正中酸楚疼痛、麻木，疝气，面瘫，头晕目眩，头顶痛，近视，夜盲，视物昏花，目赤肿痛，呃逆，遗尿，癃闭等。虚补实泻，寒甚加灸。以本经取穴为主，配以足少阳胆、足少阴肾经穴，如太冲、行间、大敦、曲泉、章门、期门、侠溪、阳陵泉、光明、风池、日月、太溪、复溜、涌泉等。

第三节　老年肿瘤常用穴位

一、补益类

1.太渊

【定位】在腕掌侧横纹桡侧，桡动脉搏动处。

【归经】属手太阴肺经。为该经输穴、原穴；八会穴之一，为脉会。

【穴性】补益肺气，清肺宣肺，复脉通络。

【主治病证】

①气虚之咳嗽、哮喘、胸痛、烦满、无脉症等。

②肺失宣降、邪气壅肺之咽喉肿痛、胸痛、咯血、呕血、咳嗽、气喘等。

③经络不通之腕臂痛、掌中热、缺盆中痛等。

【常用配伍】

①配定喘、膏肓、肺俞、气海，治疗肺虚哮喘，针刺补法。

②配合谷、肺俞，治疗肺气亏虚之咳嗽、失音，针刺补法。

③配中府、肺俞、足三里，治疗气虚感冒、自汗，针刺补法。

④配上星、迎香、合谷、肺俞，治疗肺虚之鼻渊、鼻涕白黏、嗅觉减退等，针刺补法。

⑤配太白、丰隆、阴陵泉，治疗痰湿咳嗽、哮喘，针刺泻法。

⑥配内庭、丰隆，治疗痰热壅肺之咳嗽，针刺泻法。

⑦配膻中、巨阙、郄门、丰隆，治疗痰浊胸痛、烦满，针刺泻法。

⑧配列缺、肺俞、大椎、尺泽、合谷，针刺泻法，大椎可灸，疏风解表，宣肺散寒，治疗风寒感冒、鼻塞流涕、咳嗽等。

2.足三里

【定位】仰卧伸下肢，或正坐屈膝，在小腿前外侧，当犊鼻（外膝眼）下3寸*，距胫骨前缘一横指。

【归经】属足阳明胃经，为该经合穴、下合穴。

【穴性】扶正培元，益气生血，行气导滞，疏经通络。

【主治病证】

①脾胃虚弱、中虚脏寒、邪气犯胃之胃痛、呕吐、腹胀、肠鸣、消化不良、泄泻、便秘、疳积、慢惊风、黄疸、脱肛等。

②脾气虚弱、水湿不化之痰饮、脚气、咳喘痰多、水肿、遗尿等。

③气血亏虚之头晕、心悸、气短、失眠、耳鸣、产后血晕、崩漏、闭经、月经不调、虚劳羸瘦、中风脱证、痫证、厥证等。

④食积脾胃之胃脘痛、呕吐、腹胀、泄泻、痢疾、呃逆等。

⑤经脉痹阻之腰膝酸痛、下肢不遂等。

【常用配伍】

①配内关、中脘、公孙、胃俞、太白，针刺泻法，和胃降逆、理气导滞，治疗食滞中阻、升降失和之脘痛拒按、脘腹胀闷、呃逆、呕吐等。

②配太冲、期门、支沟、行间、肝俞、阳陵泉，针刺泻法，疏肝理气、和胃降逆，治疗肝木克土之脘痛连胁、胀闷疼痛，干呕或吐酸，腹痛、腹泻或月经不调等。

③配风池、风门、肺俞、气海、关元，针刺补泻兼施，益气解表，治疗气虚感冒，恶寒发热、气短懒言、头痛倦怠、鼻塞、咳嗽痰白等。

④配曲池、合谷、内关、三阴交，针刺泻法，透表清热，治疗阳明热盛，肌肤发斑，色红成片。

⑤配中府、肺俞、太渊，针刺补法，益气固表，治疗气虚自汗，汗出

---

* 寸指中医手指同身寸。

恶风，气短懒言、动则益甚等。

⑥配神门、心俞、脾俞、内关、三阴交，针刺补法，补益心脾、安神定志，治疗心脾两虚之失眠多梦、心悸怔忡、手足心热、头晕眼花等。

⑦配脾俞、气海、血海、大椎、肝俞、膈俞，针刺补法，益气养血，治疗气血两虚之眩晕耳鸣、面色少华、神疲乏力、心悸气短等。

3.志室

【定位】在腰部，当第二腰椎棘突下旁开3寸。

【归经】属足太阳膀胱经。

【穴性】补益肾气，通络壮腰。

【主治病证】肾气虚衰之阳痿、遗精、小便不利、水肿、月经不调、腰脊强痛诸症。

【常用配伍】

①配肾俞、白环俞、八髎、关元、三阴交，针刺补法，补益肾气、壮阳固涩，治疗肾气不固之遗精、滑精、阳痿等。

②配脾俞、肾俞、水分、足三里、太溪，针刺补泻兼施，可灸，温补脾肾、化气行水，治疗脾肾阳虚之水肿、小便不利等。

③配百会、心俞、神门、三阴交，针刺补法，补益心肾，治疗心肾不交之失眠、健忘等。

④配关元、合谷、三阴交，针刺泻法，活血祛瘀、调经止痛，治疗瘀阻胞宫之月经不调、痛经等。

⑤配肾俞、命门、委中、三阴交、太溪，针刺补法，强壮腰膝、通络止痛，治疗肾虚腰痛、腰膝酸软等。

4.中极

【定位】仰卧，于脐与耻骨联合上缘中点连线的下1/5与上4/5的交点处取穴。

【归经】属任脉。为膀胱之募穴。

【穴性】补益肾气，清热利湿。

【主治病证】

①肾气不足、肾阳亏虚之遗精、阳痿、遗尿、癃闭、疝气偏坠、月经不调、崩漏、产后恶露不止、胞衣不下、水肿、阴挺等。

②湿热下注之小便频数、带下、阴痒等。

【常用配伍】

①配肾俞、膀胱俞、关元、大赫、太溪，针刺补法，补肾缩泉，治疗肾虚遗尿、小便频数等。

②配关元、肾俞、命门、三阴交、志室，针刺补法，补肾壮阳，治疗肾气不足之阳痿、早泄、遗精、尿浊等。

③配肾俞、关元、次髎、太溪、照海、三阴交，针刺补法，补益肾气、调经止带，治疗肾虚月经不调、痛经、带下等。

④配膀胱俞、三阴交，治疗湿热尿频、小便不利、尿血、尿闭、淋证等。

5.气海

【定位】仰卧，在下腹部，前正中线上，当脐下1.5寸。

【归经】属任脉。

【穴性】益气固脱，行气导滞。

【主治病证】

①脏腑气虚之四肢无力、形体羸瘦、四肢厥冷、中风脱证、胃下垂、脱肛、阴挺、疝气、遗精、阳痿、遗尿、崩漏、月经不调、痛经、闭经、赤白带下、产后恶露不止、胞衣不下、不孕、虚喘、泻痢不止、水谷不化、便秘、癃闭、淋证等。

②气机阻滞之脘腹胀满、绕脐腹痛、水肿、奔豚气、癃闭、淋证、月经不调、痛经、闭经、崩漏、胞衣不下等。

【常用配伍】

①本经穴配伍，针刺补法，重灸关元、神阙，回阳救逆、益气固脱，如配关元、神阙、肾俞、涌泉，治疗中风脱证；配关元、神阙、三阴交、足三里，治疗血虚气脱、产后血晕等。

②本经穴配伍，针刺补法，重灸关元，补中益气、升阳举陷，如配长强、足三里、百会、关元，治疗中气下陷之脱肛、子宫脱垂；配子宫、足三里、关元，治疗脾虚气陷之阴挺；配足三里、关元、太冲，治疗中气下陷之狐疝；配足三里、合谷、关元，治疗中气不足、气虚下陷之胃下垂。

③本经穴配伍，针刺补法，补益气血，如配脾俞、合谷、足三里、三阴交、归来，治疗气血亏虚之月经不调、痛经、闭经、崩漏、产后恶露不绝、产后腹痛、不孕等；配足三里、血海、三阴交，治疗虚劳羸瘦；配百

会、关元、三阴交，治疗气血不足之头痛、眩晕等；配膀胱俞、中极、水道、阴陵泉，治疗气虚淋证。

④本经穴配伍，针刺补法，补肺益肾，配肺俞、肾俞、太渊、太溪，治疗肺肾气虚之失音、哮证、喘证等；配肺俞、肾俞、中极、太溪，治疗肺肾气虚、膀胱失约之小便失禁、遗尿等。

⑤配关元、肾俞、命门、三阴交，针刺补法或灸法，大补元气、温肾壮阳，治疗肾虚命门火衰之遗精、阳痿、滑精等。

6.中脘

【定位】仰卧，在上腹部，前正中线上，当脐上4寸。

【归经】属任脉。为胃之募穴；八会穴之一，为腑会。

【穴性】健脾和胃，消积化滞，理气化痰，益气养血。

【主治病证】

①邪气犯胃、中焦气滞之胃脘痛、腹痛、肠鸣、呕吐、呃逆、泄泻、痢疾、便秘、黄疸、胁下坚痛等。

②脾胃虚弱、中脏虚寒之胃痛、纳呆、消化不良等。

③脾失健运、痰饮不化之哮喘、惊悸、怔忡、失眠、脏躁、癫狂、痫证、惊风、头痛等。

④气血亏虚之虚劳吐血、产后血晕等。

【常用配伍】

①配足三里、梁丘、合谷、胃俞，治疗寒积胃痛；配足三里、大横、公孙、合谷，治疗寒积腹痛等。

②配天枢、内庭，治疗饮食停滞之纳呆、泄泻、便秘等；配足三里、内关，治疗饮食停滞、胃气上逆之嗳气、恶心、呕吐等；配丰隆、内庭、神门、通里，治疗宿食停滞、胃气不和之失眠、心烦等。

③配脾俞、关元俞、天枢、足三里、阴陵泉，治疗脾虚泄泻、肠鸣等；配公孙、下脘、璇玑、足三里，治疗脾胃虚弱、食积不化之纳呆、消化不良、反胃等；配脾俞、足三里、乳根、膻中、少泽，治疗脾胃虚弱之乳少等。

④配合谷、上巨虚、天枢、阴陵泉，治疗湿热痢疾、泄泻等；配合谷、曲池、腹结、上巨虚，治疗热结便秘等。

⑤配气海、百会、子宫，针刺补法，重灸百会，益气升阳，治疗中气

下陷之阴挺等。

7.三阴交

【定位】在小腿内侧，当足内踝尖上3寸，胫骨内侧缘后方。

【归经】属足太阴脾经。

【穴性】养血活血，健脾利湿，滋补肝肾，疏经通络。

【主治病证】

①气血亏虚、气滞血瘀之痛经、产后血晕、滞产、恶露不止、头痛、眩晕、失眠等。

②脾胃虚弱、健运失司、水湿不化之腹痛、腹胀、肠鸣、泄泻、水肿、小便不利、疝气、脚气等。

③肝肾亏虚、冲任失调之月经不调、痛经、闭经、崩漏、带下、阴挺、不孕、阳痿、遗精、遗尿等。

④经脉痹阻之足踝痛、下肢痿痹等。

【常用配伍】

①配中脘、天枢、足三里、脾俞、公孙，治疗脾虚泄泻、消化不良等；配脾俞、胃俞、中脘、足三里、章门，治疗虚寒胃痛、腹痛等。

②配肾俞、关元、足三里、次髎，治疗肾虚阳痿；配肾俞、气海、足三里、太溪，治疗肾虚遗尿等。

③配内关、神门，针刺平补平泻法，补脾宁心，治疗心脾两虚之失眠、心悸、怔忡、健忘等。

8.脾俞

【定位】在背部，第十一胸椎棘突下，旁开1.5寸。

【归经】属足太阳膀胱经。为脾之背俞穴。

【穴性】健脾和胃，益气养血，化湿通络。

【主治病证】

①胃虚之腹痛、腹胀、泄泻、纳差、呕吐、呃逆等。

②脾虚水湿不化之尿少、水肿、黄疸、臌胀等。

③脾不统血之便血、崩漏等。

④脾虚血少之眩晕、心悸、健忘、失眠、乳少、闭经、崩漏、便秘等。

⑤脾肾阳虚之泄泻、痢疾、完谷不化、劳淋等。

⑥经气不利之背痛、胁痛等。

【常用配伍】

①配胃俞、中脘、天枢、内关、足三里、公孙、三阴交，针刺补泻兼施，脾俞、中脘可灸，温中健脾、和胃止痛，治疗脾胃虚寒之呕吐、呃逆、吞酸、胃痛、腹痛等。

②中脘、关元俞、天枢、足三里、太白，治疗脾虚泄泻、完谷不化等。

③配肾俞、关元、水分、足三里、太溪，治疗脾肾阳虚之水肿、臌胀等。

④配肺俞、太渊、太白，治疗肺脾两虚之咳嗽、气喘等。

⑤配心俞、足三里、三阴交、神门，针刺补法，补益心脾，治疗心脾两虚之健忘、失眠、心悸、眩晕等。

9.太溪

【定位】在足内侧，内踝后方，当内踝尖上与跟腱之间的凹陷处。

【归经】属足少阴肾经，为该经输穴、原穴。

【穴性】滋阴补肾，通络止痛。

【主治病证】

①肾阴虚、虚火上炎之咽喉肿痛、咳喘、咯血、齿痛、头痛、眩晕、耳鸣、耳聋、消渴等。

②肾精亏虚、肾气不足之月经不调、遗精、阳痿、小便不利、泄泻、失眠、健忘、腰脊痛等。

③经脉痹阻之腰脊痛、下肢厥冷、内踝肿痛等。

【常用配伍】

①配肾俞、风池、百会、悬颅、飞扬、太冲，针刺补泻兼施，滋阴潜阳，治疗肝肾阴虚、阴虚阳亢之头痛、眩晕等。

②配听会、耳门、曲泉、复溜，针刺补法，滋阴聪耳，治疗肾阴虚之耳鸣、耳聋等。

③配肺俞、太渊、气海、复溜，针刺补法，补益肺肾，治疗肺肾气虚之虚喘、哮证等。

④配内关、神门、心俞、三阴交，针刺补泻兼施，交通心肾，治疗心肾不交之失眠、多梦、健忘等。

10.照海

【定位】在足内侧，内踝尖下方凹陷处。

【归经】属足少阴肾经。为八脉交会穴之一，通于阴跷脉。

【穴性】滋阴补肾，调理跷脉。

【主治病证】

①肾阴亏虚之惊恐不安、痫证夜发、咽喉干痛、暴喑等。

②肾气不足之月经量少、月经后期、赤白带下、阴挺、阴痒、小便频数、癃闭等。

③跷脉功能失司之失眠、嗜卧等。

【常用配伍】

①配扶突、列缺、合谷、太溪，针刺补泻兼施，滋阴利咽，治疗阴虚火旺之咽喉肿痛、喑哑、暴喑等。

②配神门、三阴交、百会，针刺补法，交通心肾，治疗心肾不交之失眠、多梦等。

11.悬钟

【定位】小腿外侧部，外踝尖上3寸，腓骨前缘凹陷处。或定于腓骨后缘与腓骨长、短肌之间凹陷处。

【归经】属足少阳胆经。八会穴之一，为髓会。

【穴性】补肾益髓，清热利湿。

【主治病证】

①肾虚失养、髓海不足之头晕、目眩、颈项强痛、半身不遂、膝腿痛、下肢痉挛痛等。

②湿热阻络之脚气、胸腹胀满、胁痛、腋下肿等。

【常用配伍】

①配肝俞、肾俞、曲泉、足三里、阳陵泉，针刺补法，补益肝肾、养筋通络，治疗肝肾不足、筋骨失养之半身不遂、痿证等。

②配大杼、肾俞、三阴交、太溪，针刺补法，补髓壮骨，治疗髓虚不足之痿证、腰膝酸软、下肢痿软、半身不遂等。

③配风池、天柱、大椎、后溪，针刺平补平泻法，通络止痛，治疗局部经气不利之颈项强痛、落枕等。

12.肾俞

【定位】在腰部，第二腰椎棘突下，旁开1.5寸。

【归经】属足太阳膀胱经。为肾之背俞穴。

【穴性】补肾固精，益水壮火，通利腰脊。

【主治病证】

①肾气亏虚、肾精不足、肾阴阳偏虚之阳痿、遗精、白浊、月经不调、带下、遗尿、小便不利、小便频数、水肿、消渴、耳鸣、耳聋、消化不良、虚喘、腰膝酸痛等。

②经脉痹阻之腰腿痛等。

【常用配伍】

①配肺俞、太渊、膏肓、气海、太溪，针刺补法，补肾纳气，治疗肾虚哮喘。

②配三焦俞、气海、中极、阴谷，针刺补泻兼施，补益肾气、利水除湿，治疗肾虚小便不利、癃闭等。

③配太溪、三阴交，针刺补法，补益精血、益肾壮腰，治疗肾虚腰痛。

④配风池、肝俞、行间、太溪，治疗肝肾阴虚、肝阳上亢之眩晕。

⑤配心俞、肝俞、神门，治疗阴虚火旺之失眠、健忘等。

⑥配心俞、关元、太溪，治疗肾精亏耗之健忘、痴呆；配翳风、听会、关元、太溪，治疗肾精不足之耳聋、耳鸣等；配命门、腰阳关、委中、阳陵泉、太溪，治疗肾精亏虚、经脉失养之腰腿痛、腰膝酸软等。

13.关元俞

【定位】在腰部，第五腰椎棘突下，旁开1.5寸。

【归经】属足太阳膀胱经。

【穴性】温补肾阳，通利下焦。

【主治病证】肾阳虚、肾气不足之腹胀、泄泻、小便不利、遗尿、腰痛、消渴等。

【常用配伍】

①配脾俞、肾俞、上髎、关元、三阴交，针刺补法，灸关元，温阳散寒，治疗阳虚腹胀、少腹冷痛与月经不调等。

②配脾俞、命门、上巨虚、天枢、足三里，针刺补泻兼施，温肾健

脾，治疗脾肾阳虚之泄泻、腰痛等。

③配肾俞、关元、太溪，针刺补法，益肾养阴，治疗肾虚消渴、尿频、遗尿等。

14.关元

【定位】仰卧，在下腹部，前正中线上，当脐中下3寸。

【归经】属任脉。为小肠之募穴。

【穴性】固本培元，益气固脱，清热利湿。

【主治病证】

①元阴元阳亏虚之遗精、遗尿、阳痿、早泄、白浊、月经不调、痛经、闭经、崩漏、带下、不孕、产后恶露不止、虚劳、羸瘦、少腹疼痛、呕吐、泄泻、消渴、眩晕等。

②真阳衰微、中气下陷之中风脱证、阴挺、脱肛、疝气等。

③湿热下注之小便频数、小便不利、带下等。

【常用配伍】

①配足三里、太白、会阳，治疗气虚便血。

②配血海、三阴交、太溪、水泉，针刺补法，调补冲任，治疗肾虚冲任不足之月经不调、闭经等。

③配气海、志室、三阴交，针刺补法，补肾固精，治疗肾虚腰痛、遗精等。

④配肾俞、气海、太溪，针刺补法，宜灸，温肾壮阳，治疗命门火衰、下元虚寒之阳痿、早泄、遗精、腰痛等。

⑤配肾俞、中极、水分、阴陵泉、太溪，针刺补法，温阳补肾、利水消肿，治疗脾肾阳虚之水肿。

15.命门

【定位】后正中线上，第二腰椎棘突下凹陷中。

【归经】属督脉。

【穴性】补肾温阳，强腰通络。

【主治病证】

①肾阳亏虚之阳痿、遗精、白浊、早泄、遗尿、尿频、痛经、带下、泄泻、痢疾、水肿、头晕、耳鸣、手足逆冷等。

②经脉痹阻之脊强、腰痛等。

【常用配伍】

①配肾俞、气海、中极、太溪，针刺补法，可灸，温补肾阳、化气行水，治疗肾阳亏虚、水湿不化之遗尿、尿频、癃闭、小便不利、水肿等。

②配肾俞、脾俞、天枢、足三里，针刺补法，可灸，温肾健脾，治疗脾肾阳虚之泄泻、痢疾等。

③配肾俞、关元、次髎、太溪，针刺补法，补肾培元，治疗肾阳虚、阳痿等。

④配肾俞、阴陵泉、太溪，针刺补法，温肾培元、固本止带，治疗肾虚带下等。

⑤配合谷、间使、中极、三阴交，针刺泻法，益气行血、通经止痛，治疗气滞血瘀之月经不调、痛经、崩漏等。

二、活血化瘀类

1.归来

【定位】在下腹部，当脐中下4寸，距前正中线2寸。

【归经】属足阳明胃经。

【穴性】理气活血，温中散寒，健脾益气。

【主治病证】

①气滞血瘀、寒邪凝结之腹痛、阴睾上缩、少腹阴冷肿痛、疝气偏坠、月经不调、经闭、乳癖等。

②脾虚气陷之狐疝、阴挺、带下等。

【常用配伍】

①配期门、章门、石门、三阴交、痞根，针刺平补平泻法，理气活血、祛瘀散结，治疗气滞血瘀之乳癖。

②配曲骨、三阴交、太冲，针刺平补平泻法，行气疏肝、活血调经，治疗肝郁气滞之月经不调。

③配中脘、足三里、大横、合谷，针刺平补平泻法，针后加灸，治疗寒积腹痛。

④配期门、大横、气海，针刺平补平泻法，针后加灸，治疗寒滞肝脉之阴睾上缩入腹。

⑤配太冲、大敦、气冲、三阴交，针刺平补平泻法，针后加灸，治疗寒凝气滞之疝气偏坠、少腹疼痛等。

⑥配关元、三阴交，针刺泻法，针后加灸，治疗寒凝血瘀之经闭。

2.地机

【定位】在小腿内侧。当内踝尖与阴陵泉的连线上，阴陵泉下3寸。

【归经】属足太阴脾经，为该经郄穴。

【穴性】活血化瘀，健脾益气，疏经通络。

【主治病证】

①气血瘀阻、冲任失调之痛经、月经不调、闭经、崩漏、恶露不下、恶露不绝等。

②脾虚失运之腹胀、腹痛、食欲不振、泄泻、水肿、小便不利等。

③经络不利之腿膝肿痛、下肢痿痹等。

【常用配伍】

①本穴为活血化瘀要穴，配行间、血海、关元，针制泻法，治疗血瘀痛经及腰腿疼痛。

②配气海、三阴交、隐白、气冲、冲门，针刺泻法，治疗血瘀崩漏。

③配中极、气冲，针刺泻法，治疗血瘀恶露不下。

④配中极、石门、归来，针刺泻法，治疗血瘀恶露不绝。

⑤配脾俞、章门、足三里、天枢，针刺补法，治疗脾虚腹痛，腹胀，食欲不振等。

⑥配中院、天枢、足三里、脾俞、关元俞，针刺补法，治疗脾虚泄泻。

⑦配脾俞、水分、气海、足三里、太溪，针刺补法，治疗脾虚水肿、小便不利等。

⑧配中都、阳辅，针刺平补平泻法，疏通经络，治疗风寒湿邪痹阻经络之下肢痿痹、疼痛等。

3.膈俞

【定位】在背部，第七胸椎棘突下，旁开1.5寸。

【归经】属足太阳膀胱经。为八会穴之一，为血会。

【穴性】活血止血，补血养血，宽胸利膈，和胃降逆。

【主治病证】

①各种原因所致之血瘀证、出血证和血虚证。

②胃气不和之呃逆、脘痞、呕吐、胃痛、噎膈、梅核气等。

③风邪郁热蕴于肌肤之风疹、瘾疹等。

【常用配伍】

①配膻中、巨阙、心俞、阴郄，针刺平补平泻法，活血化瘀、理气通络，治疗心血瘀阻之胸痹、心痛等。

②配大包、章门、期门、三阴交、支沟、肝俞、日月，针刺平补平泻法，活血化瘀，理气止痛，治疗瘀血胁痛。

③配中极、归来、血海、太冲，针刺平补平泻法，行气化瘀，通络止痛，治疗产后瘀血腹痛及各种血瘀所致疼痛。

④配中脘、内关、足三里，针刺平补平泻法，活血化瘀、理气止痛，治疗瘀血停滞之胃脘疼痛。

⑤配大椎、肝俞、脾俞、血海、足三里，针刺补法，补血养血，治疗贫血、血小板减少等。

⑥配肝俞、脾俞、肾俞、关元、足三里、三阴交，针刺补法，养血补血，治疗血枯经闭。

⑦配百会、风池、足三里、肾俞，针刺补法，养血补血，治疗血虚眩晕。

⑧配脾俞、通里、足三里，针刺补法，养血定悸，治疗血虚惊悸。

⑨配心俞、肾俞、内关、三阴交，针刺平补平泻法，滋阴养血安神，治疗阴虚血少、心神失养之郁证、失眠、健忘等。

⑩配公孙、内关，针刺泻法，泻肝清胃、凉血止血，治疗肝火犯胃之吐血。

4.气海俞

【定位】在腰部，第三腰椎棘突下，旁开1.5寸。

【归经】属足太阳膀胱经。

【穴性】理气活血，舒筋通络。

【主治病证】

①气血瘀滞之月经不调、痛经、痔漏等。

②经脉痹阻之腰痛、腿膝不利等。

【常用配伍】

①配气海、血海、关元、三阴交，针刺泻法，活血止痛，治疗瘀阻胞宫之月经不调、痛经等。

②配次髎、血海、承山、二白，针刺平补平泻法，理气活血化瘀，治疗大肠瘀滞之痔漏。

③配肾俞、大肠俞、委中、阳陵泉、阿是穴，针刺平补平泻法，舒筋活络，活血止痛，治疗瘀血腰痛，腿膝不利等。

5.至阴

【定位】在足小趾末节外侧，距趾甲角0.1寸。

【归经】属足太阳膀胱经，为该经井穴。

【穴性】调和气血，清热通络。

【主治病证】

①气滞血瘀、冲任失调之胎位不正，难产、胞衣不下等。

②风热外袭之头晕、头痛、目痛、鼻塞、鼻衄等。

③经气不利之足下热等。

【常用配伍】

①配次髎、合谷、三阴交、至阴，针刺泻法，理气催产，治疗气滞血瘀之难产。

②配中极、气海、合谷、三阴交、昆仑，针刺泻法，行气活血，治疗血瘀之胞衣不下。

③配关元、足三里，针刺补法，灸至阴，补益气血，治疗气血不足之胎位不正。

④配百会、风池、通天、太阳，针刺泻法，疏风通络，治疗外感风邪之眩晕、头痛等。

⑤配风池、睛明、太阳、合谷，针刺泻法，疏散风热、清利头目，治疗风热目赤肿痛、头胀痛等。

⑥配风池、迎香、尺泽、合谷，针刺泻法，清热利窍，治疗肺热鼻塞、鼻衄等。

⑦配阳陵泉、昆仑、解溪、太冲，针刺平补平泻法，舒筋通络，治疗经脉痹阻之下肢肿痛、痉挛，足麻痹等。

6.四满

【定位】在下腹部，当脐中下2寸，前正中线旁开0.5寸。

【归经】属足少阴肾经。

【穴性】活血化瘀，补肾益气，理气行滞。

【主治病证】

①气滞血瘀、肾气亏虚之积聚肿块、脏有恶血、月经不调、崩漏、带下、恶露不尽、不孕、遗精等。

②胃肠气机不利之腹胀、腹痛、便秘等。

【常用配伍】

①配膈俞、三焦俞、痞根、足三里、三阴交，针刺平补平泻法，理气活血消积，治疗瘀血阻滞之腹部积聚肿块、脏有恶血、气逆满痛。

②配中极、血海、膈俞、气海、行间，针刺平补平泻法，行气活血，治疗气滞血瘀之月经不调。

③配气海、三阴交、地机、隐白、气冲，针刺平补平泻法，行气活血，治疗气滞血瘀之崩漏。

④配中极、气冲、地机、间使、气海，针刺平补平泻法，行气祛瘀，治疗气滞血瘀之产后恶露不净。

⑤配中极、气冲、三阴交、丰隆，针刺泻法，活血化瘀，理气化痰，治疗痰瘀交阻之不孕。

⑥配关元、带脉、肾俞、次髎、照海，针刺补法，补肾止带，治疗肾虚带下。

7.维道

【定位】在下腹部，当髂前上棘内下0.5寸处。

【归经】属足少阳胆经。

【穴性】行气活血，益气补肾。

【主治病证】

气滞血瘀、湿热下注、肾虚气弱之少腹痛、月经不调、带下、阴挺、疝气等。

【常用配伍】

①配膈俞、京门、行间、大包，针刺平补平泻法，行气活血、祛瘀止痛，治疗血瘀气滞之痛经。

②配地机、中极、三阴交、太冲、合谷、归来，针刺平补平泻法，活血调经，治疗血瘀之月经不调。

③配肾俞、三阴交、关元，针刺补法，补肾培元、活血调经，治疗肾虚之月经不调、带下等。

④配足三里、气海、百会、三阴交，针刺补法，益气升阳，治疗中气虚弱之阴挺。

⑤配带脉、中极、阴陵泉、下髎、行间，针刺泻法，清热除湿，治疗湿热带下。

⑥配期门、大敦、气海、三阴交，针刺平补平泻法，疏肝理气，散结止痛，治疗气郁之疝气。

⑦配天枢、三阴交，针刺补法，益气养血，治疗气血亏虚之便秘。

三、健脾益胃类

1.不容

【定位】在上腹部，当脐中上6寸，距前正中线2寸。

【归经】属足阳明胃经。

【穴性】调中和胃，理气止痛。

【主治病证】

①饮食积滞、脾胃气滞、胃失和降之胃脘胀痛、呕吐、食欲不振等。

②肝胃不和之脘胁胀痛、心胸痹痛、嗳气吞酸、呕血等。

【常用配伍】

①配中脘、内关、足三里、合谷、梁丘，针刺平补平泻法，调中和胃、理气化滞，治疗食滞胃脘之胃痛、嗳腐吞酸、呕吐等。

②配期门、劳宫、梁丘、太冲、足三里，针刺平补平泻法，疏肝理气和胃，治疗肝胃不和之脘胁胀痛、心彻痛、呕血等。

③配肺俞、脾俞、丰隆、合谷、膻中，针刺泻法，化痰除湿，治疗痰湿咳喘。

④配天枢、夹脊，滋肾明目，治疗肝肾亏损之小儿夜盲症。

2.承满

【定位】在上腹部，当脐中上5寸，距前正中线2寸。

【归经】属足阳明胃经。

【穴性】调中和胃，宽胸理气。

【主治病证】

①脾胃气滞、胃失和降之胃痛、呕吐、腹胀、肠鸣、食欲不振等。

②肺气不利之喘咳。

【常用配伍】

①配中脘、足三里、梁丘、胃俞，针刺泻法，针后加灸，治疗胃寒疼痛；配下脘、足三里、腹结、璇玑，针刺平补平泻法，治疗伤食呕吐腹胀；配下脘、梁门、天枢、中脘、足三里，针刺泻法，消食导滞，治疗饮食积滞。

②配中脘、胃俞、合谷、内关、太冲，针刺平补平泻法，疏肝理气、和胃止痛，治疗肝胃不和之胃痛、呕吐、腹胀等。

③配丰隆、膻中、合谷、脾俞，针刺泻法，清热化痰、止咳平喘，治疗痰热遏肺之咳喘。

④配上脘、郄门、内庭，针刺泻法，清胃泄热止血，治疗热伤胃络之吐血。

3.关门

【定位】在上腹部，当脐中上3寸，距前正中线2寸。

【归经】属足阳明胃经。

【穴性】健脾和胃，通利水道。

【主治病证】

①脾胃气滞、食滞胃肠、脾胃虚弱之腹痛、腹胀、食欲不振、肠鸣泄泻等。

②脾虚湿盛之水肿、遗尿等。

【主治病证】

①配下脘、梁门、天枢、足三里、下巨虚、腹结，针刺平补平泻法，健脾行气、消食化滞，治疗食滞胃肠之腹痛、腹胀、不思饮食等。

②配脾俞、下脘、梁门、天枢、足三里、璇玑，针刺补法，健脾益气，治疗脾虚食欲不振。

③配脾俞、中脘、天枢、足三里，针刺平补平泻法，健脾除湿止泻，治疗脾虚湿盛泄泻。

④配肺俞、三焦俞、偏历、阴陵泉、合谷，针刺泻法，通利水道、利水消肿，治疗水肿。

4.天枢

【定位】在腹中部，平脐中，距脐中2寸。

【归经】属足阳明胃经。

【穴性】和胃调肠，调理冲任。

【主治病证】

①各种原因导致胃肠不和之绕脐腹痛、腹胀、胃脘疼痛、呕吐、肠鸣泄泻、痢疾、便秘、肠痈等。

②冲任不调之月经不调、痛经、带下等。

【常用配伍】

①配下脘、梁门、璇玑、腹结、梁丘、上巨虚，针刺平补平泻法，消食导滞，治疗食滞胃肠之绕脐痛、腹胀、呕吐、食欲差等。

②配二间、上巨虚、大肠俞，针刺泻法，理肠导滞，治疗饮食积滞内停之腹痛肠鸣，或腹泻，或便秘，或里急后重、大便不畅等。

③配风池、至阳、合谷、中脘、足三里、阴陵泉，针刺泻法，至阳针后加灸，散寒化浊、和胃止泻，治疗寒湿中阻之脘闷腹痛、肠鸣泄泻等。

④配曲池、上巨虚、大肠俞、关元，针刺泻法，针灸兼施，温经散寒、和肠止泻，治疗感受寒邪或内伤生冷不洁食物之腹痛、腹泻。

⑤配下巨虚、合谷、足三里、公孙，合谷针刺泻法，余穴针刺平补平泻法，健脾和胃、调肠止泻，治疗脾虚湿盛泄泻。

⑥配中脘、足三里、肝俞、行间，针刺平补平泻法，疏肝理气、健脾止泻，治疗肝郁脾虚泄泻。

⑦配中脘、足三里、脾俞、关元俞，针刺补法，健脾和胃、益气止泻，治疗脾胃虚弱泄泻。

⑧配肾俞、命门、关元，针刺补法，针灸兼施，温补脾肾、止泻，治疗脾肾阳虚泄泻。

⑨配曲池、合谷、内关、足三里、三阴交，针刺泻法，疏风透表、清胃泄热，治疗胃热熏蒸之肌肤斑疹、脘腹疼痛、恶心呕吐、肠鸣泄泻等。

⑩配合谷、上巨虚、内关、大肠俞、足三里、脾俞，针刺泻法，清热利湿、调胃理肠，治疗湿热蕴结大肠之痢疾，便溏臭秽、下利脓血等。

⑪配上巨虚、足三里，针刺补法，补虚温中、涩肠止痢，治疗脾胃虚寒之休息痢。

⑫配合谷、曲池、腹结、上巨虚、支沟、阳陵泉，针刺泻法，泄热通腑，治疗热结便秘。

⑬配支沟、足三里，针刺平补平泻法，调畅气机，治疗气滞之习惯性便秘。

⑭配脾俞、胃俞、大肠俞、三阴交、足三里、关元，针刺补法，益气养血，治疗气血虚弱之便秘。

⑮配足三里、阑尾、上巨虚、内庭、曲池，针刺泻法，清热解毒、泄热通腑，治疗热毒壅滞之肠痈。

⑯配太冲、四缝、百虫窝，针刺平补平泻法，理气驱蛔，治疗气滞蛔虫症。

⑰配归来、三阴交、气海、气穴，针刺泻法，针灸并用，温经散寒、调理冲任，治疗寒积之月经不调。

⑱配中极、水道、地机、归来、次髎，针刺泻法，针灸并用，温经散寒、调经止痛，治疗寒湿痛经。

⑲配气海、太冲、三阴交、气穴、地机、阳陵泉，针刺平补平泻法，疏肝解郁、理气止痛，治疗肝郁气滞之疼痛。

⑳配期门、章门、三阴交、石门、膈俞、行间、归来，针刺平补平泻法，活血化瘀、祛瘀止痛，治疗血瘀疼痛。

5.上巨虚

【定位】在小腿前外侧，当犊鼻下6寸，距胫骨前缘一横指（中指）。

【归经】属足阳明胃经。为大肠之下合穴。

【穴性】调理肠腑，理气和胃，舒筋活络。

【主治病证】

①各种原因（大肠湿热、热结大肠、脾胃不和、胃肠积滞等）所致之肠中疼痛、腹胀纳呆、肠鸣、泄泻、痢疾、便秘等。

②经络不通之中风偏瘫、口㖞等。

【常用配伍】

①配中脘、足三里、大横、公孙、合谷、神阙，针刺泻法，针后加灸，温中散寒，治疗寒积中焦之腹中彻痛、肠鸣等。

②配下脘、梁门、天枢、曲池、支沟、四缝，针刺泻法，消积导滞，治疗饮食积滞之腹痛、腹胀、泄泻、便秘等。

③配天枢、合谷、阴陵泉、下巨虚、内庭，针刺泻法，清热除湿，治疗湿热泄泻。

④配天枢、阴陵泉、水分、关元、神阙，针刺泻法，针后加灸，温中散寒、理肠化湿，治疗寒湿泄泻、腹痛肠鸣等。

⑤配行间、气海、太冲，针刺平补平泻法，疏肝理气，治疗气滞泄泻。

⑥配中脘、天枢、足三里、脾俞、关元俞，针刺补法，健脾和胃、化湿止泻，治疗脾虚泄泻。

⑦配关元、肾俞、脾俞，针刺补法，温补命火、益脾止泻，治疗肾虚泄泻。

⑧配合谷、天枢、大椎、曲池、阴陵泉，针刺泻法，清利湿热，治疗湿热痢。

⑨配合谷、天枢、阴陵泉、气海，针刺泻法，针后加灸，温中散寒，治疗寒湿痢疾。

⑩配天枢、地机、阑尾、大肠俞、腹结，针刺泻法，泄热通腑、祛瘀散结，治疗热毒壅滞之肠痈。

⑪配后溪、关元、小肠俞、足三里，针刺补法，可加灸，温中散寒，治疗小肠虚寒之腹痛喜按、肠鸣泄泻等。

6.太白

【定位】在足内侧缘，当足第一跖趾关节近端，赤白肉际凹陷处。

【归经】属足太阴脾经，为该经之输穴、原穴。

【穴性】理气和胃，健脾化湿，舒筋活络。

【主治病证】

①脾胃气滞、脾失健运之腹胀、腹痛、肠鸣、泄泻、便秘、胃脘痛、嗳气吞酸、恶心呕吐等。

②风寒湿邪痹阻经脉之股膝内及足跗疼痛，小腿沉重疼痛，足大趾运动障碍等。

【常用配伍】

①配公孙、足三里，足三里针刺补法，余穴针刺平补平泻法，健脾和

胃、消食导滞，治疗脾胃不和、食少腹胀等。

②配中脘，针刺平补平泻法，调和脾胃、行气止痛，治疗饮食停滞之胃痛、饮食不化等。

③配厉兑、中脘、胃俞、丰隆、足三里，针刺泻法，清泻胃热、调理脾胃，治疗胃火炽盛之消谷善饥、口渴引饮、脘腹胀痛等。

④配中脘、天枢、脾俞、章门、足三里，针刺补法，或加灸，健脾益气，治疗脾胃虚弱之胃痛、面色萎黄、食欲不振、脘腹胀满、腹痛、肠鸣、泄泻等。

⑤配脾俞、中脘、气海，中脘针刺先泻后补，以补为主，气海以灸法为主，余穴针刺补法，健运中焦、养血止血，治疗脾胃虚寒之腹痛、便血等。

⑥配合谷、曲池、上巨虚、腹结，针刺泻法，清热通便，治疗热结便秘。

⑦配大肠俞、陷谷，针刺泻法，清热通腑、活血除痈，治疗大肠实热之肠痈。

⑧配肺俞、列缺、合谷、尺泽、脾俞、丰隆，针刺泻法，益肺化痰、健脾化湿，治疗痰浊阻肺之咳喘，甚则张口抬肩，喘息不能平卧等。

⑨配阳陵泉、足三里、承山、阴陵泉、太溪，针刺泻法，或加灸，温经散寒、疏经通络，治疗风寒湿邪痹阻经脉之股膝内及足跗疼痛，小腿沉重疼痛，足大趾运动障碍等。

⑩配足三里、三阴交、阳陵泉、八风，针刺泻法，治疗脾虚湿阻之湿脚气。

7.公孙

【定位】在足内侧缘，当第一跖骨基底部的前下方，赤白肉际处。

【归经】属足太阴脾经。为该经络穴；为八脉交会之一，通于冲脉。

【穴性】调理脾胃，宽胸理气，化痰除湿。

【主治病证】

①脾胃气滞之胃脘疼痛、嗳气吞酸、恶心呕吐、消化不良、腹痛、腹胀、肠鸣、泄泻、痢疾、霍乱等。

②心脉痹阻之胸闷、心痛等。

③痰浊内阻或痰热扰心之呕吐痰涎、眩晕、心悸、失眠、心烦、发狂

妄言等。

【常用配伍】

①配内关、行间、中脘、足三里、阳陵泉，针刺平补平泻法，调理脾胃、理气止痛，治疗脾胃气滞之胃脘疼痛、脘腹胀满等。

②配期门、阳陵泉、太冲、梁丘、神门、内关，针刺平补平泻法，疏肝理气，治疗肝气犯胃之胃痛、呕吐、嗳气等。

③配下脘、梁门、足三里、天枢、内庭，针刺泻法，健脾化食、和中消积，治疗食滞胃肠之饮食不下、腹胀、胃痛、反酸等。

④配中脘、足三里、梁丘、胃俞、合谷，针刺补法，针后可加灸，温中散寒，治疗寒积胃疼、腹痛等。

⑤配大都、脾俞、章门、太白、足三里，针刺补法，或平补平泻法，并加灸，温阳健脾化湿，治疗脾胃虚寒之脘闷纳呆、腹胀便溏甚或完谷不化、四肢不温、小便清长等。

⑥配商丘、脾俞、章门、中脘，针刺泻法，或平补平泻法，健脾和胃理气化湿，治疗湿邪中阻之脘腹胀痛、嗳气食少、二便不利等。

⑦配内关，针刺平补平泻法，或用泻法，宽胸理气、和胃降逆，治疗心、胸、胃部疾患，如心脉痹阻之胸闷、心痛等。

⑧配膈俞、内关、公孙，公孙针刺补法，余穴针刺泻法，泻肝清胃宁血，治疗肝胃郁热之呕血、便血等。

⑨配天枢、合谷、阴陵泉、上巨虚、下巨虚、大肠俞，针刺泻法，清热利湿，治疗湿热泄泻、痢疾、霍乱吐泻等。

8.大横

【定位】在腹中部，脐中旁开4寸处。

【归经】属足太阴脾经。

【穴性】通调腑气，理气止痛。

【主治病证】

寒邪、湿热蕴结中焦，腑气不通之腹胀、腹痛、腹泻、痢疾、大便秘结等。

【常用配伍】

①配中脘、天枢、合谷、上巨虚，针刺泻法，清热利湿、通调肠腑，治疗湿热痢疾、绕脐腹痛等。

②配中脘、足三里、天枢、关元、神阙、公孙，针刺泻法，灸神阙、关元，治疗寒积腹痛、腹泻、便秘等。

③配大肠俞、支沟、腹结、上巨虚，针刺泻法，清热通腑，治疗热结便秘。

④配脾俞、中脘、天枢、足三里，针刺补法，健脾和中，治疗脾虚腹痛泄泻等。

9.胃俞

【定位】在背部，第十二胸椎棘突下，旁开1.5寸。

【归经】属足太阳膀胱经。为胃之背俞穴。

【穴性】理气和胃，健脾益气，化湿消滞。

【主治病证】

①外邪犯胃、饮食积滞、肝气郁结、脾胃虚弱之胃痛、胃胀、呕吐、呃逆、腹痛、肠鸣、泄泻、痢疾、噎膈等。

②局部经脉痹阻之胸胁痛、背痛等。

【常用配伍】

①配中脘，为俞募配穴，针刺平补平泻法，理气和胃降逆，治疗各种原因所致之胃痛、呕吐、泄泻等。

②配天枢、中脘、足三里、内关、大肠俞、四缝，四缝点刺，余穴针刺泻法，消食导滞、理气止痛，治疗食滞胃肠之胃痛、恶心、呕吐、脘闷嗳气、饮食不化、泻下臭秽等。

③配上巨虚、三阴交、天枢、脾俞，针刺平补平泻法，健脾利湿、和胃理肠，治疗湿滞胃肠之泄泻、痢疾等。

④配脾俞、中脘、足三里，针刺补法，针后加灸，温中健脾，治疗脾胃虚寒之胃痛。

⑤配肝俞、期门、侠溪、中庭，针刺平补平泻法，疏肝理气，治疗肝郁胁痛、泛酸等。

⑥配脾俞、中脘、天枢、足三里、三阴交、公孙，针刺补泻兼施，中脘用灸，温中健脾，治疗脾胃虚弱之胃痛、反胃、完谷不化、肠鸣、泄泻、阴黄、痰饮、虚劳等。

⑦配脾俞、百会、足三里，用灸法，针刺补法，健脾益气、升阳举陷，治疗中气下陷之胃下垂、久泻、脱肛、阴挺等。

⑧配脾俞、天枢、上巨虚、足三里、三阴交、关元，针刺补法，补气养血，治疗气虚便秘。

四、疏肝理气类

1.气冲

【定位】在腹股沟稍上方，当脐中下5寸，距前正中线2寸。

【归经】属足阳明胃经。

【穴性】疏肝理气，调理下焦，行气活血。

【主治病证】

①肝气郁结、气滞血瘀、冲任不调之腹痛、痛经、月经不调、恶露不下、不孕、外阴肿痛、阴茎中痛等。

②寒滞肝脉之外阴肿痛、阴茎中痛、疝气等。

【常用配伍】

①本穴疏肝理气、调和冲任。配三阴交、太冲、肝俞、期门，针刺平补平泻法，治疗肝郁月经不调；配气海、太冲、三阴交、阳陵泉、地机，针刺平补平泻法，治疗气滞痛经；配太冲、三阴交、阳陵泉、内关、气海、章门，针刺平补平泻法，治疗肝郁腹痛；配太冲、间使、气海、关元，针刺平补平泻法，治疗气滞恶露不下。

②配中极、地机、四满、阴交，针刺泻法，活血祛瘀，治疗血瘀恶露不下。

③配中极、四满、丰隆、地机、三阴交，针刺泻法，化痰祛瘀，治疗痰瘀互结之不孕。

④配中极、三阴交、蠡沟、太冲、大敦、下髎，针刺平补平泻法，针后加灸，温经理气，治疗寒滞肝脉之外阴肿痛、阴茎中痛、疝气等。

⑤配肾俞、八髎、三阴交、足三里、关元，针刺补法，补肾益精，治疗肾虚遗精、阳痿等。

2.天溪

【定位】在胸前正中线旁开6寸，当第四肋间隙处。

【归经】属足太阴脾经。

【穴性】疏肝理气，宣肺止咳。

【主治病证】

①肝气不舒、肝经郁热之乳胁胀痛、乳痈、乳少等。

②痰湿阻肺之胸胁胀满、胸痛、胸闷、咳嗽等。

【常用配伍】

①配膻中、乳根、期门、太冲、侠溪，针刺平补平泻法，疏肝理气、通乳消肿，治疗肝气郁结之乳痈、乳汁不足等。

②配膺窗、下巨虚、丰隆、温溜、少冲，少冲点刺出血，余穴针刺泻法，清胃泄热、行气消肿，治疗胃热乳痈。

③配巨阙、膻中、郄门、太渊、丰隆，针刺泻法，化痰降浊，治疗痰浊胸痛。

④配脾俞、肺俞、丰隆、太渊、合谷，针刺平补平泻法，宽胸理气、化痰止咳，治疗痰湿咳嗽。

3.大包

【定位】在胸胁部腋中线上，当第六肋间隙处。

【归经】属足太阴脾经，为脾之大络。

【穴性】疏肝利胁，降气平喘，强身利节。

【主治病证】

①肝郁气滞之胸胁痛等。

②痰湿阻肺、肺气失宣之咳嗽、气喘等。

③脾虚气血生化不足之全身濡痛、四肢无力等。

【常用配伍】

①配膻中、期门、肝俞、中庭、侠溪，针刺平补平泻法，疏肝理气，治疗肝郁气滞之胸胁痛。

②配膻中、中府、孔最、丰隆、肺俞、合谷，针刺泻法，针后加灸，化痰逐饮，治疗痰饮遏肺之气喘。

③配水沟、外关、足三里、阳陵泉，针刺平补平泻法，通经络、实脾气、充四肢，强身利节，治疗全身关节疼痛，身痛倦怠等。

4.督俞

【定位】在背部，第六胸椎棘突下，旁开1.5寸。

【归经】属足太阳膀胱经。

【穴性】疏肝理气，理气通阳，调理脾胃。

【主治病证】

①肝郁气滞之胸胁胀痛、腹痛、呃逆等。

②心脉痹阻之心痛、胸闷、气喘等。

③脾胃不和之胃痛、腹痛、腹胀、呕逆等。

【常用配伍】

①配膻中、太冲、阳陵泉、中脘、天枢，针刺平补平泻法，疏肝理气，治疗肝郁气滞之胸胁胀痛、腹痛、腹胀等。

②配期门、中脘、内关、膈俞，针刺平补平泻法，理气降逆，治疗肝气犯胃之呃逆。

③配心俞、巨阙、厥阴俞、内关、神门、阴郄、膻中，针刺泻法，宽胸理气、通阳化浊、通络止痛，治疗心脉痹阻之心痛胸闷、喘息不得卧。

④配足三里、膈俞、脾俞、胃俞，针刺平补平泻法，调理脾胃、理气降逆，治疗脾胃不和之胃痛、腹胀、泄泻等。

5.肝俞

【定位】在背部，第九胸椎棘突下，旁开1.5寸。

【归经】属足太阳膀胱经。为肝之背俞穴。

【穴性】疏肝利胆，清热利湿，清肝泻火，平肝潜阳，补益肝肾，养血明目。

【主治病证】

①肝气郁结、肝胆湿热、肝火上炎、肝阳上亢之黄疸、胁痛、目赤、目眩、眩晕、吐血、衄血、癫狂痫等。

②肝肾不足、肝血亏虚之夜盲、雀目、视物模糊、腰脊痛等。

【常用配伍】

①配期门、侠溪、太冲、内关、中庭，针刺平补平泻法，疏肝解郁、理气止痛，治疗肝气郁结之胁肋疼痛。

②配胃俞、膈俞、公孙，针刺平补平泻法，疏肝理气、和胃止痛，治疗肝气犯胃之胃痛、呕吐、呃逆等。

③配章门、上脘、气海、大敦，针刺平补平泻法，疏肝解郁、行气消积，治疗肝郁气滞之积聚。

④配至阳、日月、支沟、阳陵泉、太冲、期门，针刺泻法，清热利湿、疏肝利胆，治疗肝胆湿热之胁痛、黄疸等。

⑤配不容、劳宫、梁丘、太冲、地五会，针刺泻法，清泻肝火、清热止血，治疗肝火犯胃之吐血。

⑥配兑端、曲泉、委中、行间、涌泉，针刺泻法，清泄肝热、泻火止血，治疗肝火灼肺之鼻衄。

⑦配行间、侠溪、太冲、睛明、太阳，针刺泻法，清肝明目，治疗肝火上炎之目赤肿痛。

⑧配行间、侠溪、太冲、太溪、风池、肾俞，针刺泻法，平肝潜阳，治疗肝阳上亢之头痛、头昏、眩晕等。

⑨配劳宫、水沟、上脘、大椎、大钟，针刺泻法，清热泻火、安神定志，治疗风阳上扰之癫痫、狂证等。

⑩配肾俞、复溜、睛明、攒竹、瞳子髎，针刺补法，滋补肝肾、养肝明目，治疗肝肾阴亏之目翳。

⑪配睛明、承泣、肾俞、光明、膈俞、脾俞、足三里，针刺补法养血明目，治疗肝血亏虚之青盲、雀目等。

⑫配神门、肾俞、太冲、后溪，针刺补法，滋补肝肾、潜阳定痫，治疗肝肾阴虚之痫证。

⑬配脾俞、肾俞、关元、足三里、三阴交，针刺补法，补气养血、理气调经，治疗血枯经闭。

6.魂门

【定位】在背部，第九胸椎棘突下，旁开3寸。

【归经】属足太阳膀胱经。

【穴性】疏肝理气，和胃降逆。

【主治病证】

①肝气不舒、肝胃不和之胸胁胀痛、呕吐、泄泻、黄疸等。

②筋脉失养之肩背拘急疼痛等。

【常用配伍】

①配支沟、期门、日月、太冲、侠溪、肝俞，针刺平补平泻法，疏肝解郁、理气止痛，治疗肝郁气滞之胸胁胀痛。

②配中脘、阳陵泉、太冲、内关，针刺平补平泻法，疏肝和胃、降逆止呕，治疗肝气犯胃之呕吐。

③配下脘、璇玑、足三里，针刺平补平泻法，理气行滞，治疗食滞胃

肠、饮食不下等。

④配中脘、天枢、足三里、脾俞，针刺平补平泻法，调理肝脾，治疗土虚木乘、肝脾不调之泄泻。

⑤配阳陵泉、悬钟、肾俞、太冲，针刺补法，滋阴养筋、缓急止痛，治疗肝肾阴虚、筋脉失养之肩背拘急疼痛。

7.肩井

【定位】在肩上，前直乳中，当大椎与肩峰端连线的中点上。

【归经】属足少阳胆经。

【穴性】疏肝理气，通络止痛。

【主治病证】

①肝气郁结、气血瘀滞之乳痈、乳汁少、难产胞衣不下、瘰疬等。

②经脉痹阻之头痛、颈项强痛、肩背疼痛、上肢不遂等。

【常用配伍】

①配期门、行间、内关、天池、乳根、足三里，针刺平补平泻法，疏肝理气、通络下乳，治疗肝气郁结之乳痈、乳汁不下等。

②配合谷、三阴交、太冲，针刺泻法，理气活血，治疗气滞血瘀之滞产。

③配章门、天井、足临泣、阳陵泉、大迎，针刺平补平泻法，理气行滞、化痰散结，治疗气郁痰凝之瘰疬。

④配丰隆、劳宫、太冲、水沟，针刺泻法，清热化痰、开窍醒神，治疗痰火扰神之中风。

⑤配风池、风门、阳谷、后溪，针刺平补平泻法，治疗颈项强痛；配秉风、曲垣、天宗、肩贞，针刺平补平泻法，治疗肩背痹痛；配肩髃、肩贞、臂臑、曲池、外关，针刺平补平泻法，治疗手臂疼痛、活动受限等。

8.日月

【定位】在上腹部，当乳头直下第七肋间隙，前正中线旁开4寸。

【归经】属足少阳胆经。为胆之募穴。

【穴性】疏肝利胆，理气和胃。

【主治病证】

①肝气郁滞、肝胆湿热之黄疸、胁肋胀痛等。

②肝脾不调、肝胃失和之呕吐、嗳气吞酸、呃逆、胃脘痛等。

【常用配伍】

①配肝俞、期门、侠溪、丘墟、阳陵泉、支沟，针刺平补平泻法，疏肝解郁、理气止痛，治疗肝郁气滞之胸胁胀满、疼痛等。

②配大椎、至阳、肝俞、阴陵泉、阳陵泉、太冲，针刺泻法，清利湿热，治疗肝胆湿热之胁痛、腹痛、黄疸等。

③配内关、期门、太冲、中脘、膈俞，针刺平补平泻法，疏肝理气降逆宽中，治疗肝气犯胃之胃痛、呃逆等。

④配内关、公孙、太冲、阳陵泉，针刺泻法，利胆和胃、降逆止呕，治疗胆火犯胃之呕吐、吞酸等。

9.丘墟

【定位】足外踝前下方，当趾长伸肌腱外侧凹陷处。

【归经】属足少阳胆经，为该经原穴。

【穴性】疏肝理气，清肝平肝，清热泻火，疏经通络。

【主治病证】

①肝气郁结、肝胆湿热、肝胆火旺、肝阳上亢之胸胁胀满、腋下肿、胁痛、黄疸、头痛、眩晕、耳鸣、耳聋、目赤肿痛、目翳、视物不明、鼻渊、疟疾、疝气等。

②经络痹阻之项强痛、下肢痿痹、中风偏瘫、转筋、小腿痉挛、外踝肿痛等。

【常用配伍】

①配侠溪、期门、中庭、膻中、支沟，针刺平补平泻法，理气解郁，治疗肝郁气滞之胸胁胀满疼痛。

②配渊腋、太冲、期门、极泉、章门，针刺平补平泻法，治疗气血瘀滞之腋下肿。

③配日月、期门、胆俞、中脘、阳陵泉、太冲，针刺泻法，清肝利胆，治疗肝胆湿热之胁痛、黄疸等。

④配行间、阳陵泉、百会、太阳，针刺泻法，清泄肝胆之火，治疗肝胆火旺循经上扰之头痛、眩晕、耳鸣、耳聋等。

⑤配睛明、太阳、风池、足临泣、太冲，针刺泻法，清热泻火、清肝明目，治疗肝火上炎之目赤肿痛、目翳、视物不明等。

⑥配风池、太冲、百会、行间，针刺泻法，息风潜阳，治疗肝阳上

亢、风阳上扰之头痛、眩晕等。

⑦配阳陵泉、丰隆、风池、听宫、听会，针刺泻法，清泻肝胆、宣通耳窍，治疗肝火上扰之耳鸣、耳聋等。

⑧配风池、迎香，针刺泻法，清泻少阳、宣通鼻窍，治疗胆热上移、熏蒸清窍之鼻渊。

⑨配外丘、天柱、肩外俞、大椎、后溪，针刺平补平泻法，舒筋活络，治疗经脉痹阻之颈项强痛。

⑩配环跳、风市、阳陵泉、足三里、悬钟，针刺平补平泻法，活血通络，治疗下肢痿痹、中风偏瘫等。

⑪配悬钟、解溪、申脉、昆仑、阿是穴，阿是穴点刺出血，余穴针刺泻法，活血祛瘀、舒筋活络，治疗气血瘀滞之闪挫伤筋、外踝肿痛等。

⑫配承山、太溪、解溪、昆仑、中封，针刺平补平泻法，健壮经筋、舒筋活络，治疗经筋拘急之转筋、小腿痉挛、足下垂等。

⑬配照海、昆仑，针刺补法，舒筋活络、壮筋补虚，治疗经筋不利之足内翻、足外翻等。

10.太冲

【定位】在足背侧，当第一跖骨间隙的后方凹陷处。

【归经】属足厥阴肝经，为该经输穴、原穴。

【穴性】疏肝理气，清泄肝胆，清热泻火，平肝潜阳，疏经通络。

【主治病证】

①肝气郁结、肝火上炎、肝胆湿热、肝阳上亢、肝风内动之胁痛、腹痛、呕吐、呃逆、泄泻、头痛、眩晕、目赤肿痛、咽喉干痛、青盲、耳鸣、耳聋、黄疸等。

②肝失疏泄、冲任不调之痛经、闭经、崩漏、月经不调、带下、疝气等。

③痰蒙清窍之惊风、中风、癫狂痫等。

④经脉痹阻之下肢痿痹等。

【常用配伍】

①配膻中、中脘、气海、足三里、期门，针刺平补平泻法，疏肝理气，治疗肝郁气滞之胁痛、腹胀等。

②配上脘、阳陵泉、梁丘、内关，针刺平补平泻法，理气和胃，治疗

肝气犯胃之胃痛、呕吐、呃逆等。

③配阴陵泉、天枢，针刺泻法，抑肝扶脾，治疗肝木乘脾、肝脾不调之腹痛、泄泻。

④配关元、气海、三阴交、肝俞、期门、支沟、大敦，针刺平补平泻法，治疗肝气郁结之月经不调、崩漏等。

⑤配气海、急脉、归来、大敦，针刺平补平泻法，疏肝理气，治疗肝郁气滞之气疝、狐疝，针后加灸，可温肝散寒，治疗寒凝肝脉之寒疝。

⑥配阴陵泉、足三里、章门、水分，针刺平补平泻法，疏肝理气、消积除满，治疗肝脾不和、气滞湿阻之积聚。

⑦配风池、百会、悬颅、前顶，针刺泻法，平肝清热、潜阳息风，治疗肝阳上亢之眩晕、头痛；若阴虚阳亢，加复溜、太溪，针刺平补平泻法，育阴潜阳。

⑧配合谷，称为四关穴，针刺泻法，平肝息风、镇静安神，治疗肝风内动之头痛、眩晕、小儿惊风等。

⑨配大椎、合谷、阳陵泉、井穴，针刺泻法，疏风清热，治疗风热小儿惊风。

⑩配风池、丘墟、合谷、丰隆，针刺泻法，清肝化痰、息风解痉，治疗风火痰盛之痉病、破伤风、惊风、面肌痉挛等。

⑪配血海、三阴交，针刺补法，养血息风，治疗血虚生风之痉病、面肌痉挛、眼球震颤、手指及下肢震颤等。

⑫配神门、劳宫、水沟、大钟、身柱、本神、丰隆，针刺泻法，清热化痰、开窍醒神，治疗痰热扰心之狂证、癫痫等。

⑬配中渚、侠溪、行间、太阳、睛明、侠溪，针刺泻法，清泻肝胆，治疗肝胆火热上攻之目赤肿痛、咽喉肿痛等。

⑭配肝俞、三阴交、睛明、肾俞、太溪，针刺补法，养肝明目，治疗肝肾不足之视物不明、雀目等。

⑮配环跳、风市、阳陵泉、曲泉、足三里，针刺平补平泻法，通经活络，治疗下肢痿痹。

⑯配中封、丘墟、足临泣、八风，针刺泻法，治疗寒湿阻络之足跗肿痛。

11.章门

【定位】在侧腹部，当第十一肋游离端的下方。

【归经】属足厥阴肝经。为脾之募穴；八会穴之一，为脏会。

【穴性】疏肝理气，清热利湿，健脾和胃。

【主治病证】

①肝气郁结、气滞血瘀之胁痛、胃痛呕吐、呃逆、郁证、气厥、痞块、疟母等。

②肝胆湿热之胁痛、黄疸等。

③脾胃虚弱、脾失健运之神疲倦怠、腹胀、呕吐、肠鸣、泄泻、完谷不化、小儿疳积等。

【常用配伍】

①配期门、肝俞、侠溪、内关、阳陵泉、中庭，针刺平补平泻法，疏肝理气止痛，治疗肝气郁结、气滞胁络之胸胁胀痛。

②配间使、三阴交、膈俞，针刺泻法，疏肝理气、活血散瘀，治疗气血瘀滞之胁肋痛。

③配期门、中脘、足三里、太冲、内关、公孙，针刺平补平泻法，疏肝和胃、降逆止呕，治疗肝气犯胃之胃痛、呕吐、呃逆等。

④配期门、石门、三阴交，针刺泻法，活血祛瘀、消积散痞，治疗腹部血瘀痞块。

⑤配间使、神门、通里，针刺泻法，疏肝理气、降气醒神，治疗肝气郁滞、气机逆乱之郁证、气厥等。

⑥配痞根、承满、间使、三阴交，针刺泻法，理气活血、化痰散结，治疗久疟不愈之疟母。

⑦配行间、阳陵泉、足三里、期门、至阳、日月，针刺泻法，疏肝利胆、清热化湿，治疗肝胆湿热之胁痛、阳黄等。

12.期门

【定位】在前胸部，当乳头直下，第六肋间隙，前正中线旁开4寸。

【归经】属足厥阴肝经。为肝之募穴。

【穴性】疏肝理气，调理肝脾（胃），清热利湿。

【主治病证】

①肝气郁结之胁痛胀满、胁下积聚、乳痈、乳癖、气厥、伤寒热入血

室等。

②肝气郁结、横逆克土之胃痛、呕吐、呃逆、吞酸、腹痛、腹胀、泄泻、饥不欲食等。

③肝胆湿热之胁痛、黄疸等。

【常用配伍】

①配肝俞、侠溪、中庭、间使，针刺平补平泻法，疏肝理气、通络止痛，治疗肝气郁结之胁痛胀满。

②配三阴交、肝俞、血海、膈俞，针刺平补平泻法，活血化瘀、理气止痛，治疗气滞血瘀胁痛。

③配间使、膻中、少泽，针刺泻法，疏肝解郁、通络行乳，治疗肝气郁结、乳络阻滞之缺乳、乳痈、乳癖等。

④配合谷、水沟、间使，针刺泻法，疏肝解郁、开窍醒神，治疗气机逆乱、蒙闭神明之气厥证。

⑤配章门、石门、阳陵泉、太冲，针刺泻法，理气行滞、活血散结，治疗瘀血阻滞之胁下积聚。

⑥配中脘、公孙、阳陵泉、内关、足三里、太冲，针刺泻法，疏肝理气、和胃降逆，治疗肝气犯胃之胃痛、腹胀、呕吐、呃逆、吞酸等。

⑦配肝俞、行间、中枢、中脘、梁门、足三里、内关，针刺泻法，疏肝健脾，治疗肝郁脾虚之腹痛、腹胀、泄泻、饥不欲食等。

⑧配日月、支沟、三阴交、阳陵泉、内庭、太冲，针刺泻法，疏肝利胆，治疗湿热胁痛、黄疸等。

⑨配液门、外关、太冲、侠溪、大陵，针刺泻法，清肝泄热，治疗伤寒热入血室。

⑩配肺俞、肝俞、经渠、太冲、膻中，针刺泻法，平肝降火、清肺化痰、止咳平喘，治疗肝火灼肺之咳喘。

五、化痰止咳平喘类

1.中府

【定位】在胸前壁的外上方，云门下1寸，平第一肋间隙，距前正中线6寸。

【归经】属手太阴肺经，为该经募穴。

【穴性】清宣肺气，止咳平喘，疏经通络。

①寒邪犯肺、痰浊阻肺、痰热壅肺、邪热伤肺等导致肺失宣降、气机失常之咳嗽、哮喘、胸满、喉痹、面浮肿、胃满塞、身体烦热等。

②风寒湿邪痹阻，或瘀血阻滞导致经络不通之胸痛、肩背痛、上肢痛等。

【常用配伍】

①配合谷、迎香、肺俞，针刺泻法，宣肺通窍，治疗外感风邪之鼻塞流涕，或肺热壅盛之鼻渊。

②配风门、大椎，针刺泻法，疏风散寒、宣肺止咳，治疗风寒外束、肺失宣降之喉痒咳嗽、痰涎清薄、鼻塞流涕、语声重浊，或兼发热恶寒、头痛无汗、舌苔薄白、脉浮等。

③配风池、合谷、曲池、风门、尺泽，针刺泻法，疏风清热、宣肺止咳，治疗风热犯表、肺失宣畅之咳嗽不爽、咯痰黏稠、身热、咽痛口渴，或见恶风头痛、汗出、舌苔白燥、脉象浮数等。

④配肺俞、太溪、大椎、孔最，针刺泻法，滋阴润肺、泻火止咳，治疗阴虚火旺之咳嗽，痰中带血，或咯血鲜红、盗汗颧红、潮热烦躁等。

⑤配丰隆、尺泽、中脘，针刺泻法，降痰祛浊、宣利肺气，治疗痰浊壅肺、肺失宣降之实喘。

2.云门

【定位】在胸壁前外上方，肩胛骨喙突上方，锁骨下窝凹陷处，距前正中线6寸。

【归经】属手太阴肺经。

【穴性】宣肺理气，止咳平喘，疏经活络。

【主治病证】

①肺气失宣或壅滞之咳嗽、气喘、胸中烦满、胸痛等。

②经络不通之肩臂痛等。

【常用配伍】

①配风门、尺泽，针刺泻法，疏风清热、止咳平喘，治疗风热犯表、肺失宣畅之风热咳嗽。

②配复溜，针刺平补平泻法，生津润肺、止咳平喘，治疗燥热伤肺之

干咳。

③配合谷、大椎、丰隆、膻中、孔最，针刺泻法，清宣肺气、降逆化痰、止咳平喘，治疗痰热遏肺之咳嗽、气喘等。

④配肺俞、经渠、太冲，针刺泻法，清肝泻肺，治疗肝火灼肺之咳逆、喘息不得卧等。

⑤配膻中、巨阙、膈俞、阴郄、心俞、行间，针刺平补平泻法，宽胸理气、通络止痛，治疗气滞血瘀之胸痛。

⑥配膻中、内关、丰隆、太渊，针刺泻法，化痰降气，治疗痰浊胸痛。

⑦配曲池、合谷、外关、肩髃、列缺，针刺平补平泻法，通经活络止痛，治疗风寒湿痹之肩臂痛等。

3.经渠

【定位】在前臂前区，桡骨茎突与桡动脉之间凹陷处，腕掌侧远端横纹上1寸。

【归经】属手太阴肺经，为该经经穴。

【穴性】清肺化痰，止咳平喘，通经活络。

【主治病证】

①肺失宣降、肺热壅盛、肝火灼肺之咳嗽、气喘、发热、胸痛胀满、咽喉肿痛等。

②经络痹阻之胸背痛、手腕痛、掌中热等。

【常用配伍】

①配风门、列缺、合谷、肺俞、外关，针刺泻法，治疗风寒犯肺咳嗽；配肺俞、肝俞、太冲，针刺泻法，治疗肝火灼肺咳嗽；配天突、外关、尺泽、大椎，针刺泻法，治疗风热咳嗽、胸部胀满等。

②配少商、合谷、曲池、廉泉，针刺泻法，疏风清热、消肿止痛，治疗风热咽喉肿痛。

③配丘墟、曲池、肩井、肩髃、膻中，针刺平补平泻法，通经活络止痛，治疗经脉痹阻之胸背痛。

④配内关、尺泽、劳宫，针刺平补平泻法，清热养阴，治疗阴虚掌中热。

4.扶突

【定位】颈外侧部，喉结旁，当胸锁乳突肌前、后缘之间。

【归经】属手阳明大肠经。

【穴性】宣肺化痰，止咳平喘，清热利咽，理气散结。

【主治病证】

①外邪犯肺、肺气不宣之咳嗽、气喘等。

②热邪上攻之咽喉肿痛、暴喑等。

③痰凝气滞之瘿气、瘰疬等。

【常用配伍】

①配天突、合谷、列缺，针刺泻法，治疗风寒咳嗽；配内关、孔最、尺泽、丰隆，针刺泻法，治疗痰热壅肺之喘咳。

②配天突、少商、尺泽、合谷、曲池，针刺泻法，疏风清热，治疗风热上攻之咽喉肿痛、喑哑等。

③配廉泉、天突、商阳、内庭、丰隆，针刺泻法，商阳点刺出血，泄热化痰，治疗痰火阻窍之暴瘖。

④配曲池、支沟、肘尖、肩井，针刺泻法，清热散结，治疗风热瘰疬。

⑤配太溪、照海、鱼际，鱼际针刺泻法，太溪、照海补法，滋阴降火，治疗阴虚火旺、虚火上炎之咽喉肿痛等。

⑥配天突、关元、照海、三阴交，针刺补法，益气养阴，治疗气阴两虚之瘿气。

5.缺盆

【定位】在锁骨上窝中央，距前正中线4寸。

【归经】属足阳明胃经。

【穴性】止咳定喘，通络止痛。

【主治病证】

①肺失宣降之咳喘等。

②气血凝滞、经络痹阻之缺盆中痛、落枕、颈痹、肩痹等。

【常用配伍】

①配肺俞、合谷、大椎、丰隆、中府、云门、太渊，针刺泻法，清肺化痰、止咳平喘，治疗痰热咳喘。

②配心俞、肝俞、巨阙、太溪，针刺平补平泻法，滋阴降火，治疗阴虚肺热之咳血。

③配合谷、少商、尺泽，针刺泻法，清热利咽、消肿止痛，治疗热邪上攻之咽喉肿痛。

④配天鼎、肩髃、巨骨、颈夹脊，针刺平补平泻法，活血通络，治疗经络痹阻之缺盆中痛、落枕、颈痹、肩痹等。

6.丰隆

【定位】仰卧伸下肢或正坐屈膝，在小腿前外侧，当外踝尖上8寸，条口外，距胫骨前缘二横指（中指）。

【归经】属足阳明胃经，为该经络穴。

【穴性】化湿祛痰，涤痰宁神，健脾和胃，疏经通络。

【主治病证】

①痰浊、痰热壅盛之咳嗽、哮喘、胸痛等。

②痰蒙神窍之神昏、癫、狂、痫等。

③痰湿、痰热阻滞之胸闷、头痛、眩晕、心悸、健忘、不寐、中风、呃逆、痞满、便秘等。

④风湿痹阻之下肢痿痹、四肢肿等。

【常用配伍】

①配肺俞、太渊、列缺、合谷、脾俞、太白，针补肺俞、脾俞，余穴针刺泻法，健脾化湿、化痰止咳，治疗痰湿侵肺之咳嗽痰多。

②配足三里、合谷、天突、中脘、中府、风门、尺泽，足三里、中脘，针刺平补平泻法，余穴针刺泻法，清热祛痰、止咳平喘，治疗痰热壅肺之哮喘、咳嗽痰多等。

③配列缺、尺泽、风门、肺俞、阴陵泉，针刺泻法，针后加灸，温肺化饮，治疗寒饮伏肺之咳喘。

④配少商、尺泽、孔最、太白、肺俞，太白、丰隆，针刺补法，或平补平泻法或针灸并用，余穴针刺泻法，健脾化痰、宣肺平喘，治疗痰浊阻肺、肺失宣降之咳喘喉鸣、痰稠量多、恶心纳呆，甚则张口抬肩，不能平卧。

⑤配少商、尺泽、肺俞、合谷、少商，尺泽点刺放血，针刺泻法，疏风清热、肃肺平喘，治疗邪热壅肺之胸闷咳喘、痰稠难出，以及鼻渊、鼻

衄、喉痹等。

⑥配中脘、内关、足三里、灵道、神门、厉兑、隐白，针刺泻法，清热化痰，宁心安神，治疗痰热内扰之心悸、失眠、多梦等。

⑦配百会、脾俞，针刺平补平泻法，健脾化痰息风，治疗痰浊眩晕。

⑧配百会、风池、太冲、内庭、行间、印堂，针刺泻法，清泄痰火，治疗痰郁化火之头痛、眩晕等。

⑨配神门、中脘、水沟、合谷、脾俞、阴陵泉、三阴交、太冲，针刺泻法，化痰降浊，治疗痰浊内阻之癫证、痫证等。

⑩配井穴、阴郄、膈俞、大椎、足三里、神门、合谷，井穴三棱针点刺出血，余穴针刺泻法，清心泻火、豁痰开窍，治疗痰热蒙蔽心窍之癫证、狂证、痫证等。

⑪配支沟、阳陵泉，针刺泻法，行气导滞，治疗饮食积滞、便秘。

⑫配厉兑、中脘、胃俞、足三里，针刺泻法，清胃导滞，治疗胃火炽盛或食滞中阻之消谷善饥、口渴引饮、脘腹胀闷、疼痛拒按等。

⑬配中脘、内关，针刺泻法，针后加灸，温中健胃、和胃降逆，治疗寒滞中焦之胃痛、恶心呕吐、呃逆泛酸等。

⑭配环跳、阴市、伏兔、足三里、阳陵泉，针刺平补平泻法，通经活络、祛风除湿，治疗风湿痹阻之下肢痿痹、四肢肿等。

7.肺俞

【定位】在背部，第三胸椎棘突下，旁开1.5寸。

【归经】属足太阳膀胱经。为肺之背俞穴。

【穴性】止咳平喘，滋阴清热，祛风解表，宣肺利水。

【主治病证】

①肺失宣肃之咳嗽、气喘、胸满等。

②阴虚火旺之潮热、盗汗、咽喉肿痛、咯血、肺痨等。

③风邪外袭之感冒、发热、皮肤瘙痒、瘾疹等。

④水道不利之饮证、水肿、癃闭等。

【常用配伍】

①配列缺、合谷、外关、风门，针刺泻法，针后加灸，解表散寒、宣肺止咳，治疗风寒咳嗽、百日咳；配尺泽、曲池、大椎、外关，针刺泻法，解表清热、宣肺止咳，治疗风热咳嗽；配脾俞、丰隆、太白、列缺、

合谷，针刺泻法，健脾化湿、止咳化痰，治疗痰湿咳嗽；配天突、丰隆、尺泽、合谷、列缺，针刺泻法，清热化痰、止咳平喘，治疗肺热咳喘；配太冲、尺泽，针刺泻法，平肝清肺，治疗肝火犯肺之咳嗽；配复溜、尺泽、太溪、太渊，针刺平补平泻法，滋阴清热，治疗阴伤咳嗽。

②配列缺、尺泽、风门，针刺泻法，针后加灸，治疗寒饮伏肺之哮喘；配膻中、尺泽、丰隆、内关，针刺泻法，治疗痰热阻肺之哮喘；配定喘、膏肓、太渊、太白，针刺补法，治疗肺虚哮喘；配肾俞、气海、关元、太溪、太渊，针刺补法，治疗肺肾虚喘；配定喘、膏肓、大椎，三伏施行化脓灸或敷贴，可有效预防哮喘发作或缓解症状，对肿瘤患者，选择穴位贴敷，安全有效。

③配列缺、风门、风池、合谷，针刺泻法，疏风散寒解表，治疗风寒感冒。

④配风池、风门、肺俞、足三里、气海、关元，针刺补法，益气解表，治疗气虚感冒。

⑤配中府、太渊、足三里，针刺补法，调补肺气，治疗肺气虚弱之自汗。

⑥配太溪、复溜、合谷，针刺平补平泻法，滋阴清热，治疗阴虚潮热、盗汗。

⑦配上星、印堂、迎香、太渊，针刺补法，补益肺气，治疗肺气虚弱之鼻渊。

⑧配上星、迎香、曲池，针刺泻法，疏风解表，治疗风热犯肺之鼻衄。

⑨配太溪、鱼际、照海，针刺平补平泻法，滋阴降火，治疗阴虚火旺之咽喉肿痛。

⑩配然谷、百劳、尺泽、鱼际、孔最、太溪，针刺平补平泻法，滋阴降火、宁嗽止血，治疗阴虚火旺之咯血。

⑪配尺泽、鱼际、志室、三阴交、膏肓、神门，针刺平补平泻法，滋阴降火，治疗阴虚火旺之肺痨。

⑫配曲池、血海、肺俞，针刺泻法，散风消疹，治疗风邪外袭之风疹、皮肤瘙痒等。

⑬配风门、定喘、合谷、列缺，针刺泻法，针后加灸，温肺化饮，治

疗寒饮犯肺之饮证。

⑭配大杼、合谷、风门、三焦俞、足三里、三阴交，针刺泻法，疏风清热、宣肺行水，治疗风水泛滥之阳水。

8.魄户

【定位】在背部，第三胸椎棘突下，旁开3寸。

【归经】属足太阳膀胱经。

【穴性】养阴清肺，止咳平喘，疏通经络。

【主治病证】

①肺失宣肃、肺阴亏虚之咳嗽气喘、肺痨、咯血等。

②经络痹阻之项强、肩背痛等。

【常用配伍】

①配肺俞、膻中、尺泽、中府，针刺泻法，清热止咳，治疗肺热咳嗽。

②配太渊、肺俞、膏肓、足三里、三阴交、太溪，针刺补法，养阴清肺，治疗阴虚肺痨。

③配定喘、肺俞、太渊、脾俞、膏肓，针刺补法，补益脾肺，治疗肺气虚弱之气喘。

9.譩譆

【定位】在背部，第六胸椎棘突下，旁开3寸。

【归经】属足太阳膀胱经。

【穴性】止咳平喘，清热散风，通络止痛。

【主治病证】

①肺失宣肃之咳嗽、气喘等。

②风热侵袭、热遏募原之鼻衄、目眩、热病汗不出、疟疾等。

③经络痹阻之肩背痛、胁肋痛等。

【常用配伍】

①配尺泽、大椎、肺俞、孔最，针刺泻法，清热宣肺、止咳平喘，治疗肺热咳喘。

②配肺俞、中府、足三里、脾俞、定喘、膏肓，针刺补法，补益肺气，治疗肺气虚咳嗽、气喘等。

③配风池、迎香、合谷、少商，针刺泻法，疏风清热，治疗风热鼻衄。

④配阴陵泉、丰隆、水泉、印堂，针刺泻法，清火化痰，治疗痰火目眩。

⑤配合谷、大椎、复溜、曲池，针刺泻法，清热散风，治疗外感热病汗不出。

⑥配大椎、外关，针刺泻法，解表清热，截疟，治疗热病、疟疾等。

⑦配天柱、肩井、秉风、曲垣、后溪，针刺平补平泻法，活络舒筋、通痹止痛，治疗经脉痹阻之肩背痛、胁肋痛等。

10.俞府

【定位】在胸部，当锁骨下缘，前正中线旁开2寸。

【归经】属足少阴肾经。

【穴性】止咳平喘，降逆止呕。

【主治病证】

①肺失宣肃之咳嗽、气喘、胸痛等。

②胃失和降之呃逆、呕吐等。

【常用配伍】

①配风门、肺俞、膏肓、膻中，针刺补法，益气补虚，治疗肺虚咳嗽、气喘等。

②配丰隆、阴陵泉、中府、膻中、脾俞、肺俞，针刺泻法，针后加灸，温肺化饮，治疗痰饮内停咳喘、胸痛等。

③配合谷、足三里、内关、公孙、丰隆，针刺平补平泻法，理气和胃、降逆止呕，治痰浊壅遏之恶心、呕吐、纳差等。

11.鸠尾

【定位】仰卧，在上腹部，前正中线上，当胸剑结合部下1寸。

【归经】属任脉。为任脉络穴，膏之原穴。

【穴性】止咳平喘，化痰开窍，宽胸理气，和中降逆。

【主治病证】

①痰浊阻肺之咳嗽、气喘等。

②痰蒙清窍之癫证、狂证、痫证、脏躁等。

③气滞血瘀、心脉痹阻之心痛、心悸、胸闷、胸痛等。

④脘腹气滞、食滞胃肠之腹胀、呕吐、呃逆、反胃、噎膈等。

【常用配伍】

①配天突、膻中、丰隆、脾俞、肺俞、太渊、合谷，针刺平补平泻法，化痰止咳，治疗痰浊咳嗽、气喘、胸中痛等。

②配灵道、郄门、肺俞、尺泽、丰隆，针刺泻法，清热化痰、清心除烦，治疗痰火心悸、心烦等。

③配神门、大陵、丰隆、三阴交、印堂、膻中，针刺泻法，化痰降浊、醒脑开窍，治疗痰浊蒙心之癫证。

④配身柱、本神、丰隆、太冲、申脉、照海，针刺泻法，化痰醒脑、安神定痛，治疗风痰痫证。

12.定喘

【定位】在背部，当第七颈椎棘突下，旁开0.5寸。

【归经】属经外奇穴。

【穴性】止咳平喘，通络止痛。

【主治病证】

①肺失宣降之哮喘、咳嗽等。

②经脉痹阻之落枕、肩背痛等。

【常用配伍】

①配肺俞、风门、膻中、尺泽，针刺泻法，治疗风热咳喘；配肺俞、膏肓、太渊，针刺补法，治疗肺虚哮喘；配列缺、尺泽、合谷、膻中，针刺泻法，治疗哮喘急性发作期。

②配后溪、风池、肩外俞、合谷，针刺泻法，治疗落枕；配后溪、曲垣、肩髃、肩外俞，针刺平补平泻法，治疗肩背痛；配肩髃、曲池、外关、合谷，针刺平补平泻法，治疗上肢疼痛，上举活动障碍等。

第四节　老年肿瘤患者常用的经络调养方法

本节介绍一些常用的老年肿瘤患者经络调养方法，如针刺、艾灸、推拿按摩、穴位贴敷、刮痧、导引、浴足等的作用机理、主治病证及在老年肿瘤疾病中的现代应用研究。希望通过如下介绍，让患者与医者在老年肿瘤疾病经络调养方面有多种方法可以选择，且在不同病证上有相应的理论指导，以便临床实践中运用，使经络调养方法在老年肿瘤的防治中发挥其独特优势，从而更好地减轻与改善老年肿瘤患者的症状。

一、针灸

针灸包括了针刺和艾灸。

针刺，是通过在经脉上选取一定穴位，用针刺加以刺激，调节人体的“气”和“血”，从而达到协调人体阴阳，防治疾病的目的。早在《黄帝内经》中就有针灸治疗肿瘤的记载，如《灵枢·九针论》中有“八风之客于经络之中，为瘤病者也，故为之治针，必甬其身而锋其末，令可以泻热出血而痼病竭”。现存最早的针灸学专著《针灸甲乙经》中，也记述有用针刺方法治疗某些与肿瘤相类似的病证，如“饮食不下，膈塞不通，邪在胃脘，在上脘则抑而下之（即刺上脘穴），在下脘则散而去之（即刺下脘穴）”。所论病证，具有肿瘤膈塞闭结、上下不退的特点，与食管和贲门部的癌肿极相似。在《针灸大成》一书中还列有好几个用针刺治愈类似肿瘤病证的医案。

同时针刺疗法立足于人体整体功能的调节，极少产生毒副作用和无损伤治疗的优势，使其在老年肿瘤的治疗中占有重要的一席之地，特别是针对老年肿瘤不适合手术，多数患者已处于疾病晚期等特点，针灸疗法更能体现出其独到的优势。

《太平圣惠方》中记载：“伏梁气，状如覆杯。针入八分，得气，先补而后泻之。”针刺穴道能调理经脉之气，从而达到治疗的效果。中医学认为五脏为人体的中心，经络系统是将五脏六腑、四肢百骸、五官九窍联合为一个整体的重要环节，并且通过精、气、血、津液的作用，来完成机体的功能活动。而经络学是中医治疗中的重要理论，也是针灸治疗的重要基础。经络是一个特殊的系统，针灸通过对穴位的物理性刺激及经络传导作用来调理机体的气血，从而遵循经络循行的原则治疗相应部位的老年肿瘤疾病。

随着现代分子生物学、细胞学、基因组学等学科和现代技术研究手段的发展，针灸运用于肿瘤的治疗不是直接作用于肿瘤，而是作用于整个机体的神经—内分泌—免疫网络，使机体产生抗肿瘤的效应。

（一）针灸调节肿瘤患者的免疫功能

人体的免疫系统具有免疫监视、防御和调控作用。恶性肿瘤为逃避免疫系统的作用，常常产生或分泌一些免疫抑制物质，以维持肿瘤细胞的正常生长和增殖。针灸具有良好的双向调节作用，可明显改善免疫功能。其作用途径是通过对细胞免疫和体液免疫发挥影响实现的。

细胞免疫是人体自身免疫机制中的主要免疫反应，主要由T细胞和NK细胞参与免疫过程，巨噬细胞也共同发挥作用。针灸调节细胞免疫抗肿瘤的机理在于使机体内源性阿片肽释放，释放的阿片肽作用于淋巴细胞膜上的脑啡肽和内啡肽受体，从而激活淋巴细胞——主要是辅助性T淋巴细胞发挥作用。其在增殖和扩大克隆的过程中，合成和分泌白细胞介素-2（IL-2），使外周血液中IL-2增多，增多的IL-2又可使淋巴细胞分裂和增殖加速，这样的连锁反应使机体外周血液中T细胞总数及亚群增高。针灸疗法通过这种方式可以提高患者的细胞免疫功能，以提高人体的抗癌功能。

针灸能提高机体内NK细胞的数量，同时也能提高NK细胞的生物活性。NK细胞又称自然杀伤细胞，来源于骨髓淋巴干细胞，可直接杀伤肿瘤和病毒感染的靶细胞，因此在机体免疫监视和早期抗感染过程中起着重要的作用。此外，NK细胞可分泌干扰素和肿瘤坏死因子等各种细胞因子，产生免疫调节作用。NK细胞激活细胞因子，参与特定的NK细胞受体，内源性增强抗癌免疫功能。

针灸可调节巨噬细胞的数量和功能。当机体吞噬功能低下时，针灸可提高巨噬细胞的数量和功能。巨噬细胞在抗肿瘤免疫中有重要作用, 能通过抗体依赖细胞介导的细胞毒作用（ADCC）和巨噬细胞介导的肿瘤细胞溶解作用（MTC）及与抗体、补体配合, 也可经淋巴因子作用后释放肿瘤坏死因子（TNF）及特异性巨噬细胞武装因子（SMAF）等多途径杀伤肿瘤细胞。

另外，机体在抗肿瘤免疫过程中体液免疫也起着重要作用，而针灸可以调节肿瘤患者的体液免疫功能，其主要体现于以下几个方面：第一，针灸可促进辅助性T淋巴细胞分泌细胞因子；第二，针灸可调节各种免疫球蛋白的分泌合成。

有学者观察微波针灸对肿瘤的作用机理，取穴足三里、三阴交，对49例肿瘤患者做治疗前后的免疫功能测试，发现微波针灸后患者血清溶菌酶与白细胞升高呈正相关，T细胞也有增高趋势，结果提示微波针灸确实有增强机体免疫功能的作用。

（二）针灸拮抗肿瘤基因突变及加快肿瘤细胞的凋亡

肿瘤的发生，是机体细胞增殖和分化的异常，也是细胞凋亡的异常。异常的调控基因和异常的细胞凋亡过程在一定程度上使得细胞的生态平衡紊乱，进而促进了肿瘤的发生和发展。癌基因有两类：一类是反转录病毒的基因组中携带的可使宿主细胞癌变的基因，称为病毒癌基因；另一类是原癌基因，是存在于动物基因组中的癌基因，也称为细胞癌基因。肿瘤的发生常与相关的基因突变有关，这些相关的突变基因可以引起其编码的蛋白质的结构或数量改变，相关基因本有的功能丧失，而针灸能够提高机体免疫功能，抑制肿瘤生长。

近年来还有研究证实，针灸治疗还能抑制远端转移病灶的生长，局部治疗能产生抗肿瘤的免疫反应，从而导致转移灶缩小。

（三）针灸减缓肿瘤细胞生长

增殖细胞核抗原（PCNA）是一种多聚酶辅助蛋白，存在于细胞核内，其蛋白的合成和表达都与细胞的增殖密切相关，针灸通过调控此蛋白来抑制肿瘤细胞的增殖。自由基指游离存在，带有不成对电子的分子、原子或离子，自由基在机体代谢过程中通过氧化还原反应而产生。机体自由基生成过多，或者清除力下降时，过多的自由基通过诱发生物膜内不饱和脂肪酸过氧化，进而导致脂质的过氧化反应，在机体的酶促反应过程中导致体内生物膜的变性及生物蛋白的变性，导致肿瘤等多种疾病的发生和发展。针灸通过减少自由基和加强机体的抗氧化功能，可以影响肿瘤细胞的生长周期，起到治疗肿瘤的作用。

从临床研究中也观察到，在治疗晚期肝癌、胃癌、直肠癌、乳腺癌等的过程中，采用浅刺、留针、艾灸等方法，通过外观和X线影像发现，肿瘤有停止生长的迹象，患者一般情况有明显改善，且存活期得到延长。

综上所述，针灸抗肿瘤机制主要体现在针灸改善免疫功能、针灸拮抗肿瘤的基因突变、针灸加快肿瘤细胞的凋亡及针灸延缓肿瘤细胞的生长等方面。

二、艾灸

虽然我们常把“针灸治疗”（针法和灸法）放在一起讨论，但艾灸的机理与针刺不尽相同，因此，我们也单独对艾灸抗癌进行简单概括。

艾灸，即中医针灸疗法中的灸法，通过点燃用艾叶制成的艾炷、艾条熏烤人体的穴位以保健、治病的一种自然疗法。其可根据作用方式、部位及辅助药物等分为直接灸、悬灸、隔物灸、雷火灸、火龙灸等。现代也有很多无烟灸、电子艾灸器或艾灸仪灸等。

（一）作用机理

通过中医学长期临床实践得出，艾灸具有温经散寒、行气通络、扶阳固脱的作用，从而能有效针对肿瘤的“虚”“寒”“痰”“瘀”“毒”进行治疗。黄金昶认为肿瘤应从寒、热、情志、痰湿、血瘀、癌毒等进行辨证。《灵枢·水胀》曰：“肠覃何如？岐伯曰：寒气客于肠外，与卫气相搏，气不得荣，因有所系，癖而内着，恶气乃起，瘜肉乃生。其始生也，大如鸡卵，稍以益大……”也就是说从中医角度来讲，肠道与妇科肿瘤多为寒邪所致，肺腺瘤、骨肉瘤、腹腔肿瘤等也与寒邪密切相关。故对于寒邪所致肿瘤，艾灸能发挥温通气血、温经通络、祛寒逐湿的作用。而在肿瘤晚期，患者往往正气亏虚，艾灸又能发挥温通气血、温经通络、回阳补虚的作用。

在现代医学中，肿瘤是肿瘤细胞突变积累与免疫纠错机制失灵相互作用的结果，因此艾灸主要有以下几方面的作用机理：

（1）热刺激介导热应激反应，促进热休克蛋白等物质合成释放，促进抗体、抗原结合，阻止抗原抗体复合物脱落，激活T淋巴细胞、巨噬细胞等，提高对肿瘤细胞的免疫杀伤。

（2）在细胞因子调节中，发现艾灸（包括麦粒灸、直接灸和隔姜灸等）能提高机体IL-2的活性和含量，可有效调节肿瘤炎性微环境，对肿瘤起到抑制作用；并且降低凋亡抑制因子Livin的表达，从而抑制肝癌细胞生长，促进其凋亡。

（3）在基因方面，研究显示艾灸及艾灸结合免疫调节剂可明显降低c-erbB-2mRNA b 的表达水平，而c-erbB-2在人体多种肿瘤中存在过度表达，且与多种肿瘤的恶性程度有关，艾灸能通过下调此基因来抑制肿瘤细胞增殖。同时艾灸可引起大脑皮质IL-1、IL-2、IL-6mRNA的改变，导致相应与免疫抑制效应有关的特异蛋白表达，作用于免疫靶细胞引起相关细胞因子表达水平改变，特别是肿瘤免疫最重要的调节因子，从而调整免疫网络，正向调节肿瘤免疫抑制状态。

（4）艾灸可有效调节相关激素、神经递质、细胞内因子以提高机体抗肿瘤的免疫能力。

（二）艾灸在老年肿瘤疾病中的现代应用研究

化学治疗引起的外周神经毒性与化学治疗药物本身寒热属性有关，这也是有的化学治疗药物更容易导致周围神经毒性的原因。黄金昶教授根据肿瘤部位、病理类型、药物的不良反应，对化学治疗进行了寒、热、燥、湿病邪属性的分类。紫杉醇容易引起关节疼痛，尤其是下肢的关节疼痛，而风、寒、暑、湿、燥、火中，寒邪易引起关节疼痛，且紫杉醇常见的不良反应如白细胞减少、低血压、心动过缓、厌食、水肿等亦属一派阴证，所以其药性是属寒的；应用奥沙利铂后会出现鼻塞、流清涕等症状，也与寒邪侵犯人体相符，因此也为寒性药；而紫杉醇和奥沙利铂均可引起外周神经毒性。由此可以看出，从药性来说，属寒性的化学治疗药物应用后可引起寒邪入体，进一步损伤人体阳气，导致阳气不能达于四末，寒凝络阻，血不荣筋，阳气亏损，温煦不足，推动无力，最终出现四肢麻木、疼痛、感觉异常、迟钝，甚至肢体功能障碍等临床表现。而艾灸可以扩张局部的毛细血管，加速血流的运行，从而起到促进血液循环的作用。劳宫、涌泉穴分别位于手掌及脚掌心，艾灸这两个穴位，可以极大地促进手足经气的流通。通过以上方法的联合运用可以显著改善化学治疗药物引起的外周神经毒性。

（1）隔盐艾灸神阙穴辅助治疗鼻咽癌。中医学认为隔盐艾灸神阙穴具有健脾益肾、回阳救逆的作用。放射治疗与化学治疗可导致机体脂质过氧化损伤，丙二醛（MDA）是机体脂质过氧化反应的最终产物，超氧化物歧化酶（SOD）是一类清除含氧自由基的金属酶，具有抗炎、抗肿瘤、抗辐射的作用。另外，放射治疗与化学治疗使体内分解代谢加剧，导致糖、脂肪、蛋白质和能量代谢障碍。隔盐艾灸神阙穴具有降低鼻咽癌放射治疗与化学治疗患者体内MDA含量的作用，使SOD活性上升。因此，隔盐艾灸神阙穴能提高肿瘤患者机体免疫的功能。

（2）以“壮火食气”理论外治肿瘤。《素问·阴阳应象大论》曰：“壮火之气衰，少火之气壮，壮火食气，气食少火，壮火散气，少火生气。”从病理角度上讲，认为“壮火”为病理之火。如《顾松园医镜》言：“火者阳气也，天非此火，不能发育万物，人非此火，不能生养命根。是以物生必本于阳，但阳和之火则生物，亢烈之火则害物，故火太过则气反衰，火和平则气乃壮。壮火散气，故云食气，少火生气，故云食火。”在肿瘤外治法的应用中，“壮火食气”中的“壮火”是基于温度而言，指能杀死肿瘤细胞的温度，一般为43℃，“气”在此指肿瘤生长之气，“食气”指消耗、压制肿瘤生长之气，即“壮火食气”的新阐释为通过高温消耗肿瘤的生长之气以直接杀死肿瘤细胞，抑制肿瘤的生长。悬灸时皮肤最高温度在46℃左右，隔附子饼灸在48℃左右，隔姜灸在52℃左右，其温度均有一个上升变化的过程，不能长期维持最高温度。故艾灸在治疗肿瘤中面临着如何持续维持高温的问题。

（3）对于恶性肿瘤患者，艾灸能改善其化学治疗后的生存质量，如腹胀、便秘、认知功能、心理焦虑等。《灵枢》曰：“针之不为，灸之所宜。”中医学认为，艾灸作用于人体，具有温经散寒、活血祛瘀等作用，可以减轻因肿瘤本身或各种治疗引起的不适及不良反应，降低患者的负面心理体验，从而提高患者的生存质量。

（4）艾灸百会、关元、水分治疗肿瘤相关性失眠。中医学认为，失眠病机为阳盛阴衰，阴阳失调。百会在人的头部，位于巅顶，为诸阳之会，三阳之气会聚于此。本穴属督脉腧穴，督脉主一身之阳，为“阳脉之海”。督脉有安神定志的功效，用于治疗失眠效果较好。《灵枢·背腧》中记载：“以火补者，毋吹其火，须自灭也；以火泻之，疾吹其火，传其艾，须其火灭也。”故艾灸百会穴具有引热下行的功效。关元穴正当丹田，是处为真气、元气发生之地。该穴属任脉腧穴，任脉主一身之阴，又是小肠的募穴，心神下交小肠，五行属火，所以也是心肾相交，水火既济之处。《丹溪心法》中说：“大病虚脱，本是阴虚，用艾灸丹田者，所以补阳，阳生则阴长故也。”水分穴亦属任脉，任脉为“阴脉之海”。肿瘤患者病程长，邪气侵入久，耗伤阴气而致阴阳失调，因此，治疗应平衡阴阳。艾灸借助热力与药力双重作用，以及通过刺激经络腧穴，对机体功能状态有双向调节作用。《医学入门》中提到：“虚者灸之，使火气以助元阳也；实者灸之，使实邪随火气而发散也；寒者灸之，使其气之复温也；热者灸之，引郁热之气外发，火就燥之义也。”宣通气血使逆者得顺，滞者得行，可见，艾灸除了具有温阳通络的作用，还具有激发和调畅气机的作用，使人体气血调畅。灸法既能补虚又能泻实，因此，根据百会、关元、水分穴特性对患者合理施灸，能够达到阴平阳秘、改善肿瘤患者睡眠情况的目的。

（5）四逆火灸疗法治疗老年晚期肿瘤患者癌因性疲乏。四逆火灸疗法，具体做法（需要专业人员操作）如下。①四逆药酒的制作：提前1月将附子150 g、干姜150 g、炙甘草100 g放入1 000 mL高浓度白酒中，密封浸泡1月。药酒渗透到大小5 cm × 20 cm的吸水纸中制作成药酒膜备用；②房间温度28 ℃，患者取仰卧位，胸腹部向上暴露皮肤，在胸腹正中线上从天突穴至关元穴平铺药酒膜；③将用温水浸湿拧干后的毛巾平铺于药酒膜上进行覆盖，毛巾边缘圈起，做好防火隔离；④在湿毛巾上覆盖干毛巾，沿胸腹部正中线在干毛巾上从天突穴至关元穴铺艾绒，用喷洒瓶将药酒喷洒至艾绒上及周围5 cm范围；⑤告知患者觉热感不能忍受时告知医师，点燃艾绒，热度不能忍受时用湿毛巾覆盖扑灭，用滚法自上而下滚动按压来回3次，待患者腹部热度降低至正常时第2次喷洒药酒进行火灸，扑灭后滚法按摩。以上操作反复6次，将毛巾、药、酒膜取下后清理皮肤汗液即可。皮肤上的药酒可自行晾干。以上操作每2天进行1次，疗程为1个月。附子、干姜、肉桂、吴茱萸等药物制作为药酒结合艾灸外用，具有固扶阳气的作用。四逆汤是温中祛寒、回阳救逆的名方，火疗是常用的祛寒温阳的疗法之一，选用四逆汤药酒与火疗相结合，对任脉、足阳明胃经、足太阴脾经、足少阴肾经进行强刺激，覆盖胸腹部的食管癌、胃癌、结直肠癌体表映射范围，以改善阳虚型消化道肿瘤患者的疲劳症状。《扁鹊心书》中记载：“保命之法，灼艾第一。”张介宾在《类经图翼》中也说：“关元主诸虚百损……但是积冷虚乏，皆宜灸，多者千余壮，少亦不下二三百壮，活人多矣。”可见，艾灸疗法被历代医家的重视程度。

（6）艾灸足三里、关元、气海穴，可以辅助治疗肿瘤终末期患者的恶心、呕吐等症状。根据中医学理论，足三里为足阳明胃经之合穴，主治恶心、呕吐、腹胀；关元、气海位于任脉，有扶正固本之效，主治羸瘦无力等元气虚损之症。艾灸气海、关元配合足三里有增强行气、和胃降逆的功效。

（7）艾灸神阙、关元、阴陵泉、中脘，可有效缓解恶性肿瘤引发的腹水。癌性腹水属中医学“臌胀”范畴，“腹胀，身皆大…… 色苍黄，腹筋起，此其候也”，病属肝、脾、肾功能失调，水停腹中，属本虚标实。癌肿患者多经放射治疗与化学治疗等，中焦阳气受损，脾失健运，肾阳亏虚，肾不制水，阳虚水泛。《黄帝内经》中描述：“诸病水液，澄澈清冷，皆属于寒。”水为阴邪，日久更易损伤阳气，阳气无法温煦，三焦气化不利，反过来会加剧水液积聚。因此，腹水与脾肾阳虚密切相关，治疗上不仅需要利水渗湿，还应温阳扶正。《医学入门》曾有记载：“虚者灸之，使火气以助元气也；寒者灸之，使其气复温也。”由于水为阴邪，遇寒则凝，得温则行，温热之力可辅助阳气宣散湿邪。艾灸刺激穴位，推动气血运行，调节脏腑功能，促进阴阳平衡。穴选神阙、关元、阴陵泉、中脘。其中神阙为经络之总枢，经气之海，有通调水道、调节阴阳的功能；关元施灸，使肾中精气充足，可以鼓动膀胱气化，从而使小便得利；阴陵泉为健脾化湿之要穴，具有健脾化湿、通利三焦、消胀利水的作用；中脘属任脉，可和胃健脾、降逆利水。上述诸穴，可培肾固本、益气温阳，也可健脾利湿、通调水道。

（三）针灸注意事项及禁忌

（1）针灸器具及施治部位要严格消毒，应使用一次性针灸针。

（2）不宜针刺的情况包括：①过度劳累、饥饿、过饱、过度虚弱、病情危重者；②皮肤有感染、破溃、瘢痕者；③精神过度紧张不配合者。

（3）咳嗽、咯血，呼吸系统感染急性期及过敏者不宜进行艾灸。

（4）禁止针刺的情况包括：①重大精神疾病、治疗不能配合者；②脏器衰竭者；③白血病、淋巴瘤及肿瘤部位；④有出血倾向、使用大剂量抗凝剂、血小板重度减少者；⑤孕妇及新产后。

三、推拿按摩

推拿按摩是一种“以人治人”的治病方法，医者通过手或身体的其他部位，应用一定的力量，使用特定的技巧动作操作于人体的特定部位，使力学作用产生了特定的动力学效应，以达到治疗疾病的目的。中医学认为其作用主要是平衡阴阳、调和气血、疏通经络、滑利关节，得以使“骨正筋柔、气血以流”。而现代医学也对其作用机制进行了广泛的研究，从神经、体液及生物力学等多方面着手，在一定程度上反映了推拿按摩治疗老年肿瘤的机理。

（一）作用机理

肿瘤一病，属于中医“积聚”范畴。积聚的发生是由于“正气不足，而后邪气踞之”。因此防治积聚，扶正固本是一个重要方面。推拿疗法作为一种自然疗法，无毒副作用，常被人们用来健身强体，防治疾患。中医古籍中有用它来消除积聚的记载，如《诸病源候论》中提到以养生导引的方法来“除积聚”；《厘正按摩要术·积聚》中有“推补脾土”治疗积聚的记载。

（二）推拿用于肿瘤康复期治疗的理论依据

推拿用于肿瘤康复期治疗的理论依据正是中医经络腧穴理论。

（1）穴位。穴位通过经络联系相关脏腑及脏腑相关的五官九窍，穴位按摩是运用手法作用于人体穴位，通过局部刺激、疏通经络，达到防病治病、保健强身的目的。

（2）耳穴。耳穴与内脏密切关联，《灵枢·邪气脏腑病形》有记载“十二经脉，三百六十五络，其血气皆上于面而走空窍……其别气走于耳为听……”。根据《黄帝内经》“有诸内，必有诸外”的原理，采用耳穴治疗能够调和气血、疏通经脉，从而达到治疗的目的。

（3）足底反射疗法的理论与中医的经穴作用原理相吻合。

首先，人体最重要的经络支干是十二正经和奇经八脉，其中足三阴经和阴维脉、阴跷脉交于足底，而足三阳经和阳维脉、阳跷脉都以足部为终点。这些经络与手三阴经、手三阳经、冲脉、任脉、督脉、带脉等重要经络息息相通。因此全身脏器的生理信息都可通过经络灌输汇集于足部。所以，可以认为足部按摩也是以经络为通道，发挥着促进气血流畅、协调脏器功能、调节阴阳平衡的作用。

再有“人之有脚，犹似树之有根，树枯根先竭，人老脚先衰”。人有四根：鼻为苗窍之根，乳为宗气之根，耳为神机之根，脚为精气之根。就是说，鼻、耳、乳是人体精气的三个凝聚点，而脚才是精气的总的集合点。因此，进行足部按摩，调整耳、鼻、乳这三个人体精气的凝聚点，能够调理人体各器官的经络联系和人体的总的平衡状态，加强人体免疫系统功能，从而抵御细菌、病毒于体外。甚至侵入体内的细菌、病毒也会逐步被驱赶、杀灭，已形成的肿瘤也会逐渐缩小或者得以控制。

此外，现代生物全息医学认为，足部是人体最敏感的“全息胚”。人体各脏腑器官均有规律地在足部排列着相应的反射区，这些反射区又被称为足穴，足穴是脏腑经气聚集之处，所以脏腑与足部密切相关。肿瘤病变可通过经络反映到足部，出现压痛及小结节等。在足部给予推拿治疗时，能通过经络传导到脏腑有关部位以治疗疾病。除了循经取穴外，足底按摩是一种行之有效的方法，能够起到调整患者脏腑功能的作用。

（三）推拿按摩在老年肿瘤中的现代应用研究

（1）按摩可以调节机体免疫分子（抗体、补体、细胞因子等多种与免疫反应密切相关的生物活性物质）及免疫细胞，增强免疫能力，通过免疫防御、免疫自稳、免疫监视达到预防肿瘤、缩小肿瘤的目的。

（2）按摩不仅可以调控内源性药物因子、肿瘤坏死因子以保护脏器，还可以有效缓解肿瘤病灶引起的咳嗽、疼痛、恶心、呕吐等。推拿治疗恶性肿瘤化学治疗后引起的恶心、呕吐，主要选用手阳明大肠经的合谷穴。中医学认为，胃主受纳腐熟水谷，脾主运化、升清，脾胃二者配合对饮食水谷消化吸收的功能概括为胃气，而胃主升降，以降为和，若胃失和降，则胃气上逆，就会出现嗳气、反酸、呃逆、恶心、呕吐等症状。化学治疗后的毒副反应是因毒邪入侵，耗伤气血、津液，伤及脏腑导致脾胃运化失司，胃失和降，胃气上逆而致呕吐，故治疗应以健脾理气和胃、降逆止呕为主。中医学还认为人体是一个整体，通过经络系统而内联脏腑、外络肢节。穴位按摩是运用手法作用于人体穴位，通过局部刺激，疏通经络，达到防病治病、保健强身的目的。因此，选用手阳明经的原穴——合谷穴，它具有理气、行血、调气、和胃通腑的作用，按摩合谷穴可调整手阳明大肠经气运行，以泄阳明大肠腑气，腑气通则胃气降，气不上逆，则可缓解恶心、呕吐。《灵枢·经脉》中描述：“手心主之别，名曰内关，去腕二寸，出于两筋之间。”内关属于手厥阴心包经，其经脉贯穿上、中、下三焦，通过按压内关，可使三焦气机通畅，胃气下降，治疗恶心、呕吐。故按摩合谷穴、内关穴有防治化学治疗引起的恶心、呕吐的功效。

（3）推拿按摩足三里、大肠俞、上巨虚、天枢可改善肿瘤患者的便秘症状。肿瘤化学治疗药物易使患者出现不同程度的气虚，气虚则导致肠道传送无力，就会出现大便秘结，加之化学治疗后患者活动减少，进食量减少，肠蠕动减慢也易致便秘。取足三里、大肠俞、上巨虚和天枢穴进行按摩刺激，以此来促进胃肠道的蠕动，调养脏腑的功能，补益气血、纠正失衡，从而可起到治疗便秘的作用。

四、穴位贴敷

穴位贴敷是将中药与中医经络理论融合的治疗方法。该疗法是将中药制成粉、药膏等，贴敷在患者相应的穴位上，从而达到刺激穴位、治疗疾病的目的。传统穴位贴敷常用于支气管哮喘、体虚感冒、反复上呼吸道感染、慢性支气管炎、慢性阻塞性肺病、肺气肿、肺间质病变、变应性鼻炎、慢性咽炎等疾病。在肿瘤病人的相应穴位上进行穴位贴敷，可有效缓解疼痛、恶心、呕吐、咳嗽等疾病本身引起的症状，以及治疗后的一些副作用等。

（一）作用机理

（1）经络传导。经络具有独特的生理功能，主要表现为沟通表里、运行气血、输送营养，维持体内脏腑、四肢百骸、皮肉筋骨的正常功能。在肿瘤的治疗方面，经络的作用主要体现于三个方面：①引药达位，使外用药物循经到达病位；②激发经络穴位的神经—内分泌—免疫系统，起到间接免疫吞噬、杀灭及诱导肿瘤细胞凋亡的作用；③沟通表里，由表及里，改善脏腑功能，调和阴阳，充分发挥正气的作用而起到抗癌效应。

《理瀹骈文》所说“切于皮肤，彻于肉理，摄于吸气，融于津液”，说明了药物贴敷于皮肤之后的吸收过程。穴位用药，以经络学说为依据，药物作用于皮肤穴位之上，药气渗透于经脉，发挥疗效。《理瀹骈文》中“外治之理，即内治之理，外治之药，即内治之药，所异者法耳”，说明临床上内服有效的药物一般都可以熬膏或研末调敷于皮肤腧穴，以发挥药效。穴位是人体经气输注于体表的部位，有反映病情及通过刺激达到调整脏腑阴阳、防治疾病的作用。穴位贴敷不仅使人体通过皮肤吸收药物，而且可以刺激穴位，起到药物内服与针刺的共同作用。

（2）现代医学研究表明，中药通过穴位作用，对胃肠道蠕动、胃壁张力、胃酸分泌等均有双向调节作用，可明显缓解胃肠道平滑肌痉挛；通过对细胞免疫功能、细胞因子功能、自由基水平、皮肤电阻值、Na^{+}-K^{+}-ATP酶活性、动静脉及血流等多方面的调治作用来治疗风湿免疫疾病，抑制肿瘤细胞复制等。

（二）穴位贴敷在老年肿瘤中的应用

老年肿瘤患者往往伴随疼痛、恶性胸/腹水、大汗淋漓、失眠、焦虑等症状，穴位贴敷安全可靠，操作方便，常用于以下几个方面：

（1）逐胸水。恶性胸腔积液属中医学悬饮病的范畴，其发病原因，一般认为是由于外感邪气，或脏腑功能失司，或情志劳欲所伤，致气、血、水运化不利，阻滞三焦，三焦气化失宣，痰瘀内结，水饮内停，遂发为胸水，其发病与肺、脾、肾及三焦相关。逐水膏是陈高峰教授从恶性胸水病机出发，依据中医学“内病外治”理论研制的中药外用制剂，组方在十枣汤的基础上结合中药相反理论（甘草反甘遂、大戟、芫花），去大枣，加甘草、水蛭，并将其制成逐水膏，贴敷于行气利水之穴位。此方甘草与甘遂、大戟、芫花相反相激，进一步加强了其峻下逐水的作用，但改口服为外敷，可将其毒副作用大大降低。原方大枣旨在护胃，缓和诸药毒性，本方为外敷制剂故去大枣。中医学认为，恶性胸水是由于正虚不固，气、血、痰积于体内而成，故加入水蛭以破血逐瘀，攻毒散结。诸药合用，共奏峻下逐水、破血攻毒之功。

（2）扶正敛汗。五味子联合五倍子治疗中晚期肿瘤患者汗证。五味子性温，味酸，归肺、心、肾经，具有收敛固涩、益气生津、补肾宁心功能。临床常用于久咳虚喘、遗精滑精、遗尿尿频、久泻不止、自汗、盗汗、津伤口渴、内热消渴、心悸、失眠多梦等症的治疗。现代医学认为五味子素对癌细胞DNA合成有一定的抑制作用。五倍子性寒，味酸、涩，具有敛肺降火、涩肠止泻、敛汗止血、收湿敛疮等功效。现代研究表明，五倍子含有大量鞣质，与汗腺接触后，能够使腺体表面细胞蛋白质凝固，形成一层保护膜，从而使腺体分泌减少。神阙穴，又称脐中，是人体经络之总枢，通过任督冲带四脉而统属全身经络，内连五脏六腑。在人体发育过程中，脐是腹部最后闭合处，因其表皮角质层较薄，且两侧毛细血管网丰富，穴位贴敷可以通过刺激皮下毛细血管扩张，促进血液循环，有助于药物的吸收。故用五味子联合五倍子，用食醋调和贴敷于神阙穴，可起到调和阴阳、固本培元、固涩止汗、宁心安神之功效。

（3）镇痛安眠。穴位贴敷能提高晚期肺癌患者的睡眠质量。中医学认为，晚期肺癌患者多正气虚衰、气机郁滞、寒邪内停、癌毒内结、脉络瘀阻，故致疼痛，其病机为本虚标实，当以补益正气、通经活络、活血化瘀、消肿散结、行气止痛为原则。使用白芍、黄芪补益正气，三七活血化瘀，吴茱萸、小茴香温经散寒，乳香、没药行气止痛消肿，延胡索、血竭活血散瘀、行气止痛等，诸药合用，共奏补虚、活血、散结、行气、止痛之功效。

（4）改善患者的心理状态。四关穴穴位贴敷调节乳腺癌患者化学治疗期间心理状态。四关穴，疏情益志。《说文解字》中说："关，以门横持门户也。"具有关卡、要塞的意思，它是事物的枢纽或是重要的转折点，而四关用开通之法使得气血在全身运行通畅，称之为"开四关"。四关穴不仅是气血运行的重要枢纽，也是调治气血的关键部位。合谷穴，属于手阳明大肠经的穴位，偏于升发清气，是大肠经的原穴，而阳明经为多气多血之经，合谷为阳主气助血运行；太冲穴，属于足厥阴肝经的穴位，厥阴经多血而少气，太冲为阴，主血濡养脏腑，使血行而不虚。合谷、太冲二穴皆为原穴，原穴是脏腑原气输注、经过和留止于十二经脉四肢部的腧穴，是谓"五脏六腑有病，皆取其原"，二者配合，可以促使脏腑原气通达脏腑及全身。此二穴配伍，一上一下，一脏一腑，一升一降，一阴一阳，刚柔相济，可以通畅气机、调和气血、平衡阴阳，从而达到疏肝解郁、行气活血的功效。

五、刮痧

刮痧也是中医传统的疗法之一，主要以中医经络之皮部理论为基础，用牛角、玉石等器具在人体皮肤相应部位进行刮拭，以达到疏通经络、活血化瘀、调整阴阳的目的。

（一）作用机理

"少火生气"理论，出自《素问·阴阳应象大论》，其中提到"壮火之气衰，少火之气壮。壮火食气，气食少火。壮火散气，少火生气"，此处"少火"指气味温和的药物，"生气"指能扶助正气。《张氏医通》认为，"火在丹田之下者，是为少火"；《证治汇补》认为，"火乃天地间真阳之气，天非此火，不能生物，人非此火，不能有生，故凡腐熟五谷，化精气神，皆赖此真阳之火，名曰少火”；《质疑录》认为，“少火生人之元气，是火即为气，此气为正气，气为生人少火，立命之本也”。现代研究从能量的角度，认为“少火”是以能量代谢为基础的转化平衡系统，参与维持与平衡人体的正常体温。“少火生气”就是通过调节细胞内果糖-6-磷酸激酶、乳酸脱氢酶、丙酮酸激酶及己糖激酶活性，使线粒体内合成能量的来源增加，提高机体的能量代谢。在肿瘤外治法的运用中，“少火生气”是基于温度而言，即低于杀死肿瘤细胞的温度，一般以43℃为界限，刮痧后，刮痧部位的皮肤温度可上升1℃左右，其周围皮肤温度也有相应上升，持续时间超过60分钟。刮痧可使血液中肿瘤坏死因子-α（TNF-α）和白细胞介素-6（IL-6）上调，引起全身性的轻微炎症反应，同时可使血清中特异性抗体IgG含量明显增加，以增强机体免疫力。刮痧还可通过提高胸腺指数、脾脏指数、脾淋巴细胞增殖转化能力、血清IL-2和TNF-α水平来提高免疫功能。

（二）刮痧在老年恶性肿瘤中的应用研究

1.刮痧疗法提升化学治疗患者白细胞数量

有研究显示背部皮肤及软组织在受到刮痧板机械刮擦后，局部毛细血管紧张度与黏膜渗透性均发生改变，淋巴循环加速，内皮系统开始释放多种炎症趋化刺激因子，加速白细胞及粒细胞的成熟分化，使末梢白细胞计数增加，细胞吞噬作用增强，自体免疫水平提高。刮痧疗法可在一定程度上提升肿瘤患者化学治疗后外周血白细胞及中性粒细胞计数水平，可在一定程度上减少延期、减量或终止化学治疗病例数，缩短患者的住院时间。

2.刮痧疗法配合中药治疗恶性肿瘤失眠

取穴：百会、四神聪、安眠、内关、三阴交、足三里、心俞、脾俞穴。刮痧疗法不仅可以调整阴阳、疏通经络，还可以通过信息传递过程，输入到有关脏腑，从而对病变脏腑起到调整作用。如刮拭内关穴，输入调整信息可调整冠状动脉循环，增加心输出量从而增加冠状动脉血流量和血氧供给而改善心血虚证；此外该疗法可以刺激免疫功能，提高免疫力，还可通过向心性神经作用于大脑皮质，起到调节大脑兴奋与抑制的平衡。所选穴位中，百会乃督脉经穴，督脉“入络于脑”，而“脑为元神之府”，可镇静安神；取四神聪、安眠穴宁心安神；三阴交配足三里以调理脾胃、补益气血；三阴交配内关以理气养血、宁心安神；心俞、脾俞穴均有补益心脾、益气养血之效；诸穴位相配合，起宁心安神之效。治疗失眠关键在于调节大脑兴奋和抑制的平衡，白天刮拭头部腧穴，在于恢复大脑兴奋与抑制的平衡；晚上选择具有镇静作用的中药睡前服用，则可直接起到抑制作用。

（三）刮痧的注意事项及禁忌

（1）空腹、过度劳累或疲倦、睡眠不足、过度紧张时，不宜进行刮痧。

（2）刮拭力度宜轻柔，不宜过于用力；每次刮痧的时间不宜过长，控制在15分钟以内为宜。

（3）淋巴结肿大处、皮肤破损处、血小板重度减少者，应禁用刮痧。

（4）刮痧完毕后，适当休息，勿受风凉，饮食宜清淡，勿食生冷及辛辣刺激的食物，刮痧当天不宜洗澡。

六、导引

中医学中的导引术是中国古代医家及一些注重养生的人发明的养生术，主要通过呼吸、仰俯、手足屈伸的形体运动，使人体各部血液精气流通无阻，从而促进身体的健康。导引历史悠久，流派繁多。五禽戏、易筋经、太极拳、八段锦、站桩等导引术有着不同的功效，当辨证选取或互为补充。五禽戏可用于恶性肿瘤康复期四肢部位功能的锻炼，有利于肢体活动能力的康复；站桩适用于恶性肿瘤术后体力恢复较慢者，放射治疗和化学治疗后消化道有不良反应者，下焦（脐以下部位，包括小肠、大肠、膀胱、子宫等）部位肿瘤患者治疗后的恢复期尤其适用；太极拳的适用范围较宽，男女老少均适宜练习；八段锦则流传最广，动作也相对简单，对导引术的发展影响也最大。

通过导引活动可以加速机体细胞的运动，增强机体活力，从而增强机体细胞的抗癌能力，同时也是促进机体代谢的一种方式。通过导引活动能够消除烦恼、疲劳，增进心肌的活力，促进机体的新陈代谢，改善消化功能，增进食欲，更有助于恶性肿瘤患者的治疗与康复。

（一）导引术的中医理论依据

导引术以中医学的气血、脏腑、经络学说为基本理论基础，以《黄帝内经》“阴平阳秘，精神乃治”为指导原则，通过借外气，助内气，使经气畅通，气血和畅，从而强身健体，防治疾病。中医学认为，人体阴阳失调，气滞血瘀，日久可成积聚，发为癌肿。蔡坛等认为通过练习导引术等使全身十二经脉和奇经八脉通畅，达到调整阴阳、调和营卫、行气活血及固本培元、祛邪外出的目的，有助于预防和治疗肺癌、肠癌等肿瘤，对恶性肿瘤有治疗和康复的作用。肿瘤多由于致病因素的长期作用，导致机体阴阳失调，脏腑功能障碍，经络阻塞，气血运行失常，气滞血瘀等相互交结而形成，多为邪实正虚之证。在治疗上，主要是行气散结，活血化瘀，疏通经络气血，同时要兼顾人的形、气、神这一相互关联的整体。王卫卫等认为导引术实质是对人体形、气、神的锻炼和调控，且意识的主导作用贯穿始终，做到形松意充、神气相合，使“形”与“神”长期稳定地处于对立统一中，通过理气活血、补气强身，进而改善肿瘤患者的生活质量。

（二）八段锦

在我国传统的导引术中，八段锦流传最广，对导引术的发展影响也较大。八段锦有坐式八段锦与立式八段锦、南八段锦与北八段锦、文八段锦与武八段锦之分，其动作简单，场地与环境要求不高，深受大众喜爱，流传甚广。

国家体育总局健身气功管理中心委托北京体育大学新编八段锦，最后定名为《健身气功·八段锦》，并在全国积极推广，其动作简单，非常适合老年肿瘤患者学习、锻炼。

（三）太极拳

太极拳是武术、艺术、中医、导引的完美结合，其拳术及派别最多，作为一种饱含东方包容理念的运动形式，其习练者针对意、气、形、神的锻炼，非常符合人体生理和心理的要求，对人体身心健康及群体的和谐共处，有着极其重要的作用。

太极拳是把意与形相结合，引导气血在周身畅通，同时把拳术招式的形体运动与吐故纳新相结合，促进人体宗气的分布，在心肺的协同作用下，将宗气通过血脉输送至全身各脏腑，到达全身表里上下，肌肤内外，发挥其滋润营养的作用。

（四）五禽戏

五禽戏是我国传统导引术的重要功法之一，由华佗创编。华佗在《庄子》“二禽戏”的基础上创编了“五禽戏”，后由国家体育总局健身气功管理中心委托上海体育学院进行挖掘、整理与创新，编写出版《健身气功·五禽戏》，按照虎、鹿、熊、猿、鸟的顺序，共十组动作，效仿虎之威猛、鹿之安舒、熊之沉稳、猿之灵巧、鸟之轻盈，以达到疏通经络、强身健体的功效。

（五）恶性肿瘤患者导引运动的注意事项

每天最佳运动或活动的时间应该在上午或下午，但要避免饱餐后或饥饿时运动，以免出现不适；活动的环境宜选在安静、空气清新、温度适宜的地方，如公园、草地、田野等；运动量要循序渐进，不可过量，以微微出汗，没有胸闷、气短为宜；活动前应充分热身，做好准备活动，活动后充分放松；运动时要注意用“吐纳”呼吸法，鼻吸清气，口吐浊气；遇到天气变化大或季节交替，以及空气质量欠佳的时候，要减少外出，尤其是早晚温差大的时候，避免诱发过敏性疾病及感冒等。

下篇

老年常见肿瘤及治疗副反应病证的经络调养

第一节　老年常见肿瘤的中医经络调养

本节以老年常见恶性肿瘤为对象，研究其中医经络调养。

一、老年肺癌

（一）概述

肺癌又称原发性支气管肺癌，原发于支气管黏膜或腺体，为当前世界各地最常见的恶性肿瘤之一，在多数发达国家中，常占恶性肿瘤首位。在我国，肺癌的发病率和病死率也在恶性肿瘤中居首位。其发病率在40岁以后迅速上升，到70岁可达到高峰。随着我国经济的快速发展、工业化程度的不断进展、人均寿命的延长，人对致癌物质接触时间相应延长，导致老年肿瘤病人增多。张仁锋等收集我国2012—2014年肺癌病例6 058例，发现肺癌的发病年龄以60~69岁年龄段居多，男女比例为（2.20～2.29）：1，病理类型中，老年肺癌患者以鳞癌为主。由于老年人各种生理功能减弱、器官功能衰退，对于肿瘤及相关并发症的损害及治疗的耐受能力也就大大降低。其中，较为突出的是老年肺呼气功能的减弱、残气量的增加、氧分压的降低、氧饱和度的下降、气道纤毛运动能力的减弱，更容易伴发肺部感染，导致老年肺癌病情复杂严重、预后较差、生存期短、生存质量差等问题。

肺癌的发病原因目前尚不完全清楚，但受环境因素影响较大，主要影响因素包括以下几点：一是吸烟，包括主动吸烟与被动吸烟（二手烟、三手烟的长期影响），香烟中的一些物质除直接诱发细胞癌变外，还可能与其他致癌因子协同作用促进肺癌的发生。二是大气污染，工业废气、汽车尾气中都含有大量的致癌物质，如苯丙芘。大气污染使城市居民肺癌患病率高于农村地区。近年来的研究显示PM2.5之类的空气微粒，也是导致肺癌发病的重要因素。三是物理化学因素，如与电离辐射、石棉、砷、煤焦油等的长期接触有可能诱发肺癌。四是其他，如遗传因素、慢性肺部炎症、激素紊乱及其他系统性疾病等也可能诱发肺癌。

（二）现代医学诊断要点

肺癌的临床表现按形成原因可分为肿瘤肺内症状、局部或邻近压迫症状及内分泌症状。肺内症状包括咳嗽、咯血或痰中带血、胸痛、胸闷、局限性肺炎尤其固定部位反复发作的肺炎、气喘、呼吸困难等；肿瘤压迫引起的邻近器官受压症状，如食管受压所产生的吞咽困难，喉返神经受压引起的声音嘶哑，大气道受压导致的呼吸困难，上腔静脉受压出现上腔静脉阻塞综合征，表现为头、颈、上肢及前胸壁瘀血、水肿、静脉怒张，肺尖的肿瘤压迫交感神经引起Horner's综合征，表现为同侧瞳孔缩小、上睑下垂、眼球内陷、同侧额部及同侧胸壁无汗或少汗等；另有肿瘤远处转移引起的症状，如淋巴结转移而出现的锁骨上下、颈部、肺门、纵隔和腋下淋巴结肿大，通常此类淋巴结质地较硬、无触痛。血行转移时有相应器官受损的症状表现，如转移至脑部，出现头痛、呕吐、眩晕、共济失调等神经系统症状；转移至骨骼引起骨痛和病理性骨折；肝脏转移引起肝区疼痛、肝功能受损等；部分肿瘤可伴随副肿瘤综合征，如内分泌紊乱，血管升压素分泌增多引起稀释性低钠血症、水肿、嗜睡、定向障碍等，甲状旁腺素分泌增多产生高钙血症，性激素分泌紊乱导致男性乳房发育，糖皮质激素分泌增多引起向心性肥胖、皮肤紫纹、高血压、骨质疏松等。通常情况下，老年肺癌的早期症状难以被重视，晚期肺癌患者往往同其他恶性肿瘤患者一样会出现消瘦、乏力、纳差、贫血等恶病质表现。

影像学检查往往是肺癌的首发异常。肺癌X线片或CT表现据不同类型肿瘤而不同。肺门肿块影是中央型肺癌的直接征象。周围型肺癌常表现为球形或结节状阴影，可见分叶、脐样切迹及边缘毛刺征，可形成空洞而与结核混淆。癌性空洞形态不规则，内壁凹凸不平，多为偏心性，少见空洞内液平。弥漫型肺泡细胞癌表现为多发性粟粒状、结节状或斑片状浸润病灶，以双中下肺野居多，病灶可融合成大片絮状阴影。癌肿占位阻塞效应可引起局限性肺气肿、肺不张、阻塞性肺炎等表现。转移至胸膜则可出现胸腔积液，转移至骨骼可引起骨质破坏等。

近年来因健康体检的普及，肿瘤标志物受到越来越多的重视。在常见肿瘤中，肺癌标志物包括：癌胚抗原（CEA），某些酶如神经元特异性烯醇化酶（NSE），糖类抗原CA50、CA125、CA199等，这些可作为诊断和观察病情变化的参考指标。

确诊肺癌则需组织病理或细胞学方法证实，标本采集方法包括以下几种：

（1）痰细胞学检查：该检查阳性率的高低取决于标本的质量，可多次送检，高危或高度可疑患者4~6次为妥。

（2）支气管镜检查：通过气管、主支气管、叶支气管、段及次段支气管可视化检查、照片，直视下刷片、活检、冲洗及灌洗细胞学检查，可显著提高检查阳性率。

（3）经皮肺穿刺活检：在超声引导或CT引导下穿刺，对于靠近胸壁的病灶具有较高的诊断率。

（4）胸腔镜检查：适用于伴有胸膜播散或恶性胸水的病人进行诊断性操作。

（5）纵隔镜检查：对于纵隔转移淋巴结进行评价和取活检，该操作需全身麻醉，创伤较大，适应人群有限。

（6）其他细胞或病理检查：如胸水、胸膜、浅表淋巴结、体表或体内其他部位包块，尤其是锁骨下肿大淋巴结。

（7）开胸肺活检：这是创伤最大的一种检查，在其他方法不能作出诊断，同时不能除外恶性肿瘤时，开胸活检有时是必要的，但在操作前，需要综合评价患者的整体情况，权衡操作的利弊，做好沟通与解释工作。

（三）肺癌的中医学认识

中国古代医学典籍中对于肺癌的症状多有记载，根据症状描述对应病名可为“肺积”“痞癖”“胸痛”“肺疹”“痰饮”“息贲”“肺痈”“劳嗽”等。早在春秋战国时期就有类似肺癌症状的描述，《素问·玉机真脏论》中提到：“大骨枯槁，大肉陷下，胸中气满，喘息不便，内痛引肩项，身热脱肉破䐃”，此描述极似肺癌晚期咳嗽、胸痛、发热等病情危重症状及恶病质状态。《难经》还提出了与现代医学肺癌相似的中医疾病病名“息贲”，并明确了它的病位和症状，《难经·五十六难》中记载：“肺之积，名曰息贲，在右胁下，覆大如杯，久不已，令人洒淅恶寒，喘咳，发肺痈。”《严氏济生方·症瘕积聚门·积聚论治》中记载：“息贲之状，在右胁下，大如覆杯，喘息奔溢，是为肺积，诊其脉浮而毛，其色白，其病气逆背痛，少气喜忘，目瞑肤寒，皮中时痛，或如虱缘，或如针刺。”《脉要精微论》中记载：“肺脉搏坚而长，当病唾血。”《杂病源流犀烛·积聚癥瘕痃癖痞源流》中指出：“邪积胸中，阻塞气道气不宣通，为痰，为食，为血，皆得与正相搏，邪既胜，正不得而制之，遂结成形而有块。”可见古代医家对肺癌早有认识，而更多的研究认为肺中积块的产生与正虚邪犯、气血不畅、痰血搏结等因素有关。《黄帝内经》对于积块的病因描述为“营卫不通”“喜怒不适……寒温不时，邪气胜之，积聚已留”“内伤于忧怒，则气上逆而积皆成矣”。《医宗必读》中说：“积之成者，正气不足，而后邪锯之。”《诸病源候论》中说：“诸脏受邪，初未能成为积聚，留滞不去，乃成积浆。”《外证医汇编》说：“正气虚则成岩。”宋代严用和《济生方》中提到：“积者，生于五脏六腑之阴气也。此由阴阳不和，脏腑虚弱，风邪搏之，所以为积。”清代沈金鳌所著的《杂病源流犀烛》对肺癌的病因病机和治疗也都有详细的记载，其中关于病因病机提到：“邪积胸中，阻塞气道，气不得通，为痰为血，皆邪正相搏，邪既胜，正不得制之，遂结成形而有块。”整理发现，当代医家研究肺癌的中医发病与治疗也多引自上述典籍。

中医肺癌发病学认为肺癌的病因有内因和外因。内因有饮食不洁、嗜食肥甘厚味、情志不畅、劳逸失度。外因包括六淫、烟毒、空气污染和其他有害物质直接或间接侵袭肺系。内、外因相互作用，以致脏腑气血阴阳失调，正气虚损，邪毒乘虚入肺，邪滞于肺，导致肺脏功能失调，宣降失司，气机不利，血行受阻，津液失于输布，津聚为痰，痰凝气滞，湿痰瘀毒胶结，虚实寒热错杂，酿生癌毒积聚于肺中，日久则形成有形肿块，即癌肿。综上所述，肺癌病机主要为正虚邪实，本虚标实。其病位在肺，气血阴虚、化热积毒，逐渐形成肿块；肺气郁滞，宣降失司，气血不畅而致血瘀，阻塞经脉，津液不利、壅结为痰，痰气瘀阻于肺，久而久之形成了肿瘤。

（四）老年肺癌的中西医治疗

治疗老年肺癌的方案选择不仅取决于病理性类型、疾病的分期，还要根据老年肺癌患者肺功能及伴随的基础疾病等全身情况而定。目前手术切除仍是肺癌最有效的治疗方法，但有相当多的老年肺癌在发现或确诊时已发生了局部或全身转移扩散，或因基础情况差、基础疾病多且严重而失去了手术治愈的机会。因此，姑息性化学治疗、放射治疗、靶向治疗、免疫治疗、介入治疗及氩氦刀治疗（氩氦靶向冷冻治疗）等作为控制症状、延长生存期、提高生活质量的主要手段，在老年肺癌的治疗中得以广泛应用。然而，上述治疗方法均存在多种程度不同的副作用，常常导致治疗无法顺利推进，甚至会造成病情恶化。因此，中医药治疗技术在老年肺癌治疗过程中，因其具有减轻副作用、改善症状、增强免疫力、提高生存质量等方面的优势，受到越来越多的重视，尤其是中医经络理论及实践的发展提供越来越多的循证医学证据用于指导临床实践，针灸治疗也作为补充疗法或综合疗法，被写入了美国胸科医师学会循证临床实践指南。针灸等经络治疗手段因投入低、安全性高、适应证广泛，同时因地域及文化因素，容易被老年肺癌患者接受。据研究，针灸治疗单用或联合治疗肺癌疼痛具有显著疗效，同时，对于放射治疗与化学治疗后免疫低下、白细胞减少等常见副作用均能有效减轻。

（五）老年肺癌的经络治疗和调养

中医理论中用于积块（肿瘤）的治疗方法包括口服汤药、灌肠、外敷、针灸、导引及食疗等。而经络治疗无疑是其中最具特色，且适用性与安全性兼具的疗法。中医经络治疗和调养在有文献记载的历史中已是源远流长。中医典籍中记录了许多针刺治疗局部肿块的案例，如《针灸大成》中记录：“吏部观政李邃麓公，胃旁一痞块如覆杯……详取块中，用以盘针之法，更灸食仓、中脘穴而愈。”《太平圣惠方》中记录：“上管伏梁气状如覆杯，针入八分，得气，先补而后泻之。”可见，古人常用针刺穴道来调理经络之气，而经络之气是五脏六腑、四肢百骸、五官九窍相互联络调节的重要物质。现代研究发现，穴位与周围神经、血管、淋巴管等都有着紧密的联系，通过刺激穴位能够产生特殊的感觉，穴位接受机械刺激后向中枢神经进行刺激传导，从而起到局部和全身的应答反应。据相关研究，这一应答反应于免疫和内分泌系统最为灵敏，而长期反复和规律的刺激能够激活免疫细胞对癌细胞进行吞噬，调节和改善内分泌系统，促进各项生理功能平衡稳定，以改善多种症状。对于恶性肿瘤这类很难治愈的疾病需要考虑长期带瘤生存，机体在供养肿瘤细胞或在接受抗肿瘤治疗的同时，各项功能的弱化和失衡是导致许多症状的元凶。现代医学用于攻击肿瘤细胞的放射治疗与化学治疗常因显著的副作用致使许多病人，尤其是老年患者无法坚持治疗。总结已发表的对于肺癌经络治疗的相关研究成果，也主要集中于放射治疗与化学治疗副反应及癌性疼痛的缓解方面。较有成果和代表性的几个作用如下：

1.改善胃肠道功能

治疗方法中的常规疗法包括电针、耳穴按压、中药穴位贴敷、艾灸等。利用胃复安穴位注射足三里穴，单用或联用均显示对于化学治疗后呕吐具有良好的治疗和预防作用，并可增强止吐药物的作用；以中药穴位贴敷联合耳穴按压治疗化学治疗引起的延迟性呕吐，疗效明显优于常规西药疗法。另有许多相对特殊的疗法，如隔姜灸四花穴（指双侧膈俞穴、双侧胆俞穴）。有研究发现隔姜灸四花穴可以有效改善和预防包括恶心呕吐、精神疲倦、全身乏力、眩晕耳鸣、食欲不振等副作用，改善肺癌病人化学治疗后的营养状态，从而大大改善患者的生存质量、生活质量。

2.改善癌性疼痛

针灸治疗癌性疼痛效果显著，且无毒副作用，在普通针刺与温针灸之间比较，温针灸优于普通针刺，同时西药联用两者疗效均优于单用西药止痛药。常用穴位有足三里、关元、气海、阿是穴等。中药热敷背部经络结合西药止痛治疗效果也优于单用西药止痛治疗，虽然中药热敷结合西药的镇痛起效时间较单用西药治疗较慢，但镇痛持续效果比单用西药治疗持久，安全性良好，且可以提高止痛药效、减少西药止痛药剂量，并减轻不良反应。中药选择以温阳行气止痛药物为主，可采用湿敷、热敷、热奄包治疗等。常用药物有吴茱萸、芥子、麻黄、细辛等。将中药研磨成粉末装在热奄包中加热后，敷在背部经络循行部位，据疼痛部位的不同，也有患者采取仰卧位压在热奄包上，热度以患者感觉舒适为宜。

3.抗骨髓抑制作用

多种经络治疗方法均显示有抗骨髓抑制、提升化学治疗后白细胞水平的作用。其中穴位注射、艾灸及针刺治疗均显示有直接提升白细胞或提高西药升白细胞治疗的作用，并有提升免疫系统应答活性的积极影响。有研究以黄芪注射液穴位注射配合艾条温和灸治疗，对比对照组单纯口服升白细胞药物，结果显示治疗组白细胞计数、T细胞亚群CD3、CD4含量及比值均提高。另有研究予针刺足三里、三阴交、血海、关元、气海穴，联合地塞米松5 mg穴位注射，可以有效增加骨髓活性，减少治疗的整体时间。

4.肺癌实热者宜清热化痰，定喘抗癌

（1）经络治疗。针对实热型肺癌患者，针刺治疗主穴常选风门、肺俞、心俞、尺泽、曲池等穴。配穴：痰热者加丰隆；喘甚者加天突，定喘穴，毫针刺，泻法，每天或隔天一次。

（2）肺癌晚期肺肾两虚者宜益气固本。肺癌晚期患者，常常肺肾两虚，经络治疗主穴常选大椎、身柱、膏肓、气海、肾俞、脾俞、足三里、太渊、太溪等穴，毫针刺，补法，每天或隔天一次，可灸。

近年来，在我国一代代中医，尤其是针灸相关专业基础与临床专家们的不懈努力下，经络治疗得到越来越广泛的关注与应用，针灸治疗也逐渐被更多的学者及临床专家们重视。然而这只是博大精深的中医学一点粗浅的现代运用，更多的精妙与智慧等待更多的现代中医人去挖掘。随着人口老龄化的到来，老年肺癌的发病率正逐年增长，大量的病例必将助推肺癌诊治经验的积累。经络治疗与调养在老年肺癌领域的运用有着广阔的前景，但仍需更多学者及临床工作者在治疗方法与疗效评价等方面作出更多的努力，让经络调养这一古老而神奇的治疗惠及更多人群。

二、老年肝癌

（一）概述

原发性肝癌属于肝脏上皮恶性肿瘤中的一种，是我国第四位常见的恶性肿瘤，位列我国肿瘤致死病因第二位，严重威胁我国居民的生命健康。原发性肝癌通常包括肝细胞癌、肝内胆管癌、肝细胞及胆管混合癌3种类型。我国原发性肝癌90%以上为肝细胞癌，其他两种病理类型的肝癌各占约5%，故本文中讨论的原发性肝癌特指肝细胞癌。

古代中医文献中并无病名为“肝癌”的记载，根据患者症状及体征推断，现代多考虑与文献中“肝积”“臌胀”“癥瘕”“黄疸”“胁痛”“肥气”“积气”等相关。《诸病源候论·积聚候》中记载：“诊得肝积，脉弦而细，两胁下痛。”《灵枢·水胀》中提到：“鼓胀何如？岐伯曰：腹胀身皆大，大与肤胀等也，色苍黄，腹筋起，此其候也。”《素问·脏器法时论》中记载：“肝病者，两胁下痛引少腹。”《素问·六元正纪大论》记载：“溽暑湿热相薄，争于左之上，民病黄瘅而为胕肿。”

《难经》则记录："肝之积，名曰肥气。在左胁下，如覆杯，有头足，久不愈，令人发咳逆，疟，连岁不已。"这些记载均与现代肝癌的症状与体征类似。

（二）现代医学诊断要点

1.临床表现

肝癌的症状主要来自肝癌本身及其肝病背景。肝癌早期缺乏特异性症状，通常5 cm以下的肝癌约70%无症状，临床出现肝区疼痛、腹部肿块、腹胀等表现就医时，说明肿瘤已较大，一般多属中晚期。

（1）肝癌的具体症状表现在以下几个方面：①肝区疼痛：表现为间歇性或持续性的钝痛、胀痛或刺痛，多由肿瘤增大使肝包膜张力增加，或者肝癌结节包膜下破裂或结节破裂出血引起；②食欲减退、消瘦、乏力：食欲减退多与肝功能损害、肿瘤压迫胃肠道等相关，消瘦乏力则可能与进食量少及肿瘤高代谢特点相关；③腹胀：多因肿瘤瘤体过大、腹腔积液或肝功能障碍引起；④发热：热势不规则，多表现为低热，与肿瘤坏死物质吸收或合并感染等因素相关；⑤出血：一般晚期患者多见，主要表现为吐血、便血或其他部位出血；⑥其他症状：低血糖症、红细胞增多症、高钙血症等，可能与肝癌细胞分泌类似激素样物质造成的副肿瘤综合征有关。

（2）肝癌的体征主要有肝大、黄疸、腹水、肝掌、蜘蛛痣、腹壁静脉曲张等。

2.辅助检查

影像学检查：超声、CT、MRI、PET/CT等检查对肝脏占位有重要的临床诊断意义。超声是肝脏检查最常用的手段，可以提示肝脏有无占位、位置、性质、与血管的位置关系等，对与肝囊肿、肝血管瘤等疾病的鉴别有重要作用；CT检查对于肝癌有重要的诊断及鉴别诊断意义，肝细胞癌的典型CT检查表现为"快进快出"现象。

实验室检查如甲胎蛋白（AFP）、癌胚抗原（CEA）等则是肝癌普查、检测随访的重要指标。对于AFP≥400 μg/L超过1个月，或AFP≥200 μg/L持续2个月，排除有妊娠、生殖腺胚胎源性肿瘤、慢性或活动性肝病及消化道肿瘤后，应高度警惕肝癌。血清甲胎蛋白异质体（AFP-L3）、异常凝血酶原（PIVKA-Ⅱ）或血浆游离微小核糖核酸（microRNA）可作为肝癌早期的诊断标志物，尤其是对于AFP阴性的患者。

3.临床诊断

（1）有乙型或丙型病毒性肝炎，或肝硬化者，至少每隔6个月进行1次超声及血清AFP检查，发现肝内直径≤2 cm的结节，动态增强MRI、动态增强CT、超声造影或肝细胞特异性对比剂Gd-EOB-DTRA增强MRI这4项检查中至少2项显示出“快进快出”的肝癌典型特征，即可作出肝癌的临床诊断；对于肝内直径＞2 cm的结节，则上述4项影像检查中只要有1项典型的肝癌特征，即可临床诊断为肝癌。

（2）有乙型或丙型病毒性肝炎，或肝硬化者，发现肝内直径≤2 cm的结节，若上述4种影像学检查中无或只有1项检查有典型肝癌特征，可进行肝脏病灶穿刺或每2~3个月的影像学检查随访并结合血清AFP水平以明确诊断；对于肝内直径＞2cm的结节，上述4种影像学检查无典型肝癌特征，则需进行肝病灶穿刺活检以明确诊断。

（3）有乙型或丙型病毒性肝炎，或肝硬化者，如AFP升高，尤其是持续升高，应进行影像学检查以明确是否为肝癌；如未发现肝内结节，在排除妊娠、慢性或活动性肝病、生殖腺胚胎源性肿瘤及消化道肿瘤的前提下，应密切随访血清AFP水平及每隔2~3个月进行1次影像学复查。

4.病理诊断

肝内或肝外病理学检查证实为原发性肝癌。

目前临床肝癌分期方案有多种，包括中国肝癌分期、巴塞罗那分期、TNM分期、日本肝病学会分期、亚太肝病研究协会分期等，基于我国国情、相关临床实践及研究经验等，推荐采用中国肝癌分期。

（三）肝癌的中医学认识

1.病因病机

肝癌的病因多种多样，全球约75%的肝癌与乙型、丙型病毒性肝炎感染有关。在我国，肝癌的致病因素主要有病毒性肝炎感染（主要是乙肝、丙肝）、食物黄曲霉毒素污染、饮水污染、吸烟、饮酒、遗传因素等。

中医认为，癌病的发生多由于正气内虚、感受邪毒、情志不畅、饮食劳倦、素有旧疾等因素，致使脏腑功能失调，气血津液运行失常，产生气滞、血瘀、湿浊、痰凝等一系列病理变化，搏结于脏腑组织，日久郁积而成。病理属性总属本虚标实，多为因虚致实。初期邪气盛为主而正虚尚不严重，表现为邪正相争；中晚期因癌病本身或其治疗方式耗伤人体气血津液，而极易出现气血亏虚、阴阳两虚等病机的转变，而以正虚为主。

癌病的发生发展，与肝脾肾三脏均有着密不可分的关系。因肝主疏泄，条达一身气机；脾为后天之本，气血生化之源，为气机升降之枢纽；肾为先天之本，主骨生髓，封藏元阴元阳。如因情志不畅，日久可引起气滞血瘀，日渐生成肿块；或因素体脾胃虚弱，或因木克脾土，或因饮食不节，恣食肥甘厚味或纵酒过度，致使脾胃功能受损，气血生化乏源，水湿运化无力，聚而成痰；或郁而化热，湿热蕴结于肝胆；或因“气有余便是火”，肝郁化火，耗伤阴液，肝肾同源，肝阴不足日久损及肾阴，出现气化不利，水湿内停于腹，发为臌胀。

2.辨证分型

辨证分型沿用2019年版《原发性肝癌诊疗规范》，具体分型及辨证要点如下：

（1）肝郁脾虚。主症：上腹部肿块胀闷不适，消瘦乏力，倦怠短气，腹胀纳少，进食后胀甚，口干不喜饮，大便稀溏，小便黄短，甚则出现腹水、黄疸、下肢浮肿等，舌质胖大，舌苔白，脉弦细。

（2）肝胆湿热。主症：头身困重，身目黄染，心烦易怒，发热口渴，口干而苦，胸脘痞闷，胁肋胀痛或灼痛，腹部胀满，胁下痞块，纳呆呕恶，小便短少黄赤，大便秘结或不爽，舌质红，舌苔黄腻，脉弦数或弦滑。

（3）肝热血瘀。主症：上腹部肿块硬如岩石，胀满疼痛拒按，或胸胁疼痛拒按，或胸胁灼热疼痛，烦热，口干唇燥，大便干结，小便黄或短赤，甚则肌肤甲错，舌质红或暗红，舌苔黄厚，脉弦数或弦滑有力。

（4）脾虚湿困。主症：腹大胀满，神疲乏力，身重纳呆，肢重足肿，尿少。口黏不欲饮，时觉恶心，大便稀溏，舌质淡，舌边有齿痕，苔厚腻，脉细弦或滑或濡。

（5）肝肾阴虚。主症：臌胀肢肿，蛙状腹，腹部青筋暴露，四肢消瘦，短气喘促，唇红口干，纳呆，烦躁不眠，溺短便数，甚或循衣摸床，上下血溢，舌质红绛，舌光无苔，脉细数无力，或脉如雀啄。

（四）肝癌的现代医学治疗

肝癌治疗的主要目的是根治肿瘤、延长生存期及减轻患者痛苦，从而改善患者生活质量，强调早期、综合、积极治疗。

常用的治疗手段包括手术切除、肝移植、肝动脉插管和（或）结扎等外科治疗，经肝血管化学治疗栓塞，热疗（射频消融、微波）、冷冻治疗（氩氦、液氮）或瘤内注入（乙醇、醋酸、化学治疗药物、生物制剂）等局部治疗，放射治疗，生物治疗等。肝癌是多因素参与、多阶段形成的疾病，难以找到单一的疗法，故而强调肿瘤的综合与序贯治疗，如不可切除的中期肝癌，综合与序贯治疗可将其中部分转为可切除病灶，延长患者生存期。同时应注重并发症及不良反应的治疗，必要时对症处理。

（五）经络调养在肝癌中的治疗作用

研究发现，肝癌患者经络气血的失衡情况可通过十二经原穴及八脉交会穴的皮肤穴位导电量检测反映，而肝癌患者的经络异常主要表现在与中医学肝、胆、脾、胃、肾、心相关的经脉上。通过对经络气血阴阳的调理，或可对肝癌及其引起的相应症状有缓解及治疗作用。

肝癌经络辨证的理论较为丰富，目前主要根据肝癌患者常见的口苦、消瘦、膨胀等临床症状、体征，结合《灵枢·经脉》中所记载十二经脉“是动则病”及“是主……所生病者”、经络的标本根结、气街等理论进行探讨与梳理，但较为完整、统一的针灸治疗肝癌辨证理论体系中尚未见提及。结合目前所搜集的现代文献，将经络在肝癌中的治疗主要归纳为以下几个方面：

1.抑制癌肿生长

目前针灸仍作为一种辅助治疗癌肿的主要方式，参与现代医学为主导的肝癌综合治疗。临床上较少单用针灸治疗肝癌，多在常规用药的基础上配合针灸治疗或者多种中医药方法联合应用。

黄金昶通过火针瘤体围刺结合辨证用药治疗36例原发性肝癌患者，经治1月后总有效率为61.1%，治疗后患者平均生存时间为30.3个月，火针局部抑瘤效果明显。俞云等通过切脉把握患者脏腑经络虚实，选穴百会、四神聪、中脘、气海、天枢、期门、章门、京门、带脉、外关、阳陵泉、足三里、太冲、阴陵泉、太溪、痞根，以及肿块围针，结合适宜的中西医方法（包括血管介入治疗、分子靶向治疗、化学药物治疗、放射治疗和局部消融治疗等抗癌治疗和中医药辨病辨证治疗等）治疗中晚期肝癌有较好的疗效。熊慧生通过针刺百会、头皮针的双侧胃区、内关、三阴交、肝俞、肾俞、命门及阿是穴辅助肝动脉化学治疗栓塞术治疗原发性肝癌，发现针刺辅助可有效提高原发性肝癌患者的细胞免疫功能及临床疗效，改善患者的生活质量。

2.减轻疼痛

癌性疼痛是中晚期肝癌患者的常见临床表现，多为持续性钝痛、刺痛或胀痛，多因肿瘤生长速度较快，肝包膜张力增加所致。目前对于肝癌疼痛的治疗方式主要包括针对原发病的治疗如手术切除、介入栓塞、放射治疗等手段，以及世界卫生组织（WHO）推荐的疼痛的三阶梯药物疗法。传统医学对肝癌疼痛也早有记载，《外台秘要》所载："腹中有物坚如石，痛如刺，昼夜啼呼，不疗之，百日死……"可认为是对肝癌疼痛较为贴切的描述。中医学认为其病机多为：一则有形实邪阻滞气血经络，不通则痛；二则气血运行失常，脏腑经络失于濡养，不荣则痛。

针刺治疗疼痛历史由来已久，早在《黄帝内经》中就有记载："下引脐两胁痛，引膺中脊内痛，治在燔针劫刺，以知为数，以痛为腧。"而现代研究中，针刺对多种慢性疼痛如神经痛、炎症痛、内脏痛等均可起到较好的镇痛效果，针灸治疗肝癌疼痛具有起效快、疗程短、操作简便安全、副作用少的特点，且较早地写入美国国立综合癌症网络（NCCN）癌痛治疗指南。有研究表明针刺和穴位按压可以有效减轻疼痛并减少止痛药的使用剂量及频次。针对原发性肝癌疼痛的中医病因病机，针灸主要通过其活血化瘀、扶正祛邪、养血和营的作用，使经络通则不痛、荣则不痛，从而起到止痛的作用。

纵观近年的针灸文献报道，对肝癌疼痛的辨证分型的系统归纳与总结并不多见，治疗则多以先取主穴、随证加以配穴。临床文献报道中使用频次及支持度较高的穴位有足三里、内关、肝俞、曲泉、阳陵泉、太冲、心俞等。

3.缓解呃逆

呃逆，现代医学又称为"膈肌痉挛"，表现为气逆上冲动膈，喉间呃呃连声，声短而频，令人不能自止。持续48小时及以上者称为顽固性呃逆。呃逆有时单独出现，也可在其他疾病中兼症而见。

当呃逆反射弧通路中受到任一刺激，均可能引起呃逆。因肝脏与膈肌解剖位置邻近，在肝癌的疾病进展及恶化过程中或如肝癌术后、化学治疗、肝动脉介入栓塞等治疗过程中刺激膈肌和膈神经、迷走神经分支，从而诱发呃逆。现代医学对呃逆的治疗常用解痉、镇静、抑酸、手术直接阻滞膈神经等，但效果往往不甚理想。

古代单字“哕”即指呃逆，最早见于《礼记》。中医认为产生呃逆主要有饮食不节、情志不遂、正气亏虚等多种因素致使邪阻气机，胃气失降、上逆动膈而发病。《黄帝内经》首次提出呃逆的治则治法，如《灵枢·口问》中的“补手太阴，泻足少阴”“肺主为哕，取手太阴”即指出了针刺治疗呃逆的相关理论；而《灵枢·杂病》则提出“以草刺鼻，嚏”“无息而疾迎引之”“大惊之”三种物理疗法。《针灸甲乙经》中也记载有劳宫、少商、天枢、太渊和郄门五穴治疗哕证。现代针灸多根据局部与远端取穴相结合的原理，选择过膈经脉和一些特定腧穴，通过疏通经络、调整气血及脏腑功能而达到治病目的。

常取太冲、足三里、内关、公孙为主穴：太冲为肝经之原穴，功擅疏肝理气；足三里乃胃之下合穴，有和胃降逆之效，与太冲相配以治肝胃不和，气机不畅；内关为心包经之络穴，能畅达三焦之气机；公孙为脾经之络穴，可健脾益气，与内关相配，同为八脉交会穴，通胃、心、胸，达到宽胸利膈，降逆止呃之目的。此外常取用的穴位还有膈俞、上脘、中脘、合谷、攒竹等，并可配合耳针组取穴：膈、神门、胃、肝、交感、皮质下，据研究也有较好的疗效。

4.消减腹水

腹水是晚期肝癌患者的常见体征之一，在中医中属“臌胀”范畴，最早见于《灵枢·水肿》：“鼓胀何如……腹胀身皆大，大与肤胀等也，色苍黄，腹筋起，此其候也。”以腹部胀满如鼓，甚则青筋暴露为主要临床表现。

近年肝癌腹水的中医药临床文献报道中以辨证中药内服治疗居多，但恶性腹水的肝癌晚期患者常伴有恶心、腹胀、食欲不振等消化道症状，中医外治也不失为一种易于接受的方法。临床报道中医外治法主要以中药敷脐最为常见。神阙穴位于脐部，与任脉和督脉相表里，统司诸经百脉，内至脏腑经络，外达四肢百骸、五官九窍乃至皮毛，且脐部局部皮肤菲薄、血管丰富，为药物作用提供解剖学基础，故芒硝等中药可通过神阙穴进入体内而发挥作用。药物多以攻逐水饮、清热泻下及活血行气为主，代表药物有大黄、芒硝等。

三、老年乳腺癌

（一）概述

乳腺癌是乳腺导管上皮细胞在各种内外致癌因素的作用下，失去正常特性，异常增生，以致超过自我修复限度而发生的疾病。临床上以乳腺肿块为主要表现，与其他恶性肿瘤相比，乳腺癌具有发病率高、侵袭性强但病情进展缓慢、自然生存期长等特点。

我国乳腺癌的发病率居女性肿瘤之首。而且随着乳腺癌发病年龄的延迟及人口结构的老龄化，老年患者已成为乳腺癌患者中的主要人群。在我国，16.4%~25%的乳腺癌患者年龄在65岁以上。国家癌症中心(NCC) 数据显示我国老年晚期乳腺癌的中位总生存期较非老年患者明显缩短，这一结果和美国国立癌症研究所监测、流行病学和结果（SEER）数据库中美国老年患者具有相似特征。

（二）现代医学对乳腺癌的认识

1.病因学

目前乳腺癌的病因并没有完全弄清楚，能够引起其发病的各种危险因素都仍在探索之中。大多数学者认为乳腺癌是多因素综合作用的结果。乳腺癌发病的高危因素包括月经初潮早、头胎生育年龄晚、绝经年龄晚、有乳腺癌家族史、有乳腺良性疾病病史等，而与乳腺癌发病相关的其他因素更为广泛，包括生活习惯、饮食偏好、精神因素、肥胖、哺乳、药物、病毒、放射线等诸多因素。

2.老年乳腺癌病理生理学特点

相较于其他年龄段的患者，老年乳腺癌患者无论是临床特征还是病理特征上均具有其特异性，如临床分期较晚、多伴有基础疾病、乳腺癌致死率较低等。如前所述，老年乳腺癌患者具有独特的生物学特征，具体表现为卵巢功能减退、肿瘤生长缓慢、侵袭性较弱等。同时，老年患者常伴有多种基础疾病，如高血压、糖尿病、冠心病等。上述基础疾病及相对较差的一般情况可导致患者预期寿命短于其他年龄组患者。老年乳腺癌患者死因的回顾性分析显示，心血管系统疾病致死位居首位。且乳腺癌的复发率常随着年龄的增长而增高，说明伴随疾病较多是老年乳腺癌的一个特点，同时也降低了老年乳腺癌的手术治疗率。

3.临床表现

老年乳腺癌的临床表现与其他年龄段的临床表现并无太大差异，多发生于乳房的外上象限，其次是乳晕、乳头和内上象限。主要症状为乳房内有肿块、乳房疼痛、乳头溢液、乳头及乳房皮肤的改变等。也有一些特殊类型的乳腺癌，如炎性乳腺癌，但临床并不多见，且老年患者中也不常见。

4.诊断及鉴别诊断

（1）体格检查。乳腺的体格检查有视诊、触诊两个部分。检查时患者正坐或站立，将两侧乳房完全显露，做详细对比。

视诊时应注意乳房有无体积变化、乳头有无内缩和抬高、乳房皮肤有无改变，弥散性癌患者的乳房皮肤发红，类似急性乳腺炎。一般早期乳癌患者的皮肤即显现凹陷，让患者高举双臂或用手抬高乳房时凹陷部分更为明显。

触诊时主要注意肿瘤的位置及大小、肿瘤的硬度及表面形态、肿瘤与皮肤是否粘连、肿瘤与胸肌及筋膜是否固定、局部淋巴结是否肿大及其情况等。

（2）影像学诊断。影像学方法是检测乳腺癌的重要手段，可以发现无临床症状和体征的早期乳腺癌。常用的影像学方法是乳腺X线摄影、超声和磁共振成像（MRI）。

在影像学表现方面，老年乳腺癌和中青年乳腺癌相较并无太大差别。在影像学检查方面，由于老年人乳腺实质退化，使得乳腺内部构成成分发生变化，相对脂肪增多，乳腺X线摄影更有利于检出乳腺病灶。同时，也避免了在MRI动态增强序列图像上由于实质强化而对乳腺癌病灶的干扰，有利于微小乳腺癌病变的检出。乳腺X线摄影可以辨认直径小至2 mm的恶性钙化点，也能观察到乳腺肿块、非对称致密、结构扭曲及其他征象，结合临床，对乳腺癌作出诊断与鉴别诊断。乳腺超声是另一乳腺检查的重要手段，无放射线是其优点，可以观测到乳腺肿块，区分是含液体还是实体性，结合多普勒超声还可判断病变血流状态，特别适用于致密性乳腺的检查。MRI则是乳腺X线摄影的重要补充，尤其是对致密乳腺、放置过假体的乳腺、确定肿瘤侵犯范围、判断术后瘢痕或肿瘤复发、了解肿瘤治疗后效果具有重要的临床价值。

有关老年乳腺癌的研究表明，与通过临床医生体检及患者自检发现的乳腺癌相比，对75岁及以上患者采用X线摄影可以更早得到诊断，更少采用复杂治疗，存活率也更高。近年兴起的乳腺X线断层融合、对比增强能谱乳腺摄影技术及超声、MRI中的一些新技术都已应用于老年乳腺癌研究。

（3）细胞学及组织活检。细胞学及组织活检有两种方式：针吸细胞学检查和组织活检。针吸细胞学检查是应用细针（直径0.7~0.9 mm）在肿块内不同方向穿刺吸出组织液内含有的细胞做检查。过去应用粗针取出一条组织（针刺活检），由于其促使癌细胞血行扩散的可能性，已被弃用。针吸细胞学检查诊断乳腺癌的正确率达80%以上，其损伤小而安全性大，但对于直径小于1 cm的乳腺癌不易取到标本。

当针吸细胞学检查的结果为阴性，而临床上仍怀疑为乳腺癌时，则可行切除活检。行切除活检时应将肿块全部切除，然后从肿瘤中取出一块组织来做检查（切取活检）。鉴于切除活检时，即使距肿瘤边缘有一定距离，仍有可能将癌肿周围的浸润切开，促使癌细胞进入血管内，因此，切除活检要与乳癌根治切除术紧密衔接，并需做快速的冻结切片，同时预先做好根治切除术的一切准备。如果病理报告为恶性肿瘤，应立即继续行根治切除术。冻结切片的诊断虽不及石蜡切片，但可达到95%以上的正确性。如果冻结切片的诊断不够明确，可暂将切口缝合，等待石蜡切片的结果，再做最后处理。在没有冻结切片设备时，应争取早日获得病理报告，时间越早越好。

（4）鉴别诊断。乳腺癌应主要与乳腺纤维腺瘤和纤维囊性乳腺病相鉴别。

乳腺纤维腺瘤是由乳腺小叶内的纤维细胞对雌激素敏感型异常增高引起的，好发于20～25岁女性或更年轻者。乳腺纤维腺瘤大多数为单发，少数多发。临床表现除了肿块一般无其他自觉不适，与月经周期关系不大，肿块可以长期存在，大小变化不大。可以行常规超声检查。治疗以在妊娠前手术切除较好，以防恶变或者妊娠期加重病情。药物治疗目前尚无确切效果。

纤维囊性乳腺病是由于内分泌紊乱引起的疾病，属于乳腺退行性病变，多发于中年女性。表现为与月经周期相关的乳房胀痛和肿块，疼痛程度和肿块大小可以有变化，一般是月经前加重，来潮后减轻或消失。但此病乳房肿块触摸多模糊不清，没有明确的界限，多是双侧乳房弥漫性增厚。

（三）中医对乳腺癌的认识

在历代中医文献中，乳腺癌的症状类似于“乳岩”“乳石痈”“石奶”“翻石花”“乳痞”“乳毒”等。其病因可分为内因和外因两方面。内因主要有两方面：一是情志不舒，肝郁犯脾，脾失健运，加之喜食肥甘厚味，致使痰湿内生，气滞、血瘀、痰湿相互搏结，则成乳岩；二是肝肾亏虚，因年事已高或房劳过度等，导致冲任失调、气血不足，气血经络运行不畅，以致气滞血瘀阻于乳络而致病。外因主要为感受外邪，如风寒之气，邪气客于经络，导致气血运行滞涩，从而结聚成乳岩。

“扶正祛邪”是中医治疗乳腺癌的宗旨和总则，此病与肝、脾、肾三脏及冲任二脉关系最为密切。正虚为乳腺癌致病之本，老年患者年事已高，肝肾亏虚，冲任失调，故治疗应以滋补肝肾、调理冲任为主；气滞、血瘀、痰湿为本病之标，故治疗时应兼以行气导滞、祛湿化痰、活血化瘀等为主。

乳房位处胸胁，根据脏腑经络学说，足厥阴肝经布络于胸胁，女性乳头为肝经所属，乳汁的分泌、控制则和肝胃密切相关，肝主疏泄，若肝气不舒，疏泄不利，肝郁气滞则可能引发乳房的疾病，若气血运行不利，致瘀致郁，则可发展成乳腺结节甚至乳腺癌。乳房为足阳明胃经所司，《黄帝内经》曰：“其直者，从缺盆下乳内廉，下夹脐，入气街中。”脾经络胃上膈，“脾之大络，名曰大包，出渊腋下三寸，布胸胁”，故若因肝郁克脾土或脾胃虚弱等原因导致脾失健运，津液输布失度，则会聚湿成痰，痰浊结于乳房而致病。《奇经八脉考》中有：“冲脉起于少腹之内胞中……至胸中而散。”冲脉上行于头，下行于足，贯穿全身，通受十二经之气血，是总领诸经气血之要冲，故有“十二经脉之海”“血海”之称；任脉循行于腹部，与阴经及阴维脉交会，统任诸阴脉之间的联系，故称之为“阴脉之海”。冲任之气血，上行为乳，下行为经，上下连通，所以乳房的生理受冲任二脉的直接调控，其疾病的发生发展也与此二脉经气的亏损、失调密切相关。

（四）老年乳腺癌的中西医治疗

1.现代医学治疗

老年乳腺癌的现代医学治疗方式仍然以外科手术治疗为主，以及术后的辅助内分泌治疗、辅助化学治疗等。对于晚期转移性老年乳腺癌，治疗目标则是提高患者的生存质量，最大限度地维持患者的生理功能、改善现有的症状及给予患者系统的姑息治疗，经治疗仍能获得较好的生活质量，生存期也有适度改善。

与早期乳腺癌一样，肿瘤类型可指导老年转移性乳腺癌的治疗。内分泌治疗是HER-2阳性转移性疾病的一种选择。当肿瘤为HER-2阳性时，应当采用抗HER-2治疗，或加入到内分泌或化学治疗中。对于HER-2阴性的转移性乳腺癌而言，化学治疗则比较合适，且可改善生存期。对于ER和（或）PR阳性的晚期患者，因其生物学特性，可首选内分泌治疗。老年乳腺癌的激素受体较高，随着年龄的增长，ER表达逐渐增加，因此内分泌治疗在老年乳腺癌的综合治疗中占有重要地位。超过80%的老年乳腺癌患者激素受体为阳性，因此老年患者是抗雌激素治疗的主要受益人，抗雌激素治疗可显著降低老年乳腺癌患者的复发率和病死率。

一方面，放射治疗也是乳腺癌重要的局部治疗手段，但是对于老年乳腺癌患者，要综合考虑放疗的利弊，在同等分期和分子分型下，老年患者的复发风险往往低于低年龄患者；另一方面，乳腺癌患者放射治疗后期损伤中，对生存率最有影响的放射性心脏损伤，也在老年患者中容易表现出来，放射性肺损伤、皮肤软组织损伤的修复等在老年患者中的处理也相对困难。

HER2阳性乳腺癌术后应用曲妥珠单抗治疗1年能够明显改善无病生存期。但是这些研究纳入老年患者很少，且心脏功能不佳的患者全部排除在研究之外，因此老年患者接受曲妥珠单抗治疗需要谨慎。

2.乳腺癌术前的中医辨证论治

（1）肝郁痰凝证。临床表现：情志抑郁，或性情急躁，胸胁胀满，或伴经前期乳房胀痛或少腹胀痛。乳房肿块皮色不变，舌质淡，苔薄，脉弦。治法：疏肝解郁，健脾化痰。

（2）冲任失调证。临床表现：月经紊乱，经前乳房胀痛，或婚后从未生育，或多次流产史，舌质淡，苔薄，脉弦细。治法：调摄冲任。

（3）肝郁气滞证。临床表现：乳房内单发肿块，或结块如石，伴或不伴胀痛，两胁胀痛，易怒易躁，胸胁苦满，饮食不振，舌红有瘀点，舌苔薄黄或薄白，脉弦有力。治法：疏肝解郁，理气散结。

（4）毒热蕴结证。临床表现：心烦发热或身微热，乳房肿块红硬增大，溃烂疼痛，有恶臭，便干尿黄，口苦咽干，头痛失眠，面红目赤，舌质红绛，无苔，脉滑数有力。治法：清热解毒。

（5）正虚毒炽证。临床表现：肿块扩大，溃后愈坚，渗流血水，不痛或剧痛，精神萎靡，面色晦暗或苍白，饮食少进，心悸失眠，舌紫或有瘀斑，苔黄，脉弱无力。治法：补养气血，托毒透邪。

3.术后放化学治疗中或放化学治疗后的中医辨证论治

（1）气血亏虚证。临床表现：神疲懒言，头晕耳鸣，倦怠乏力，形体消瘦，心悸气短，面色淡白或萎黄，唇甲色淡，夜寐不安，少气懒言，舌质黯淡，苔薄，脉细或细弱，沉细，无力。治法：补气养血。

（2）气滞血瘀证。临床表现：胸胁胀闷，走窜疼痛，性情急躁或抑郁；胁下痞块，坚硬不移；口唇爪甲青紫，肌肤甲错；口渴但欲漱水不欲咽；皮肤紫斑，肌表有丝状血缕，腹部青筋外露，或下肢青筋胀痛；大便色黑如柏油；痛经，经血色紫暗夹有血块；指甲或唇舌紫暗，舌质紫暗或有瘀斑瘀点，舌苔薄润，脉细涩或沉涩，或结代。治法：活血化瘀，行气止痛。

（3）肝肾阴虚证。临床表现：经事紊乱，伴有腰膝酸软，头晕目眩耳鸣，身倦乏力，舌质暗，苔薄，脉弦细或无力。治法：滋补肝肾。

（4）阴虚内热证。临床表现：月经紊乱，头目晕眩，耳鸣，哄热汗出，五心烦热，腰膝酸软，皮肤干燥，舌红少苔，脉细数。治法：滋阴清热。

（5）气阴两虚证。临床表现：神疲乏力，少气懒言，口干，纳呆，干咳少痰或痰中带血，胸闷气短，面色淡白或晦滞，舌淡红或胖，苔白干或无苔，脉细或细数。多见于放射线损伤后期，或迁延不愈，损伤正气者。治法：益气养阴。

4.乳腺癌内分泌治疗中的中医辨证论治

（1）肝肾阴虚证。临床表现：潮热，盗汗，腰膝酸软，五心烦热，耳鸣，善忘，失眠，多梦，体倦乏力，舌红，少苔，脉细数。治法：补益肝肾。

（2）脾肾阳虚证。临床表现：食少，纳呆，脘腹胀痛，口淡不渴，少气懒言，倦怠乏力，面色㿠白，畏寒肢冷，腰膝酸软，白带增多，小便清长，夜尿频多，大便不实，舌胖大，舌色淡白，脉沉迟。治法：温阳健脾益肾。

（3）肝郁气滞证。临床表现：精神抑郁，烦躁易怒，口干口苦，头晕目眩，胸闷胁胀，月经延迟，或有痛经，舌淡红，苔薄黄，脉弦涩。治法：疏肝解郁，理气散结。

（五）经络调养在乳腺癌中的应用

乳腺癌患者在患病后及诊治过程中可能会出现上肢淋巴水肿、恶心、呕吐、抑郁、癌因性疲乏等症状。大量研究表明，以经络理论为基础的中医治疗能够有效改善此类症状。因对于上肢淋巴水肿、恶心、呕吐、抑郁、癌因性疲乏等本书下一篇有较为详细的论述，在此不作赘述。经络调养在乳腺癌中主要涉及的方法如下：

1.针灸

主穴：屋翳、乳根、膻中、天宗、肩井、期门。

配穴：肝郁气滞者加肝俞、太冲；痰浊凝滞者加丰隆、中脘；肝郁痰凝者加太冲、期门；冲任失调者加关元、三阴交；血瘀者可加血海、膈俞；脾肾两虚者可加足三里、三阴交、太溪、脾俞、肾俞。

操作要点：毫针刺，平补平泻法，阳虚者可在背俞穴加灸法。若患者存在手术瘢痕或者放射治疗后皮肤损伤，请避开此类区域的穴位，另选其他穴位。

2.耳穴压丸

主穴：乳腺、内分泌、肝、胸。

配穴：子宫、卵巢、脾、胃、肾。

操作要点：主穴和配穴共取4～5穴。先将外耳廓擦净，将王不留行籽置于0.6 cm×0.6 cm的胶布上，将药籽对准穴位，将胶布贴紧。每天按压4～6次，每次不少于5分钟。每隔3天交替贴压1次，10次为1个疗程。

3.艾灸

主穴：膺乳、膻中、大椎、足三里。

操作要点：艾条悬灸，每个穴位灸10～15分钟，21天为1个疗程。

4.刮痧

部位：足太阳膀胱经。

操作要点：患者取俯卧位，操作者采用刮痧板配合润滑介质，从大杼穴开始（避开头发）刮拭背部两侧膀胱经，刮痧板与皮肤呈45°夹角，从上往下，从内到外，先轻后重，先慢后快，在双侧肝俞、胆俞区域采用泻法加重力量快速向外刮拭。循经刮痧重点穴位依次为大杼、风门、肺俞、厥阴俞、心俞、膈俞、肝俞、胆俞、脾俞、胃俞、肾俞、大肠俞、小肠俞、上髎、次髎、中髎、下髎、会阳、承扶、殷门、委阳、承山、飞扬。操作者刮痧力度应为先轻后重，中等强度，操作时间20分钟左右，以患者感觉轻微疼痛但能忍受，治疗结束后患者肝俞、胆俞穴附近出现中等片状的紫黑色斑痧为度。每周1次，5次为1个疗程。

5.穴位贴敷

穴位：乳根、天宗、缺盆。

药物：三棱、莪术、冰片、蒲公英、皂角刺、乳香、没药、瓜蒌、阿魏各等份，上述药物研成细粉后按1∶1的比例加入凡士林调匀，制成直径1 cm、厚0.5 cm的圆形药饼。

操作要点：患者取坐位或站立位，将药饼用胶布固定于穴位，根据选药和皮肤敏感程度，固定6～24小时，以皮肤发热、发红，但不起疱为度。

6.中药浴足

浴足方：黄芩15 g，牛蒡子30 g，茯苓40 g，升麻9 g，羌活9 g，独活9 g，防风10 g，荆芥6 g，紫苏叶10 g，松节10 g。

操作要点：用1 000 mL清水煎煮取汁，当温度降低至37～42℃时进行泡脚，化学治疗前3日每日1剂，每次泡脚20～30分钟，连续3天，以微微出汗为度，不可过度发汗。

四、老年食管癌

（一）概述

食管癌是指起源于食管黏膜上皮的一类恶性肿瘤，分为食管鳞状上皮细胞癌和食管腺癌，其中我国以鳞癌最为常见，约占90%。食管癌早期常无明显临床表现，发现时多已处于中晚期，有症状时大多已出现远处转移。食管癌作为世界十大高发肿瘤之一，其发病率居第8位，死亡率居第6位，总体 5 年生存率小于20%。

（二）现代医学对食管癌的认识

1.诊断标准

（1）症状。早期主要表现为吞咽时轻微哽噎感，胸骨后隐痛、灼热或胀闷不适，吞咽时食管内异物感。中期伴持续性钝痛，进行性吞咽困难，呕吐，消瘦乏力等。晚期则易并发食管穿孔，若致纵隔炎可有持续高热、咳嗽、胸痛、脉滑数等，穿入气管则进食时呛咳食物，穿入大血管可大量呕血、声嘶、便血等。

（2）体征。短时间内无法正常进食，极易出现消瘦、体重减轻、贫血、锁骨上窝淋巴结肿大等，若肝转移则肝肿大，腹腔转移则出现腹水等。

（3）辅助检查。①X线钡餐检查：食管黏膜紊乱，食管壁僵硬，充盈缺损或狭窄，蠕动减弱，周围软组织受侵和阴影等。②食管CT扫描检查：正常食管与邻近器官分界清楚，食管壁厚度不超过5 mm，如食管壁厚度增加，与周围器官分界模糊，则表示食管病变存在。③食管镜检查：局部黏膜增厚增粗，表面糜烂，浅表溃疡，易出血，新生物及管腔狭窄等。④病理组织学诊断：食管镜检查时活检，肿大淋巴结活检，病理组织学确诊为食管癌。

2.病因及发病机制

经过国内外学者的大量研究探索，目前普遍认为食管癌的发生是由多因素、多基因、多阶段的复杂过程而导致的，确切病因仍无定论，但考虑与以下几个因素有关：一是环境因素，环境因素是主要因素，包括气候、煤矿、农肥、河流分布、地质样貌、胺类及酰胺类前体物降解等，故食管癌在癌症发病学上地理差异最为明显，我国高发地区较为集中，以河南、河北和山西为中心的太行山一带为主；二是营养因素，部分研究显示，过多摄入脂肪会显著增加食管腺癌发病风险，纤维素、β-胡萝卜素、维生素C、叶酸则为食管癌的保护素因素，而过多摄入动物蛋白、维生素B_{12}、胆固醇会增加食管癌的发病风险；三是不良生活习惯，吸烟饮酒是食管癌的危险因素，烟草中所含的N-亚硝基化合物、芳香族胺、多聚芳香族碳氢化合物、多种醛类物质与食管癌有关，而乙醇则具有一定的促癌作用，除此之外，长期饮食过烫会造成食管局部的炎症和热刺激，可能成为促进因素；四是遗传易感性，此因素国内外均存在较大争议，国内有些研究认为遗传因素在食管癌中起到一定作用，例如在高低发病区域均存在食管癌家族聚集现象，或许是患者具有共同的遗传易感背景，抑或患者亲属共同暴露于特定的环境中，如相同的膳食结构等；五是其他因素，肥胖、胃食管反流、幽门螺杆菌感染等，都被部分研究证实与食管癌发病有关。

（三）现代医学治疗现状

目前尚无彻底根治食管癌的方法，临床主要依靠手术和放射治疗与化学治疗。早期切除可达根治效果，能有效缓解症状，改善预后，但大多数发现后已处于癌症晚期，很难实施根治术，多采用姑息放射治疗、化学治疗及其他对症支持治疗。当食管癌患者出现不能进食、食管狭窄或伴有食管瘘时，可采用内镜下支架植入术以缓解食管梗阻。但许多治疗目的仅是缓解、改善症状以减轻患者痛苦，因此延长患者生存时间及提高生活质量成为治疗的关键。

（四）中医对食管癌的认识

1.病因病机

根据食管癌吞咽困难、胸骨后不适感、食入即吐等症状，中医将其归为“噎膈”范畴。最早记载见于《黄帝内经》中的“饮食不下，膈咽不通，食则呕”“膈咽不通，食饮不下”“隔塞闭绝，上下不通”，与食管癌进食不顺畅，食入即吐的典型症状相符合，并指出其病位是“鬲（膈）咽”。后代医家在此理论基础上又进一步进行阐述，如巢元方《诸病源候论·噎候》、严用和《济生方》、张璐《千金方衍义》、朱丹溪《局方发挥》、孙一奎《医旨绪余》、赵献可《医贯》等，均结合自己的理解及临床实践，完善了噎膈的理论体系。

中医认为，食管癌多因饮食内伤、情志失调、正气亏虚、脏腑功能失调等几个方面相互影响、互为因果，形成气滞、痰阻、血瘀相互搏结，阻滞食道，胃之通降受阻，饮食难下，食入复出等。随着病情进一步进展，耗血伤津，肾精耗损，脾失化源，成噎膈重症。其病位在食道，属胃气所主，所以病变脏腑关键在胃，又与肝、脾、肾密切相关，因三脏与胃、食道皆有经络联系，脾为胃行其津液，若脾失健运，可聚湿生痰，阻于食道。胃气之和降，有赖于肝之条达，若肝失疏泄，则可导致胃失和降，气机郁滞，甚则气滞血瘀，食道狭窄，发为噎膈。肝脾肾功能失调，导致气、痰、血互结，津枯血燥，或痰浊壅滞而致的食管狭窄、食道干涩是噎膈的基本病机。日久，则导致胃气大败，气血乏源，阴阳俱损而肝肾枯竭。

2.辨证分型

证型是疾病发生和演变过程中本质的反应，辨证论治是中医的基本治则，对食管癌患者进行分型治疗，是中医药治疗食管癌的关键。目前食管癌辨证分型标准并未统一，近代医家根据自身临床经验对分型有各自的见解。刘嘉湘教授根据食管癌不同时期病机的演化将其分为痰气互结、气滞血瘀、脾虚痰湿、津亏热结证型，其临床治疗原则分别为：健脾益气扶正、疏肝理气通降、滋阴生津、泻热散结和软坚化痰、行气散瘀，局部病机是痰气交阻，治可疏肝理气，而晚期或放射治疗后证型主要为阴津枯竭、热毒内结，正气亏虚则贯穿整个发病过程中。张代钊教授从食管癌“噎、吐”的病机辨证中得出“痰”“气”“瘀”“热”4种病因，具体辨证分为痰湿壅盛、肝郁气滞、血瘀毒盛、热毒伤阴，其认为气虚既可以导致气滞血瘀，也会导致气化失常，津停痰阻，故痰瘀互结，阴津耗伤，形成阴虚血虚、气血两亏之证。刘沈林教授辨证治疗食管癌的常见证型有胃阴受损、痰瘀交阻、胃气上逆证，由于患者多数已行手术、放射治疗或化学治疗等治疗，常见局部疼痛，痰涎壅盛，此为痰瘀交阻，气滞阴伤，临床上可使用甘凉濡润法以滋养胃阴、和降胃气，合以化痰散瘀法散癌消肿。近年来，有学者通过收录中医诊治食管癌文献对中医辨证论治规律进行探讨，司富春等对1979.1—2011.12中国期刊数据库共151篇相关文献进行分析，统计得出食管癌证型 13个，其中痰气交阻、气虚阳微、痰瘀互结、气滞血瘀、脾虚气滞最为常见。姜欣对各大医家辨证分型进行探讨，认为噎膈多归因于虚、郁、痰、热。对于食管癌的辨证，虽然各个医家的主张存在差异，但是不离4种常见证型，即痰气交阻、痰瘀互结、热毒伤阴、气血亏虚，治疗的方法多是扶正固本、理气行滞、涤痰化湿、清热散结等。

以下为中华中医药学会的《肿瘤中医诊疗指南》一书中关于食管癌中医辨证分型的标准，分为痰气互阻证、血瘀痰滞证、阴虚内热证、气虚阳微证。

（1）痰气互阻证。吞咽时有梗塞感，胸脘痞满，情绪不舒时可加重，泛吐痰涎，口干咽燥，嗳气呃逆。舌质偏红，苔薄腻，脉弦细而滑。

（2）血瘀痰滞证。胸骨后刺痛，痛有定处，咽食梗阻不畅，或食后即吐，或呕吐痰涎，或呕出物如赤豆汁，大便干结，坚如羊屎，形体更为消瘦，肌肤枯燥，面色晦滞。舌有紫斑，苔腻，脉细涩。

（3）阴虚内热证。吞咽梗涩，胸膈灼痛，固体食物难咽，但汤水可下，形体日渐消瘦，口渴喜饮，大便干结，五心烦热，潮热盗汗。舌红少苔，或带裂纹，脉弦细数。

（4）气虚阳微证。晚期食管癌，长期饮食不下，汤水难进，乏力疲惫，形寒气短，泛吐清涎，面浮肢肿，脘腹胀大，面色灰白。

（五）经络调养在食管癌中的应用

目前食管癌的治疗虽以西医治疗为主，但从经络方面对食管癌患者整体进行调养，可使患者的生存期延长，自觉症状好转，提高生活质量。作为中医药辅助治疗，为中西医结合治疗食管癌提供新思路。

1.针刺治疗

唐代《黄帝明堂灸经》中有使用灸法治疗噎疾的记载，黄帝问岐伯曰："凡人患噎疾，百味珍馐不能而食者，灸何穴而立得其愈？"岐伯答曰："夫人噎病者万般：一曰气噎，二曰忧噎，三曰食噎，四曰劳噎，五曰思噎……在第七椎下两旁各一寸半；思噎，灸天府，在腋下三寸。"其根据不同病因病机，选择相应的穴位进行艾灸治疗，对后世治疗食管癌选穴有重要的指导意义。张介宾《类经图翼·针灸要览·诸证灸法要穴》中提出："（诸膈证）心俞（七壮）膈俞（七壮）、膏肓（百壮，以多为佳）、脾俞、膻中（七壮）……（思虑噎）神门、脾俞。"说明其在运用腧穴主治特性外，根据辨证联合使用配穴，以达到更好的疗效。朱橚在《普济方针灸》中提到："……灸中治忧噎，灸心俞治食噎，灸乳根治劳噎……"许氏云："此穴一针四效"，是将针刺与灸法相结合，以达到和脾胃、促进饮食的目的。

针刺作为中医药治疗中的重要手段，以其"内病外治"的特点，以通经络、调气血、和脏腑、平阴阳来治疗疾病，现代医家在前人的思想上，根据临床经验，总结出针灸治疗方案。黄金昶教授认为食管应归属于阳明经，手足阳明经在口周围相互联络，而任督二脉也是在此相互联系的。由此可见，食管癌和任督二脉失调有密切联系。因此调理任督二脉的升降，对食管癌的治疗具有重要的意义，故主张选穴：承浆、廉泉、天突、膻中、巨阙、上中、下脘、气海、关元、大椎、至阳、脊中等穴位，采用泻法，每天或隔天1次，每次留针15分钟，可配合电针及刺血拔罐等外治方法，加强刺激作用。俞云教授则提倡切脉针灸，通过切脉，配合望诊、问诊、经络诊察等，在十大辨证论治体系的指导下，定出针刺穴位次序。下针后立即切脉知针刺后体内的反应，以灵活及时地调整取穴补泻，主穴：巨阙、上脘、中脘、下脘、天鼎、内关、足三里、厥阴俞、膈俞、脾俞；配穴：兼气滞痰湿者，可配璇玑、阴陵泉、膻中、丰隆；瘀血内结者配合谷、曲池、血海；阴亏热结者配三阴交、太溪；阳气虚微者配关元、气海等。刘文健等对食管癌术后患者采用合募配穴法，取穴：足三里、上巨虚、下巨虚、天枢、中脘，发现针刺治疗后胃肠功能恢复时间更短，针刺治疗可有效改善腹胀，促进术后恢复。张惠玲等则认为针刺作为被国内外广泛认可的镇痛疗法之一，可在癌痛治疗中发挥作用，针刺取穴：双侧合谷、足三里、三阴交、涌泉及百会、人中等。

2.灸法

灸法是在食管癌患者经络调养方面运用较多的治疗方法，中医认为艾灸可通过温补阳气、健脾益肾，达到刺激骨髓造血、升高外周血白细胞等作用。许梦娜等在常规放射治疗的基础上加用雷火灸，选穴：双侧肺俞、膏肓、足三里，与单纯放射治疗相比，前者生活质量调查表（QLQ-C30）生存质量评分、卡氏（KPS）评分升高更明显，雷火灸可改善食管癌放疗患者的生存质量，具有较好的远期疗效。丁勤能等的研究证明治疗组（放射治疗+艾灸）比对照组（单纯放射治疗）更能保护血细胞，能明显提高患者的白细胞计数，防止骨髓抑制的发生，增强患者的免疫功能。李秋荐等运用温和灸治疗放射治疗与化学治疗后白细胞减少症，研究结果表明温和灸可以提高白细胞计数和红细胞计数，成为临床中经济有效的治疗方法。

3.穴位注射

目前穴位注射多用于缓解食管癌患者消化道症状。梁晶等认为足三里是足阳明胃经的大穴，具有通调腑气、降逆止吐、补益胃气的功能，故胃复安进行足三里穴位注射与胃复安臀部肌内注射进行比较，发现前者更能有效缓解化学治疗引起的恶心、呕吐。王文静在对照组TCF联合化学治疗方案的基础上加用穴位注射，主穴为足三里、三阴交，兼有吞酸者配阳陵泉，腹胀者配下巨虚，药品可选择甲氧氯普胺、氯丙嗪、地塞米松、维生素B_6其中一种，每日注射1次，发现其能有效缓解患者不同时段恶心、呕吐及食欲减退的程度，两组在KPS评分中具有统计学差异，穴位注射是维护患者生存质量的可选方案。

五、老年胃癌

（一）概述

现代医学认为，胃癌的发生与饮食、环境、遗传及胃部病变等相关致病因素密切相关。老年胃癌多属进展期胃癌，癌细胞已侵犯胃壁肌层、浆膜层或浆膜外，一般分为息肉样、溃疡型、溃疡浸润型、弥漫浸润型4种类型。由于胃黏膜上皮细胞种类多样，不同细胞发生恶变可表现出不同的形态，因而胃癌组织学分型较为复杂。临床上胃癌组织学分型通常包括腺癌（包括乳头状腺癌、黏膜腺癌、印戒细胞癌等）、腺鳞癌、鳞癌、类癌及未分化癌等。

不同于早期胃癌，多数老年胃癌患者均有不同程度的症状表现。上腹部疼痛，或剑突下胀闷不适是老年胃癌最常见的症状，食欲减退、消瘦乏力也是老年胃癌患者晚期常见的症状。由于胃癌缺乏特异性，很容易被忽略，通常直到引发贫血、恶病质等并发症后才被发现。贲门部肿瘤可导致患者吞咽困难、食入即吐，幽门部肿瘤可致幽门梗阻，引起恶心呕吐。当肿瘤引起胃黏膜溃疡时也可出现少量便血或呕血，当癌灶侵及较大血管或胃壁黏膜下层时则表现为大量黑便或呕血。老年胃癌早期大多无任何相关体征出现，晚期胃癌患者上腹部可触及肿块，末期则可在剑突下触及肿块，并可有压痛，痛处固定，另外还可见到左侧锁骨上窝肿大的淋巴结等。

（二）现代医学诊断标准

胃癌的诊断中，X线、CT等影像检查，消化内镜及实验室检查是十分重要的方式，但病理学诊断才是最终确诊依据。

1.临床表现

主要表现为上腹部疼痛且痛处不移、进食困难、恶心呕吐等，晚期胃癌患者因癌细胞的淋巴转移，通常会出现左侧锁骨上窝淋巴结肿大。

2.辅助检查

（1）影像学检查：X线检查可将晚期胃癌区分为蕈伞型、局部溃疡型、浸润溃疡型及弥漫浸润型，X线检查能够明确诊断癌灶浸润深度及范围，并能判断区域淋巴结受侵情况及有无远处转移，超声检查的价值更多地体现在协助诊断癌细胞的转移状况。

（2）胃镜检查：胃镜能对胃的各个位置进行观察和摄影，并可取活检，能准确观察患者癌灶的变化。

（3）粪便隐血：约超过70%的胃癌患者粪便隐血试验阳性。

（4）实验室检查：包括癌胚抗原（CEA）等各类糖蛋白抗原。

（5）病理学检查：包括针吸细胞学检查，浅表肿块或淋巴结活检，脱落细胞学和开腹检查等。

（三）中医学对胃癌的认识

根据胃癌的症状体征，其在中医学中可属于“噎膈”“反胃”“癥瘕”“积聚”“伏梁”“心腹痞”“胃脘痛”等的范畴。《素问·通评虚实论》中提到：“隔塞闭绝，上下不通。”《金匮要略·呕吐哕下利病脉证治》中说：“脉弦者，虚也，胃气无余，朝食暮吐，变为胃反。”而更多的学者则以为古人所谓“心之积”的“伏梁”，在很大程度上就是现今部分胃恶性肿瘤的临床表现。如《素问·腹中论》中说：“病有少腹盛，上下左右皆有根……病名伏梁……裹大脓血，居肠胃之外，不可治，治之每切按之致死。”《难经·五十六难·论五脏积病》中又说：“心之积，名曰伏梁，起脐上，大如臂，上至心下，久不愈，令人病烦心。”患者早期可无任何症状，或以胃脘疼痛、嗳气作胀、胃纳不佳、大便色黑等为首发症状。

中医学关于胃癌致病因素的论述，概括起来包括外因和内因。外因即指自然环境中存在的外感邪气，如风、寒、暑、湿、燥、火等；内因即指机体自身所产生的致病因素，如长久情志不遂、饮食劳逸失度、正气亏虚等。其中，机体正气的盛衰与胃癌发病关系最为密切。当机体康健、正气充盛、阴平阳秘、脏腑功能协调时，即便有各类致癌因素的存在，也不会轻易引发癌症。多项研究显示，恶性肿瘤患者多数免疫系统功能不全，机体免疫力下降，即中医学所谓的“正气亏虚”。胃癌的发生是正气亏损及各种致癌因素综合作用的结果，其疾病进展过程中包含着多种病理过程，但正气不足是整个疾病发展过程中的内因，是矛盾的主要方面。概括起来，胃癌的病机包括气滞血瘀、痰湿内聚、邪毒内蕴及脏腑功能失调，在疾病初始阶段以邪实为主，到疾病发展中期则以正虚邪实为特点，而至疾病末期则正虚为明显特征，特别是老年患者更是如此。老年胃癌患者，一方面脏腑功能失调、正气亏损，主要表现为气血两虚证，另一方面癌毒又不断耗损机体气血，患者日渐衰弱，常常导致预后极差。因此，临床上对老年晚期胃癌患者应以扶正固本、益气养血为主，兼以抗癌祛邪。

中医学认为，胃癌的病位在胃，但与肝、脾、肾三脏关系密切，因三脏之经脉均循行于胃，胃与脾相表里，脾为胃行其津液，若脾失健运则酿湿生痰，阻于胃腑；胃气以降为顺，以通为用，其和降有赖于肝气之条达，肝失条达则胃失和降，气机郁滞，进而可以发展为气滞血瘀，日久形成积块；中焦脾胃有赖肾之元阴、元阳的濡养、温煦，若肾阴不足，脾胃失于濡养，胃阴不足，胃失濡润可发为胃癌，或肾阳不足，脾胃失于温煦，虚寒内生，阳气不足无以化气行水，则气滞、痰阻、瘀血变证丛生。胃癌初期痰气交阻、痰湿凝滞为患，以标实为主；久病则本虚标实，本虚以胃阴亏虚、脾胃虚寒和气血两虚为主，标实则以痰瘀互结多见。

对老年胃癌患者，现代医学的主要治疗手段包括化学治疗、姑息性手术、放射治疗、内镜下治疗、生物免疫治疗及靶向治疗等，虽然都有各自的临床价值，但同时也多有局限。中西医联合治疗老年胃癌在减毒增效方面的优势已是业内共识，临床上已有诸多相关研究取得了一定的成果。中医药治疗老年胃癌坚持整体观念和辨证论治，扶助正气与祛除邪气兼顾，在很大程度上能够弥补化学治疗的不足，既可以改善患者的临床症状，又能提高患者的生活质量。然而，老年胃癌患者常常服用中药较为困难，因此经络调养等外治方法尤为重要，也备受关注。

（四）经络调养在胃癌中的应用

1.经络调养止痛

经络调养是中医药治疗癌痛的重要组成部分。针灸镇痛已成为肿瘤疼痛治疗的重要组成部分，虽然现今国际推荐的爆发痛治疗药物是阿片类药物，但阿片类药物的副作用不容忽视。针灸止痛是以针灸腧穴理论为指导，包括体针、耳针、电针、激光、磁疗等多种疗法，效力直达病所，止痛迅速有效，从而提高患者的生活质量，且可避免口服经消化道吸收所遇到的多环节灭活作用及内服所带来的副作用，该法控制癌痛无成瘾性，安全性高，副作用低。电针可以引起上脑干和下丘脑的某些区域释放内源性阿片类物质和5-羟色胺。大脑延髓头端腹内侧部（RVM）在痛觉控制的内源性下降系统中起着至关重要的作用，发挥着抑制或促进疼痛的作用。已有证据表明，当慢性疼痛持续存在时，主要的RVM下降调节系统影响脊髓疼痛反应的中枢敏化和放大。

2.经络调养促进胃肠动力

有关临床研究显示，针灸能明显缩短患者术后肠鸣音恢复时间、首次排气时间和首次排便时间。胃肠功能障碍从中医学理论上属于“肠结”“关格”等范畴，多因患者精神紧张、焦虑、气血亏虚、运行无力所致，由此引发气滞血瘀、脏腑功能失调，最终导致胃肠停滞；针灸在促进胃肠功能恢复方面的疗效肯定。足三里，调理脾胃、和胃降逆、活络止痛、补中益气、固本培元的作用历代文献均有记载；最近的研究证实了针刺足三里穴具有促进胃肠蠕动，加快排气、排便的作用。上巨虚属足阳明胃经，是大肠的下合穴，针刺该穴可有效调节胃肠功能，使麻痹的胃肠迅速恢复蠕动等，有效缓解术后胃肠功能紊乱。同时刺激以上两穴还具有提高机体抗炎和自我修复的能力、改善病灶周围血管通透性的作用等。天枢穴属大肠的募穴，始载于《针灸甲乙经》，由阳明脉气所发，主疏调肠腑、理气行滞，是升降清浊之枢纽，人体气机上下沟通之必经之处，临床上应用较多。另外，胃癌患者交感神经系统因腹腔干神经丛受刺激而兴奋，同时胃肠激素分泌功能调节异常，针灸可刺激患者的肠壁神经丛，使患者神经末梢释放大量的乙酰胆碱，增强了胃肠道平滑肌的收缩能力，从而促进胃肠蠕动，该作用可加快患者的术后康复。由此可见，针灸可有效调节胃癌患者胃肠道运动、分泌、吸收功能。

3.经络调养改善心理问题

《乐论》载：“天下无乐，而欲阴阳调和、灾害不生，亦已难矣。乐者，使人精神平和，衰气不入。”记述了如果人类没有了音乐，世间阴阳就难以调和，也很难确保不发生灾害；说明了音乐所具有的平衡人们心理的作用，可以让人保持身心健康。研究发现，五行音乐联合针刺穴位注射的心身同治法可改善抑郁患者的日常活动能力。五音疗法是中医依据古代宫、商、角、徵、羽5种调式音乐特性与五脏五行的属性关系，对症选择合适曲目，对患者进行调养治疗。《灵枢・五音五味》中记载：“宫音悠扬谐和，助脾健运，旺盛食欲；商音铿锵肃劲，善制躁怒，使人安宁；角音调畅平和，善消忧郁，助人入眠；徵音抑扬咏越，通调血脉，抖擞精神；羽音柔和透彻，发人遐思，启迪心灵。”可见不同调式的五行音乐会产生不同的效果，五行音乐已在情志疾病及心身疾病中得到广泛应用，五行音乐的选乐方法较多，然而目前如何选择五行音乐并没有统一标准。音乐声波可通过激活副交感神经系统来缓解负性情绪，刺激大脑听觉中枢、抑制痛觉中枢，有助于缓解胃癌患者的负性情绪，改善睡眠质量及生活质量。

4.经络调养在胃癌预防中的应用

中医对于疾病的治疗，均注重从整体和多方面考虑，中医外治疗法，采用“内病可由外治”，通过疏通经络、调理气血、健脾和胃、活血祛瘀，从而加快修复胃黏膜的损伤，抑制腺体的萎缩、增生和肠上皮化生，实现治疗胃癌癌前病变，预防胃癌发生的目的。

由于癌前病变有着错综复杂的病因，因而其在发病机制的演变上亦多变化。但大多数医者认为，其病机属本虚标实，本虚以脾胃虚弱为主，标实则为寒、热、湿、瘀、毒等。如果先天禀赋不足，或由于饥饱无常、长期疾病和疲劳等而致后天失去濡养，均能损害脾胃，导致脾胃气虚，无力运化，水湿、痰浊等秽浊之气内停，中焦气机受阻，郁而化热，产生湿热；气虚导致血液运行无力或热邪灼伤脉络，血液不遵循正常路径，溢出脉外，则引起血瘀；瘀热日久，蕴酿癌毒，瘀毒久留，耗伤气血，则会进一步加重脾虚。有学者在文献中总结出气虚、气滞、血瘀、湿、痰、热、寒、阴虚、毒邪、阳虚、食积等是胃癌癌前病变最常见的病因病机，本虚标实为其本，标实以湿热、血瘀、气滞为主，本虚以阴虚、气虚为要。

针对该病的治疗还有许多特殊的经络外治方法，如针灸、穴位敷贴、耳穴压丸、穴位埋线等，其临床疗效也十分显著。从针灸方面出发治疗本病，治疗原则为益气活血化瘀，穴位选取的是气海、关元、足三里、膈俞、血海，在临床症状、胃镜病理的改善方面明显优于对照组（口服奥美拉唑、阿莫西林等药物）。朱海涛倡导用穴位埋线法治疗本病，穴位选取脾俞、胃俞、足三里，穴位埋线法能有效控制胃黏膜萎缩、肠化生及异型增生，从而阻断胃黏膜向癌发展。姚娜等在中药自拟方的基础上配合耳穴压丸法（压丸常选王不留行籽、油菜籽等，主穴区为耳部主管消化系统的耳甲区）治疗该病，3个月疗程结束后，观察其胃黏膜镜下表现、病理组织学变化，较前均明显改善。蒋敏玲等联合壮医药线点灸对胃癌癌前病变模型大鼠进行治疗，取得了显著的临床疗效，它可以通过减弱突变型p53蛋白和Survivin蛋白表达并增强Syk蛋白的表达来实现。

5.常用穴位

总结在胃癌相关病证的经络治疗中，胃气阻滞者，常选公孙、丰隆、手三里、足三里、内关、列缺等穴；胃热阴伤者，常选华佗夹脊穴；滴水不入者，加金津、玉液、天突；高热者加曲池、外关；吐血者，加血海、膈俞、尺泽；气血两虚者，主选足三里、三阴交、内关、阴陵泉、血海、气海、关元等穴；胃痛者，加肝俞、太冲；呕吐者，加内关；肝胃不和或痰湿阻胃者，主选中脘、章门、足三里、曲池、气海等穴；肝胃不和者，补足三里，泻行间；气血双亏者，补足三里、三阴交、膈俞、脾俞；痰湿结聚者，泻丰隆，平补平泻公孙；脾肾阳虚者，灸脾俞、肾俞，并可配耳穴神门、内分泌、胃、脾、肾等。

六、老年结直肠癌

（一）概述

结直肠癌是临床常见的消化道肿瘤之一。随着经济水平的提高，人们生活条件的改善，尤其是饮食结构的改变，结直肠癌的发病率也在逐年升高，位居全球恶性肿瘤的第3位，病死率位居第2位。我国结直肠癌的发病、死亡病例均呈逐年上升的趋势。

根据其解剖位置的不同，结直肠癌可分为结肠癌、直肠癌、肛管癌等；根据其肿瘤的形态类型又可分为隆起型、溃疡型、浸润型；根据其组织学分型又可分为乳头状腺癌、管状腺癌、黏液腺癌、印戒细胞癌、鳞状细胞癌、类癌、未分化癌等多种，尽管分类纷繁，结直肠癌的病理类型仍以腺癌为主，占90%以上。

结直肠癌的病因尚不明确，可能与遗传因素、饮食因素、大肠非癌性疾患以及环境、生活方式等其他因素相关。约20%的结直肠癌患者中，遗传因素可能起着重要作用。低纤维、高动物蛋白和高脂肪饮食被认为是结直肠癌高发的危险因素。此外，慢性溃疡性结肠炎、结肠息肉病、腺瘤、克罗恩病等都可能诱发结直肠癌。

（二）现代医学诊断要点

1.临床常见症状与体征

（1）大便性状改变：这是大肠癌最常表现出的症状之一，包括大便颜色、形状的改变。

大便颜色改变主要是因肿瘤位置、出血量等不同，致使血液在肠道停留时间不等而可表现出有黑褐色、柏油样、暗红色或鲜红色。近端结肠的肿瘤，血液在肠道停留时间长，常表现为黑便或柏油样便，而远端结肠或直肠肿瘤出血则表现为暗红色或鲜血便，肿瘤越靠近直肠，则颜色越接近于鲜血的颜色。与痔疮的便血不同的是，痔疮出血多在大便表面，血液呈鲜红色，而肛管、直肠癌患者的便血多为混合性的，常混有脓血、黏液等。需指出的是，出血量的大小与肿瘤的性质无明显关系，与肿瘤的严重程度也无必然联系。若出血严重，超过机体代偿能力，则可合并有全身贫血症状。

（2）大便形状改变：主要表现为大便外形发生改变，如变细、变形，多因直肠或肛管肿瘤增长至一定体积致使肠腔变窄所致。

（3）大便习惯改变：主要是排便次数的改变，如腹泻、便秘、腹泻便秘交替、排便不尽、排便困难等。

（4）腹痛或腹部不适：结肠癌患者更为多见，疼痛持续时间、性质表现各异。

（5）肠梗阻症状：多因肿瘤生长至一定体积阻塞肠腔或者浸润肠壁导致肠腔狭窄引起，表现为完全性或不完全性肠梗阻，可急性起病，也可表现为慢性起病急性加重，梗阻症状常进行性加重，而非手术方法难以缓解。左半结肠梗阻风险较右半结肠风险大。

（6）腹部肿块：当肿瘤生长到一定体积时，可扪及腹部肿块。

（7）其他症状：如瘤体生长致使急性肠穿孔或急性腹膜炎，疾病进展肿瘤慢性消耗性表现，腹股沟淋巴结转移出现腹股沟肿块，淋巴结转移压迫静脉致使回流不畅而出现下肢、阴囊或阴唇水肿等，血行转移至远处器官而出现相应器官的症状等。

2.病史询问及体格检查

家族史、既往史：重点关注有无结直肠癌、结直肠腺瘤、克罗恩病、溃疡性结肠炎、林奇综合征、家族性腺瘤性息肉病等病史。

体格检查：①一般情况评估、全身浅表淋巴结尤其是腹股沟及锁骨上淋巴结的情况；②腹部查体：观察有无肠型、蠕动波，是否可扪及肿块，有无移动性浊音，肠鸣音是否异常；③直肠指检：对于直肠癌的发现尤为重要，80%的直肠癌可通过直肠指检发现，左侧卧位可扪及更高部位的肿瘤，了解肿块的形态、大小、位置、范围、活动度、肠腔是否狭窄、有无邻近组织脏器侵犯、指套有无染血等。

3.辅助检查

（1）实验室检查：大便隐血、肿瘤标志物、血常规、尿常规、肝肾功能等。

（2）内镜检查：乙状结肠镜、纤维结肠镜。

（3）影像学检查：CT、MRI、X线（气钡双重造影）、B超、骨扫描、PET/CT、排泄性尿路造影等，上述检查方式根据临床实际情况进行选择。

（4）病理组织学检查：是诊断结直肠癌的金标准。根据临床实际情况选择细针穿刺活检或手术切除获取病理标本，无论选择何种方式，都应尽可能获取足量标本来完善病理学相关指标的检测，以方便后续治疗方案的选择及调整。

4.肿瘤分期

常用肿瘤分期包括结直肠癌Dukes分类法、TNM分期法等，以TNM分期最为常用。

（三）中医对结直肠癌的认识

1.病因病机

结直肠癌系现代病名，结合其相关症状及文献溯源，大致将其归属于中医学“积聚”“癥瘕”“脏毒”“肠覃”“肠风”“肠澼”“锁肛痔”等范畴，在古代文献中亦多有记载。《灵枢·五变》中记载：“黄帝曰：人之善病肠中积聚者，何以候之？少俞答曰：皮肤薄而不泽，肉不坚而淖泽。如此，则肠胃恶，恶则邪气留止，积聚乃伤脾胃之间，寒温不次，邪气稍至。蓄积留止，大聚乃起。”《积聚门·活法机要》中记载：“壮人无积，虚人则有之。脾胃怯弱气血两衰，四时有感，皆能成积……故治积，当先养正则积自除。”《灵枢·水胀》中记载：“肠覃何如？岐伯曰：寒气客于肠外，与卫气相搏，气不得荣，因有所系，癖而内著，恶气乃起，瘜肉乃生。”明代《外科大成》中也有“锁肛痔，肛门内外如竹节锁紧，形如海蜇，里急后重，粪便细而带扁，时流臭水”的记载，与结直肠癌的临床症状基本相符。而现代医家多认为，结直肠癌病位在肠，源于脾胃虚弱，水谷运化失司，痰瘀、湿热等邪实自内而外生为积聚，蕴积肠腑而为病。

2.辨证分型

许云通过对现代发表的临床文献进行研究，发现结直肠癌的中医证型呈现一定规律，临床多以脾虚和湿热为其主要病机进行治疗。张彤通过文献研究发现，结合《中药新药临床研究指导原则》《中医临床诊疗术语证候部分》等中医辨证标准，结直肠癌术后患者辨证特点是“本虚标实”，证型以脾虚湿盛、脾肾阳虚、气血亏虚、脾气亏虚、气滞血瘀和肝肾阴虚为主；晚期结直肠癌的中医辨证特点是本虚标实、虚实夹杂、以虚为主，易出现多脏亏虚，证型以脾肾阳虚、气血亏虚、瘀毒内阻、脾虚湿盛、湿热内蕴、肝肾阴虚、肝郁脾虚多见。

目前因不同地区、不同专家对于中医结直肠癌的辨证认识仍然存在差异，结直肠癌尚缺乏统一的中医辨证分型标准。

（四）结直肠癌的现代医学治疗

结直肠癌的治疗手段多种多样，包括有手术、化学治疗、靶向治疗、放射治疗等，治疗方法的选择受到肿瘤的分期早晚、肿瘤位置是左半结肠还是右半结肠、是否存在基因突变、患者一般情况等因素的影响，或单用或多种方法组合。近年来的免疫治疗更是为结直肠癌的治疗提供了一条行之有效的途径。现代医学具体治疗选择可参考NCCN结直肠癌指南、中国临床肿瘤学会（CSCO）结直肠癌指南及《中国结直肠癌诊疗规范》。

（五）经络调养在结直肠癌中的应用

1.改善手术相关症状，促进术后康复

（1）术前焦虑。出于对手术费用、手术疼痛、术后生活质量下降等多因素的担忧，42.7%~47.7%的患者在术前会存在焦虑、失眠、抑郁等心理障碍，从而可能引起术后康复缓慢、并发症发生率增高等问题。相关文献研究显示针刺百会、神门、印堂、内关、三阴交、足三里改善焦虑状态有明显效果。

（2）术后胃肠功能紊乱。结直肠癌术后患者可能会出现不同程度的胃肠功能障碍，如恶心、呕吐、肛门停止排气排便等，影响术后恢复，进而严重影响生活质量。现代医学主要的治疗方式是禁食、胃肠减压、促进胃肠动力、肠外营养支持等。近年来，针灸在促进术后肠道功能恢复方面的

研究较为广泛，具有一定的参考价值。

韩旭等通过针刺中脘、天枢、足三里、上巨虚、内关等特定穴可调节胃电节律，缩短肠癌术后患者首次排气排便及进流质饮食的时间。Zhang Z的随机对照研究通过足三里电针刺激对比假针刺组，使肠鸣音恢复时间和首次排气时间缩短6小时。Ng等研究发现对比无针刺或假针刺，电针刺激足三里、合谷、支沟等穴位可减少术后肠梗阻、促进术后恢复。此外，电针使用可减少结肠癌术后肠梗阻的发生，并作为结肠癌术后肠梗阻发生及住院天数的独立预测因子。龙莹等在结直肠癌术后肠梗阻的常规治疗上加用电针刺激肺经原穴太渊、络穴列缺，发现患者的肠鸣音恢复时间、首次排气时间、首次排便时间、恢复流质饮食时间和术后住院时间较常规治疗均明显缩短。

针灸促进术后胃肠功能恢复的机制可能主要是通过神经—内分泌—免疫系统的相互作用来调节神经通路、改善炎性反应、提高免疫功能、调节胃肠激素、促进肠动力、增加肠部血流量等。

结合上述文献相关研究结果不难发现，现代中医学家对结直肠癌的经络治疗选穴多以足阳明胃经为主，该经属胃络脾，脾胃为后天之本、气血生化之源，且阳明为多气多血之经，取相关穴位有助于调气和血。以足三里为主穴，配上巨虚、中脘以和胃调肠、通调腑气；配悬钟、血海以补益脾胃、补养气血；配合天枢、上巨虚改善术后梗阻效果更佳；配合内关防治恶心呕吐疗效更优。

2.化学治疗后的常见不良反应与治疗

（1）化学治疗后恶心、呕吐。恶心、呕吐是化学治疗后常见的不良反应之一，因肠道疾病本身也可引起恶心、呕吐等消化道症状，因此仍需鉴别恶心、呕吐是由肠道肿瘤本病引起的还是化学治疗所致的。

（2）化学治疗后骨髓抑制。骨髓抑制是恶性肿瘤治疗过程中较为常见的不良反应之一，以化学治疗药物引起多见，主要以白细胞、中性粒细胞、血小板减少为主。临床可无明显症状，轻则表现为乏力等轻微不适，重则影响后续抗肿瘤治疗，甚则出现粒细胞缺乏伴发热、出血等危及生命的情况。中医辨证论治在防治化学治疗骨髓抑制中已经得到应用。

刘猛等在肠癌化学治疗期间辅助针刺气海、关元、双侧足三里、双侧内关等穴位，化学治疗后两组白细胞、中性粒细胞及血小板计数均较治疗前下降，但治疗后治疗组患者的白细胞计数水平明显高于对照组，提示针刺或可一定程度减轻肠癌的化学治疗后骨髓抑制。郑艺等自拟益气养血方制成雷火灸，对关元、气海、神阙等穴进行悬灸治疗肠癌化学治疗后骨髓抑制发现，雷火灸治疗组显效率及获益率均高于对照组，治疗组治疗后白细胞、血小板计数等骨髓抑制相关指标均高于对照组。胡玉娜通过不同临床试验均证实督灸可有效缓解化学治疗后骨髓抑制。

化学治疗在杀伤肿瘤细胞的同时损耗人体正气，耗伤气血，进一步导致虚劳，故而化学治疗后骨髓抑制考虑仍以虚证为主，在治疗上应遵循“虚则补之”“寒则温之”的原则，结合相关文献，现代医家多采用足阳明胃经、任脉、督脉腧穴为主，多为针灸同施，艾灸为主，甚至重灸。

（3）化学治疗药物的神经毒性。结直肠癌患者全身化学治疗方案多以氟尿嘧啶为基础，联合奥沙利铂、伊立替康等药物。神经毒性是奥沙利铂等药物常见的不良反应，常表现为手套袜套样感觉异常，如麻木、疼痛等。现代医学的治疗主要以营养神经、药物外用等治疗为主。

化学治疗药物所致神经毒性具有“手足麻木不仁，遇寒加重”等特性，与中医学“痹证”“络病”等相似，其成因多因气血亏耗，经络失于濡养，或血因虚致瘀，滞于四肢经络。《素问·痹论》中记载：“痛者，寒气多也，有寒故痛也。其不痛不仁者，病久入深，荣卫之行涩，经络时疏，故不通。皮肤不营，故为不仁。”《素问·玉机真脏论》中提到：“或痹不仁肿痛，当是之时，可汤熨及火灸刺而去之。”贾英杰研究发现联合温针灸治疗组的奥沙利铂所致周围神经病变的患者神经毒性分级及生活质量都得到改善。孙贤俊等采用电针联合还原型谷胱甘肽治疗奥沙利铂化学治疗所致的周围神经病变（CIPN），治疗组总有效率76.5%。李明珠等使用黄芪桂枝五物汤作中药封包联合蜡疗四肢部位及手足表面包裹至肘膝关节处，可有效缓解奥沙利铂所致神经性疼痛，改善周围神经毒性分级，提高胫神经和正中神经的运动传导速度（MCV）、感觉传导速度（SCV），降低中医症状评分及血清TNF-α、IL-1β水平，且安全性良好。郭海丽在甲钴胺营养神经基础上，使用黄芪桂枝五物汤中药熏洗联合曲池、内关、外关、合谷艾悬灸，治疗奥沙利铂的神经毒性临床疗效优于单一使用任意一种疗法。一项纳入18篇相关研究的Meta分析表明：针刺对改善神经传导速度、缓解疼痛程度、改善生活质量均有积极意义。

治疗以近部及循经取穴为主，辅以阿是穴。根据病位浅深不同，采取浅刺、皮肤针叩刺或深部留针，病在血脉则可考虑放血。取穴：上肢可取阳池、外关、阳溪、腕骨、曲池、合谷、手三里、尺泽等；下肢可取申脉、照海、昆仑、丘墟、阳陵泉、犊鼻、足三里、三阴交、膝阳关等。针对其虚证病机可考虑加用肾俞、关元、气海、血海等补益要穴。针对局部可以针、灸并施，使筋脉畅通，气血调和，从而痹痛可蠲。

3.提高免疫力

赵昌林等通过针刺足三里、三阴交、内关、上巨虚、合谷、太溪、太冲、阴陵泉、阳陵泉、太白、灵谷、肾俞等穴位，同时予以艾灸神阙、关元、气海、足三里治疗结肠癌肝转移，治疗后患者的CD3^{+}T细胞、CD4^{+}T细胞、CD8^{+}T细胞及NK细胞较治疗前均有上升。张双燕等通过针刺足三里、上巨虚、下巨虚、三阴交、阴陵泉等穴位治疗，发现结直肠癌术后患者首次肠鸣音时间、排气时间、排便时间较对照组均有缩短，并可双向调节外周血淋巴细胞和中性粒细胞，改善术后患者T淋巴细胞亚群及NK细胞从而提高免疫功能。孙晖等通过双侧足三里、三阴交、阴陵泉、上巨虚、照海行温针灸治疗，可提升结直肠癌患者的免疫功能，降低炎性因子水平，调节肠道有益菌群数量，同时还可降低术后不良反应的发生率。

需要指出的是，上述内容仅以现代医学各疾病作为治疗或研究对象，并未体现中医治疗的辨证论治与整体观，故而上述经络调养内容仅限参考，临床仍需根据情况具体分析、选择合适的经络调养方法。

（六）日常顾护

养成良好的生活方式，积极合理运动，控制体重、防止超重或肥胖；调畅情志，保持心情愉悦及情绪的平和。

合理安排膳食，注意营养均衡，多食用新鲜蔬菜、水果等富含粗纤维的食物。适量摄取钙、硒等元素有助于预防结直肠癌。

对于结直肠癌高危人群，如有肠道症状的人群、溃疡性结肠炎、克罗恩病的患者应积极进行治疗，对于结直肠癌高发区的中老年人、既往结直肠癌患者、结直肠癌患者的家庭成员、结直肠腺瘤患者、遗传性非腺瘤病性结直肠癌患者、家族性结直肠腺瘤病患者、盆腔受过放射治疗者等应更加注重日常的体检。

七、老年卵巢癌

（一）概述

卵巢癌是来自卵巢上皮、生殖细胞、性腺间质及非特异性间质的原发性恶性肿瘤，是妇科常见的恶性肿瘤之一。卵巢癌占女性常见恶性肿瘤的2.4%~5.5%，占妇科恶性肿瘤的23%。其发病率仅次于子宫颈癌，位列妇科恶性肿瘤的第2位，但死亡率则居妇科恶性肿瘤的首位。卵巢癌多见于中老年妇女，发病的高峰年龄在50~60岁。由于卵巢位于盆腔深部，早期病变不易被发现，而一旦出现症状常常处于中晚期。近20年来，由于有效化学治疗方案的应用，使卵巢恶性生殖细胞肿瘤的治疗效果得到了明显提高，死亡率从90%下降至10%。但卵巢上皮性癌的治疗效果却一直未能得到根本改善，5年生存率徘徊于30%~40%，死亡率仍居妇科恶性肿瘤的首位。

（二）现代医学对卵巢癌的认识

1.病因病机

卵巢癌的病因尚未完全明确，其发病因素可能与生殖、月经、激素、饮食及遗传等因素有关。不孕或妊娠次数少及促排卵药物等可使卵巢癌发生的危险性增加；绝经年龄晚可轻度增加患卵巢癌的危险；长期口服避孕药可降低卵巢癌的发病风险，相反，绝经后的激素替代疗法可能增加发病危险；高动物脂肪饮食可增加患病危险；在所有发病危险因素中，遗传因素是最重要的危险因素之一，具有卵巢癌家族史的一级亲属（包括母女、姐妹）患卵巢癌的危险性较一般人群高50%。

2.诊断及鉴别诊断

（1）病史。①危险因素：年龄的增长、未产或排卵年增加（初潮早或绝经晚）、促排卵药物的应用，以及乳腺癌、结肠癌或子宫内膜癌的个人史及卵巢癌的家族史，都被视为危险因素。②遗传性卵巢癌综合征（HOCS）尤其是BRCA1或BRCA2基因表达阳性者，其患病的危险率高达50%，并随年龄增长危险增加。③卵巢癌三联征即年龄40～60岁、卵巢功能障碍、胃肠道症状，如出现，应提高对卵巢癌的警戒。

（2）症状。卵巢恶性肿瘤早期常无明显症状，可通过妇科检查发现。晚期主要临床表现为腹胀、腹部肿块及腹水，症状的轻重决定于：①肿瘤的大小、位置、侵犯邻近器官的程度；②肿瘤的组织学类型；③有无并发症。

（3）体征。①全身检查时特别注意乳腺、区域淋巴结、腹部膨隆、肿块、腹水及肝、脾、直肠检查。②盆腔检查双合诊和三合诊检查子宫及附件。注意附件肿块的位置、大小、形状、边界、质地、表面状况、活动度、触痛及子宫直肠窝结节等。应强调盆腔肿块的鉴别，以下情况应注意为恶性：实性；双侧；肿瘤不规则，表面有结节；粘连、固定、不活动；腹水，特别是血性腹水；子宫直肠窝结节；生长迅速；恶病质，晚期可有大网膜肿块、肝脾肿大及消化道梗阻等表现。

（4）辅助检查。①腹水或腹腔冲洗液细胞学检查腹水明显者，可直接从腹部穿刺，若腹水少或不明显，可从后穹隆穿刺。所得腹水经离心浓缩，固定涂片。

②肿瘤标志物。CA125：80%的卵巢上皮性癌患者CA125水平高于35 kIU/L，90%以上患者的CA125水平的消长与病情缓解或恶化相一致，尤其对浆液性腺癌更有特异性。AFP：AFP对卵巢内胚窦瘤有特异性价值，或见未成熟畸胎瘤，对混合性无性细胞瘤中含卵黄囊成分者有诊断意义，其正常值小于25 μm/L。HCG：HCG对于原发性卵巢绒癌有特异性。雌激素：性激素粒层细胞瘤、泡沫细胞瘤可产生较高水平的雌激素。黄素化时，亦可有睾酮分泌。浆液性、黏液性瘤或纤维上皮瘤有时也可分泌一定的雌激素。

③影像学检查。多普勒超声扫描对于盆腔肿块的检测有重要意义，可描述肿物大小、部位、质地等。良恶性的判定依经验而定，也可显示腹水。通过彩色多普勒超声扫描，能测定卵巢及其新生组织血流变化，有助诊断。

盆腔、腹部CT及MRI检查对判断卵巢周围脏器的浸润、有无淋巴结转移、有无肝脾转移和确定手术方式有参考价值。

胸部、腹部X线摄片对判断有无胸腔积液、肺转移和肠梗阻有诊断意义。

④必要时选择以下检查：系统胃肠X线摄片（GI）或乙状结肠镜观察，必要时行胃镜检查提供是否有卵巢癌转移或胃肠道原发性癌瘤的证据；肾图、静脉肾盂造影观察肾脏的分泌和排泄功能、了解泌尿系统压迫后梗阻情况；肝脏扫描或γ照相了解肝转移或肝脏肿物；放射免疫显像后PET检查有助于对卵巢肿物进行定性和定位诊断；腹腔镜检查对于盆腔肿

块、腹水、腹胀等可疑卵巢恶性肿瘤的患者行腹腔镜检查可明确诊断。若肿块过大或达脐耻中点以上、腹膜炎及肿块粘连于腹壁，则不宜进行此项检查。腹腔镜检查的作用主要有4个方面：明确诊断，进行初步临床分期；取得腹水或腹腔冲洗液进行细胞学检查；取得活体组织，进行组织学诊断；术前放腹水或腹腔化学治疗，进行术前准备。

（5）确诊卵巢癌的依据及鉴别诊断。明确卵巢癌诊断的依据是肿瘤的组织病理学，而腹水细胞学、影像学和肿瘤标志物检查结果均不能作为卵巢癌的确诊依据。

卵巢恶性肿瘤的诊断需与如下疾病鉴别：子宫内膜异位症、结核性腹膜炎、生殖道以外的肿瘤、转移性卵巢肿瘤、慢性盆腔炎等。

（三）卵巢癌的现代医学治疗

卵巢肿瘤一经发现，应进行手术。手术的目的是明确诊断、切除肿瘤，恶性肿瘤需要进行手术明确病理分期。术中不能明确诊断者，应将切下的卵巢肿瘤快速冰冻进行组织病理学检查，进而明确诊断。手术通过腹腔镜或剖腹进行，腹腔镜大多用来进行卵巢肿瘤的诊断，而卵巢恶性肿瘤手术治疗则多选择剖腹手术方式。应根据卵巢肿瘤性质、组织学类型、病理分期和患者年龄等因素来决定治疗的目的和是否进行手术后的辅助治疗。

治疗的目的和原则：对卵巢上皮性癌治疗的目标是早期争取治愈，中晚期控制复发，晚期延长生存期及提高患者生活质量。主要的治疗方式为手术加紫杉醇和铂类药物的联合化学治疗。对卵巢生殖细胞肿瘤的目标是治愈，主要的治疗方式为手术和以PEB/PVB为主要方案的化学治疗，保留生育功能是该类肿瘤治疗的原则。对卵巢性索间质肿瘤的治疗目标也是治愈，手术是主要的治疗手段，对年轻的早期患者可实施单侧卵巢切除术，保留生育功能。对发生转移的患者尚未确定最佳的治疗方案。要强调治疗医生的资格论证，最好是由经过正规培训的妇科肿瘤专科医生实施卵巢癌的治疗。

1.手术治疗

（1）全面确定分期的剖腹手术，包括大网膜切除、全子宫和双侧附件切除、盆腔及腹主动脉旁淋巴结清除术（至肠系膜下动脉水平），在腹腔内全面探查，仔细探查盆腔的粘连、盆腔侧壁、肠浆膜、肠系膜、横膈，可疑组织进行活检，并将腹水或盆腔、结肠侧沟、横膈冲洗液进行细胞学检查。

（2）再分期手术：如若首次手术未进行确定分期，亦未用药而施行的全面探查和完成准确分期。如已用化学治疗，则属第二次剖腹手术。

（3）肿瘤细胞减灭术：尽最大努力切除原发灶及一切转移瘤，使残余癌灶直径小于2 cm。手术内容包括：①手术需要一个足够大的纵切口；②腹水或腹腔冲洗液的细胞学检查；③全子宫双侧附件及盆腔肿块切除，卵巢动、静脉高位结扎；④从横结肠下缘切除大网膜，注意肝、脾、横膈、结肠侧沟、盆壁腹膜、肠系膜及子宫直肠窝转移灶切除或多点活检，肝脾转移处理；⑤腹主动脉旁及盆腔淋巴结清除术；⑥阑尾切除及肠道转移处理。

（4）“中间性”或间隔肿瘤细胞减灭术：对于某些晚期卵巢癌病灶估计难以切净或基本切净，则先用几个疗程（不满6个疗程，或称非全疗程）化学治疗，再进行肿瘤细胞减灭术。这种方法可能促使减灭术可行，但对术后化学治疗不利，所以仍应力争先进行肿瘤细胞减灭术。对于肿瘤硕大、固定、有大量腹水者，或一般情况不能耐受手术者，先进行1~2个疗程的化学治疗，称先期化学治疗，可使腹水减少，肿块缩小或松块，可提高手术质量。

（5）再次肿瘤细胞减灭术：指对残余瘤或复发瘤的手术，如果没有更有效的二线化学治疗药物，这种手术的价值是有限的。

（6）二次探查术：指在经过满意的肿瘤细胞减灭术1年内，又施行了至少6个疗程的化学治疗，通过临床物理检查及辅助或实验室检测（包括CA125等肿瘤标志物）均无肿瘤复发迹象，而施行的再次剖腹探查术。其目的在于了解腹腔癌灶有无复发，作为日后治疗的依据，以决定：①停止化学治疗，或少数疗程巩固；②改变化学治疗后的治疗方案；③切除所见癌灶。二次探查术的内容包括：①全面细致的探查和活检；②腹腔冲洗液细胞学检查；③盆底、双侧盆壁、结肠侧沟、大网膜的可疑结节及可疑腹膜后淋巴结等活检。

但是，由于近年的研究表明二次探查术并不能改善患者的生存时间和预后，现已很少应用。交界型肿瘤、I期上皮性癌、恶性生殖细胞肿瘤、性索间质肿瘤不做二次探查术。

2.化学治疗

化学治疗是晚期卵巢癌的重要治疗措施，一定要及时、足量、规范。对于进行了最大限度的肿瘤细胞减灭术或瘤体很小的患者更为有效。卵巢上皮性癌的化学治疗以TP（紫杉醇、卡铂/顺铂）、PC（顺铂、环磷酰胺）和PAC（顺铂、阿霉素、环磷酰胺）方案做一线方案。二线化学治疗药物较多，但并没有首选的化学治疗方案。

腹腔化学治疗主要用于首次术后微小残留灶（最大直径≤1cm）、具有高危因素的早期患者的上腹微小病灶、术前控制大量腹水。

3.放射治疗

某些肿瘤对放射治疗非常敏感（如无性细胞瘤），对残余瘤或淋巴结转移可进行标记放疗，移动式带形照射亦可选用，放射性核素适用于腹腔内灌注。放疗为卵巢癌手术和化学治疗的辅助治疗。

（四）中医对卵巢癌的认识

在中医古代文献中没有卵巢癌的病名，卵巢癌属于中医文献的“癥瘕”“积聚”“肠覃”等范畴。《三因极一病证方论》中描述此病：“多因经脉失于将理，产褥不善调护，内作七情，外感六淫，阴阳劳逸，饮食生冷，遂致营卫不输，新陈干忤，随经败浊，淋露凝滞，为癥为瘕。”《景岳全书》指出：“瘀血留滞作癥，唯妇人有之，其证则或由经期，或由产后，凡内伤生冷，或外受风寒，或恚怒伤肝，气逆而血留；或忧思伤脾，气虚而血滞；或积劳积弱，气弱而不行；总由血动之时，余血未净，而一有所逆，则留滞日积而渐以成癥矣。”大致说明了癥瘕的病因病机。

1.卵巢癌与经络的关系

中医学认为卵巢与子宫合为一体，包含在子宫之中，《景岳全书》中曾描述说：“阴阳交媾，胎孕乃凝，所藏之处，名曰子宫，一系在下，上有两歧，中分为二，形如合钵，一达于左，一达于右。”中医将其称为胞宫。胞宫是体现妇女生理特征的重要器官，它与其他脏腑有着密切的经络和功能联系，这种联系又有赖于冲任督带四脉，其生理功能主要与冲任督带四脉的功能有关。冲任督带四脉属“奇经”，冲任督下起于胞宫，上于带脉交会，四脉相互联通。

冲脉“渗诸阳”，说明冲脉上行支与诸阳经相通，使冲脉之血得以温化；又一支与足阳明胃经会于气街，关系密切；“渗三阴”，自然与肝脾经脉相通。《灵枢·经脉》中提到："胃足阳明之脉……挟口环唇，下交承浆。"说明任脉与胃经交于承浆。另有肝足厥阴之脉与任脉交会于"曲骨"，脾足太阴之脉与任脉交会于"中极"，肾足少阴之脉与任脉交会于"关元"，故任脉取三经之精血以为养。冲任气血充盈是女性生理活动的基本物质基础，督脉与足太阳相通，对全身气血起调节作用。带脉取足三阴、足三阳等诸经之气血以为用，从而约束冲任督三脉维持胞宫生理活动，故而卵巢与经络有着密切的关系。

2.辨证论治

（1）气血亏虚。临床表现：腹痛绵绵，面色少华，神疲乏力，头晕目眩，畏风怕冷，胃纳欠佳，自汗，唇甲苍白，舌质淡白，苔白，脉沉细无力。治法：益气养血，扶正祛邪。

（2）脾胃虚弱。临床表现：腹部不适或疼痛，按之舒适，面浮色白，纳呆，恶心欲呕，消瘦，便溏，恶风自汗，口干不多饮，舌质淡，苔薄或薄腻，脉细或细弦。治法：健脾理气，益气和胃。

（3）肝肾阴虚。临床表现：下腹疼痛，缠绵不绝，或可触及包块，头晕目眩，腰膝酸软，四肢无力，形体消瘦，五心烦热，月经不调，舌红少津，脉细弦数。治法：滋补肝肾。

（4）气阴两虚。临床表现：头晕目眩，腰膝酸软，目涩多梦，耳鸣耳聋，气短乏力；或手足心热，午后潮热，颧红，小便短赤；或便下不爽，肛门脱垂；舌质红或绛红，苔少或无苔、或有裂纹，脉细或细数。多见于放射性损伤后期，或迁延不愈，损伤正气者。治法：益肾滋阴。

（5）热毒瘀结。临床表现：腹部皮肤肿痛、破溃，下腹隐痛，或胀满不适，口干舌燥，烦闷不安，或见阴道黄色、黏稠分泌物，或见尿频、尿急、尿痛、血尿、排尿不畅；或见大便频繁、黏液血便，甚或便血、肛门灼热、里急后重；舌红或绛，苔黄腻，脉滑数或脉弦。多见于放射性皮炎、膀胱炎、直肠炎等。治法：清肠燥湿，活血解毒。

（6）气滞血瘀。临床表现：少腹包块，坚硬固定，胀痛或刺痛，痛而拒按，夜间痛甚，或伴胸胁不舒，月经不调，甚则崩漏，面色晦暗，肌肤甲错，舌质紫暗有瘀点、瘀斑，脉细涩。治法：行气活血，祛瘀消癥。

（7）痰湿蕴结。临床表现：少腹部胀满疼痛，痛而不解，或可触及质硬包块，胸脘痞闷，面浮懒言，带下量多质黏色黄，舌淡胖或红，舌苔白腻，脉滑或滑数。治法：健脾利湿，除痰散结。

（五）经络调养在卵巢癌中的应用

1.针灸

处方：取足厥阴肝经、足阳明胃经、任脉经穴为主。常选关元、气海、中极、天枢、三阴交、太冲等穴。

方义：关元、中极、气海疏通胞宫，调理冲任；天枢是治疗癥瘕的经验穴并可理气活血；太冲、三阴交疏肝实脾，行气活血。

辨证配穴：气滞血瘀型加肝俞、膈俞、血海以行气散瘀；痰湿蕴结型加脾俞、足三里、丰隆以补益脾胃，除湿化痰；肝肾阴虚型加肝俞、肾俞、太溪以滋补肝肾；气血两虚型加足三里、血海以补气养血，可灸；胁痛者，加阳陵泉；小腹痛甚加次髎。

操作：毫针针刺，补泻兼施。每日或隔日1次，每次留针30分钟，10次为1个疗程。虚证可加艾灸。

2.耳穴压丸

（1）卵巢癌相关抑郁，选穴：肝、胆、心、肾、神门、皮质下。

（2）卵巢癌术后恢复，选穴：大肠、神门、交感、肝、脾、肛门。

耳穴压丸操作：以酒精棉球轻擦消毒，左手手指托持耳廓，右手用镊子夹取割好的方块胶布，中心粘上准备好的王不留行籽，对准穴位紧贴压其上，并轻轻揉按1～2分钟。两耳交替贴压，每次可以贴压6穴，每日按压3次，隔3天更换1次。

3.穴位敷贴治疗术后便秘

选穴：双侧内关、支沟、足三里、大肠俞、长强、中脘。

药物：丁香 3 g，大黄5 g。

操作要点：将丁香、大黄研磨成粉末后加入蜂蜜调和成糊状，固定后进行敷贴，按压过程中指腹需要适度按住穴位贴。每次贴敷时间6～8小时，如果贴敷时感觉皮肤烧灼、疼痛可提前取下，并用清水将残留药物洗净。

4.艾灸治疗卵巢癌恶性腹腔积液

选穴：常选命门、脾俞、肾俞、神阙、关元、子宫、中脘、水分、气海、中极等穴。

操作要点：嘱咐患者先俯卧后仰卧于治疗床上，盒灸及悬灸皆可，施灸时以皮肤颜色红润、不出疱为宜，每个穴位施灸30分钟，每日或隔日1次，治疗12周。

第二节　老年恶性肿瘤常见治疗副反应病证的中医经络调养

一、癌症相关性疲乏

（一）概述

癌症相关性疲乏是指与癌症或癌症治疗相关的身体、情感和认知疲劳或疲惫感，是肿瘤患者最常见的症状之一，也被认为是与癌症及其治疗相关的最令人痛苦的症状之一，甚至比通常可以通过药物治疗的疼痛或恶心、呕吐还要令人难以耐受。这种疲乏感可能持续数月甚至治疗结束后的数年，常会严重影响患者的正常工作或生活。疲乏在肿瘤患者中十分常见，有研究表明，约85%接受化学治疗或放射治疗的患者体验过疲乏，而在恶性肿瘤发生转移的患者中，癌症相关性疲乏的发生率也超过75%。与健康个体的疲乏不同，癌症相关性疲乏程度通常更为严重，更令人痛苦，而且更不太可能通过休息得到缓解。持续的疲乏可能影响患者的生活质量，患者也可能因为过于疲乏而无法全身心投入日常生活及社会角色中，从而延长治疗结束后回归生活和工作的时间。

（二）病因病机

现代医学认为促使癌因性疲乏产生的因素主要包括：肿瘤进行性的生长、各种抗肿瘤治疗、贫血、疼痛、代谢或营养异常、激素的因素、共存的疾病、药物副作用、情绪低落或焦虑、睡眠障碍等。由于疲劳固有的主观性，难以建立客观的行为关联，使得我们对癌症相关性疲乏的病理发生机制知之甚少，但可能与以下因素相关：抗肿瘤治疗直接导致的中枢神经系统毒性，失血性贫血或放化学治疗相关的骨髓抑制，肌肉质量的丢失、肌肉能量代谢缺陷或能量物质三磷酸腺苷（ATP）生成或利用的异常，骨骼肌的神经生理学改变，慢性应激反应，全身性炎症反应，与促炎症细胞因子产生或循环T细胞相关的免疫激活，睡眠或昼夜节律紊乱，激素变化等。

（三）现代医学诊断要点

第十次国际疾病分类修订会议提出的癌症相关性疲乏诊断标准如下：

（1）严重疲劳，精力减少或需要更多休息，与近期活动水平的变化不成比例，并伴有以下5种或5种以上症状表现：①全身无力或四肢沉重；②无法集中注意力；③缺乏激情，情绪低落，兴趣减退；④失眠或嗜睡；⑤休息后感觉精力未能恢复；⑥活动困难；⑦出现情绪反应，如悲伤、挫折感等；⑧不能完成原先可胜任的日常活动；⑨短期记忆减退；⑩活动后经休息疲乏症状持续数小时不能缓解。

（2）上述症状往往在社交、工作或其他重要功能领域引起患者的重大困扰或影响。

（3）病史采集、体格检查或实验室检查结果证实上述症状是由癌症或抗肿瘤治疗所引起的。

（4）症状主要不是由并存的精神疾病，如严重的抑郁症、躯体化障碍、躯体形式障碍或谵妄等引起的。

因为疲乏是一种主观感知的症状，因此可以通过自我报告来作较准确的描述。根据美国国立综合癌症网络（NCCN）指南，疲乏的评估与管理可分为4个阶段：筛查、初次评估、干预和再次评估。筛查时可使用单项筛查量表，如数字评分法，0分为无疲乏，10分为最严重疲乏，1~3分为轻度疲乏，4~6分为中度疲乏，7~10分为重度疲乏。对于评分为4分以上的疲乏患者，需进行进一步评估，以评估已知的影响因素，如疼痛、情绪困扰、贫血、睡眠、营养和活动水平等。

（四）疲乏的中医学认识

1.病因病机

癌症相关性疲乏虽以疲乏为主要症状，但常常合并有其他症状，现代医家根据相关的病因病机及临床表现多将其归为中医学“虚劳”的范畴。《理虚元鉴·虚证有六因》记载：“有先天之因，有后天之因，有痘疹及病后之因，有外感之因，有境遇之因，有医药之因。”

目前现有的肿瘤治疗手段如手术、放射治疗、化学治疗等均可耗伤人体的正气，因病致虚，致使机体气血阴阳失调，加之肿瘤病程及治疗周期时间长，致使五脏功能虚损，久虚不复则成劳。病损主要在五脏，临床常以虚证及虚实夹杂证多见。虚证主要以气血阴阳不足及五脏功能虚损为主，实证则多由脏腑亏虚继发产生，如气郁、痰湿等病理变化。

《素问·示从容论》指出："肝虚、肾虚、脾虚，皆令人体重烦冤。"从脏腑辨证来看，癌症相关性疲乏涉及五脏，但多责之肝、脾二脏。脾胃者，水谷之海，后天气血生化之源，脾病则"不能为胃行其津液，四支不得禀水谷气，气日以衰，脉道不利，筋骨肌肉，皆无气以生，故不用焉"（《素问·太阴阳明论》）。李东垣在《脾胃论》中也记录有"形体劳役则脾病，病脾则怠惰嗜卧""脾胃虚弱，怠惰嗜卧，四肢不收，精神不足，两脚疲软"。可见，脾胃内伤，脾气亏虚正是疲劳的病机根本。《素问·六节脏象论》中提到："肝者，罢极之本，魂之居也。其华在爪，其充在筋，以生血气……"肝木受邪"肃杀而甚，则体重烦冤"。肝主疏泄，可调畅情志、条畅气机，肝之疏泄失司则可导致气机紊乱，"一有怫郁，诸病生焉，故人身诸病，多生于郁"，说明五脏功能受损，脾胃功能失于运化，水液代谢失司，日久湿浊停聚，困阻清阳，或者肝脾不调，气血生化乏源，从而导致四肢肌肉失于充养，疲乏困顿之症逐渐形成。

根据各脏气血阴阳的特殊性，各脏的损伤其侧重点也各有不同，如气虚以肺、脾为主，血虚以心、肝为主，阴虚以肾、肝、肺为主，阳虚则以脾、肾为主。

2.辨证分型

对于癌症相关性疲乏，中医尚无统一的辨证分型及治疗方法。现代医家常结合自己的临床经验，在前人的基础上对癌症相关性疲乏进行了中医证型规律的分析：谷珊珊等基于现代文献分析癌症相关性疲乏的中医证治规律，主要分为气血两虚(37.44%)、气阴两虚(18.64%)、脾虚湿盛(6.38%)、脾气虚(16.22%)、脾肾亏虚(15.05%)、肺肾阴虚(6.26%) 6个证型；张永慧等采用聚类分析法对200例癌症相关性疲乏患者中医证候进行分析，得出肾阳虚、肝气郁结、脾胃阴虚、寒湿困脾、肺气亏虚、脾气亏虚6个证型，其中脾气亏虚证出现频率最高（35.2%）。总体认为，癌症相关性疲乏的发病部位主要在肝、脾、肾，以虚证为主，虚实夹杂证也不少见。

临床还有研究认为，因为经气流注各经络有其特有的时间规律，疲乏的发生时间与疲乏的脏腑辨证也存在着密切关系：天亮时（5~7点）的疲乏多与脾胃气虚有关；15点至19点则常与肾气虚有关；疲乏持续一整天的，则更倾向于肺气和肾阳虚。

（五）疲乏的中西医治疗

根据NCCN指南，现代医学强调对癌症相关性疲乏的全程管理，注重对患者及家属的教育，干预手段主要根据患者临床状况（积极治疗、治疗后、临终状态）来选择主要治疗措施，其干预方式包括控制促发因素、药物干预及非药物干预等。控制促发因素指通过控制任何已知的与疲劳相关的因素（如贫血、睡眠障碍、甲状腺功能减退、阿片类药物相关镇静等），改善可能与疲劳有关的症状（如恶心、胸痛、呼吸困难、厌食、焦虑、睡眠障碍等），有助于缓解疲劳。药物干预则包括了精神兴奋剂、糖皮质激素、抗抑郁药等。非药物干预则包括认知行为和心理社会干预，个体化的运动及正念减压疗法、瑜伽、触摸疗法、按摩、音乐疗法等身心干预手段。

根据“虚则补之、损者益之”的理论，癌症相关性疲乏的中医药治疗当以补益为基本原则，根据不同病理属性，分别选择益气、养血、温阳、滋阴等治法，且根据五脏病位的不同加强治疗的针对性。由于疲乏持续病程较久，可根据不同病证，选用中药汤剂、中成药、膏方、丸剂等内治疗法，也可选用经络外治法及导引等运动疗法。

（六）经络调养在疲乏中的应用

1.针刺治疗

针刺的治疗作用自古已有大量记载，近年来针刺治疗癌症相关性疲乏的临床研究也层出不穷，治疗效果在临床报道中结果不一。

杜秀婷通过针刺关元、气海、足三里治疗肠癌化学治疗后癌症相关性疲乏发现，针刺可有效缓解疲劳程度，尤其是在感知维度上有积极的影响，从而改善患者的精神状态；针灸总体上具有改善健康和身体功能、改善生活质量（QOL）评分的功用。于明薇等通过针刺治疗康复期乳腺癌患者癌症相关性疲乏的研究发现，虽不能证实针刺对于康复期乳腺癌患者整体疲乏有效，但针刺的部分疗效主要体现在对疲乏感觉维度、认知、情绪维度及抑郁状态的改善，可能与癌症相关性疲乏与心理因素相关的机制及安慰剂效应有关。一项纳入7项临床研究共计689 例患者的Meta分析显示，针刺治疗癌症相关性疲乏的疗效结论尚不能确定，未来研究需要更严格的方案设计。另一项针对国外文献的Meta分析则认为，综合9篇文献的Meta

分析和TSA分析，在对比采用简短疲乏量表评分的改变时，可以初步证明针刺治疗癌症相关性疲乏是有效的。但在针刺与常规组作比较时，在统计学上发现针刺治疗并没有明显优于常规治疗。考虑针刺治疗效果与针刺选穴、手法、辨证等多种个体差异因素相关，上述研究结果并不能证实针刺治疗癌症相关性疲乏无效。

车文文等通过检索文献总结，临床针灸疗法治疗癌症相关性疲乏最常使用的穴位为足三里、三阴交、关元、气海、太溪、合谷、中脘、内关、百会、太冲、印堂、天枢等穴；而临床专家们推荐使用艾灸、针刺、穴位按压等疗法，推荐使用的穴位包括足三里、气海、关元、中脘、三阴交、内关、太溪、神门、合谷、太冲等穴。周皓茵等则通过文献研究发现不同穴位在干预癌症相关性疲乏的不同功用：①改善一般体质，提升健康和能量方面，主要选择关元、气海、膻中和命门等穴；②能促进自我恢复疲乏方面，主要选择足三里、三阴交和阴谷等穴；③针对特定脏腑所引致疲乏方面（如肝脏），可选用足厥阴肝经曲泉、太冲等穴；④改善贫血和刺激骨髓方面，主要选择膈俞、悬钟、太冲、三阴交、血海和足三里等穴；⑤在舒缓心理精神因素所引起的疲乏方面，可以选择神门、内关、外关、厥阴俞、心俞和足临泣等穴。由此，也为癌症相关性疲乏的针刺治疗提供了一定的选穴思路。

2.灸法

灸法是通过对患者局部皮肤的温热刺激穴位，激发经气、调整阴阳，发挥温经通络、补虚固本、行气活血等功能，恢复各器官组织功能的失调而达到治病、防病目的。灸法的治疗作用是由艾灸的理化作用与腧穴的穴性作用、经络的特殊途径相结合而产生的一种“综合效应”。

《灵枢·官能》中记载：“阴阳皆虚，火自当之……经陷下者，火则当之。”《针灸问对》则注有：“虚者灸之，使火气以助元气也。”表明虚者宜灸，以虚证多见的癌症相关性疲乏选用灸法作为治疗手段，可达到扶阳补虚、调整脏腑的功效。一项Meta分析研究表明，灸法可以有效缓解癌症相关性疲乏患者的疲乏状况，提高患者的生活质量和体力状况，还可提升$CD3^{+}$、$CD4^{+}$、NK细胞水平。

杨丽惠等通过文献检索发现，灸法治疗癌症相关性疲乏共涉及10条经络、29个腧穴，应用频次较多的为任脉、足阳明胃经、督脉；腧穴应用频次较多者均为补虚要穴，包括关元、足三里、气海、中脘、神阙等。足阳明胃经为多气多血之经，可通过补益脾胃后天之本，而使气血生化有源；任脉为“阴脉之海”，可补一身阴经之气血；而督脉为“阳脉之海”，总督人体一身之阳，督灸可“强强联合”，达到通督益阳、温补脾肾之效，振奋人体阳气以扶正祛邪。关元为小肠经募穴，是足三阴经与任脉交会穴，具有培补元气之功效。《扁鹊心书》记录灸关元可“令人长生不老”；气海系肓之原穴，主治“脏气虚惫，真气不足，一切气疾久不差”；神阙被喻为元神之阙门，可温阳救逆，利水固脱；中脘为血之腑会，又为胃之募穴，可和胃健脾，通降腑气；足三里为合穴，胃之下合穴，具有和胃健脾、通腑化痰、升降气机之功效，《灵枢·五邪》记载：“阴阳俱有余，若俱不足，则有寒有热，皆调于三里。”《通玄指要赋》也提到：“三里却五劳之羸瘦。”由此可见，足三里有强壮身体的作用，为保健要穴。

癌症相关性疲乏虽然以虚证为主，但可能存在气、血、阳、阴的虚损程度有所不同，治疗前应准确辨证，切勿见虚就灸，对于如阴虚、血虚者应慎用灸法，避免温热伤阴津，加剧虚劳，甚至阴损及阳。

3.穴位按压

穴位按压是通过手指或者按摩器具按压局部穴位，激发人体经气，以达到通经活络、祛邪扶正的目的。

多项临床随机对照研究表明，穴位按压对癌症相关性疲乏有确切的缓解作用。所按压的穴位以腕踝部位穴位为主，如合谷、足三里、三阴交。而一项包括14篇文章，涉及776名癌症的Meta分析研究发现，与对照组相比，穴位按压显著缓解了癌症相关的躯体和精神疲劳。此外，施术者、操作方法及化学治疗期间的治疗时间等会影响穴位按压对疲劳缓解的作用。

针对癌症相关性疲乏，根据相关文献研究及集合临床专家建议，《针灸防治癌因性疲乏临床实践指南研究》作出如下推荐：

（1）毫针针刺：交替选穴太溪、俞府、足三里、三阴交、关元、气海、阴廉、阴郄、中脘、印堂、合谷。每次选穴6~8个，针刺每天或隔天1次，每次30分钟。

（2）艾灸疗法：选穴关元、气海、足三里、三阴交、神阙、天枢。每穴灸15~20分钟，以皮肤红晕为度。

（3）穴位按压：交替选穴足三里、三阴交、合谷、印堂、安眠、神门、三阴交、太冲。每次选穴6~8个，每个穴位按压1分钟，每天可多次进行穴位按压。

（4）电针疗法：选穴太溪、三阴交、合谷、足三里、气海，针刺每天或隔天1次，每次30分钟。

（5）经皮穴位电刺激：选穴足三里、膈俞、气海，针刺每天或隔天1次，每次30分钟。

癌症相关性疲乏的临床表现多种多样，不同医者对癌症相关性疲乏的认知、重视程度不一，采用的评估量表也各有不同，因此，规范评估尤其重要；再者，中医药以辨证论治为特色，注重个体化治疗。经络调养对治疗癌症相关性疲乏具有一定的安全性，而且副作用少、经济实用，因此在临床应用上有一定优势，然而现有的多数临床研究多为个人临床报道总结，临床证据级别较低，如何充分联合中西医治疗肿瘤的技术、在辨证论治的前提下开展高级别的癌症相关性疲乏临床试验、进一步完善中医药治疗癌症相关性疲乏的治疗体系成为亟待解决的问题。

二、癌性疼痛

（一）概述

疼痛是人类的第五大生命体征，控制疼痛是患者的基本权益，也是医务人员的职责义务。随着癌症发病率的升高，肿瘤并发症的发生率也显著升高，癌性疼痛作为肿瘤患者常见的症状之一，严重影响着肿瘤患者的生活质量。医疗界关注的已不仅仅是癌症本身，同时还要密切关注解除癌痛、改善患者的心理状态、提高患者的生活质量及如何提高治疗效果等相关问题。

现代医学中癌性疼痛（简称癌痛），是指肿瘤细胞通过浸润、扩散、转移或压迫有关组织及恶性肿瘤治疗过程中出现的疼痛，是中晚期恶性肿瘤患者最常见且极为痛苦的症状之一，严重影响了患者的身心状况、家庭功能和社会功能，以及他们对生存质量的满意度。

据统计，初诊癌症患者的疼痛发生率约为25%，而晚期癌症患者的疼痛发生率可高达80%，其中1/3的患者为重度疼痛。如果癌痛不能及时得到改善和控制，患者往往会感到极度不适，可能会由此引起或加重其焦虑、抑郁、乏力、失眠及食欲减退等症状，甚至出现自杀倾向，严重干扰患者的工作、生活、社交等，降低患者整体生活质量。同时疼痛及相关不良反应还会影响肿瘤治疗的延续性，重者或导致肿瘤治疗的中断，从而影响患者的整体生存期。

目前我国治疗癌痛主要以三阶梯止痛原则为指导，虽然它是癌痛治疗方面国际公认的法则，但仍不能很好地控制所有的癌痛。而且弱阿片类和阿片类药物在临床使用过程中常常会伴有一系列的不良反应，因此其在应用过程中受到了不同程度的制约。

（二）现代医学认识

现代医学认为，癌痛主要分为肿瘤相关性疼痛、抗肿瘤治疗相关性疼痛及非肿瘤因素性疼痛。肿瘤相关性疼痛：因为肿瘤直接侵犯、压迫局部组织，或者肿瘤转移到骨、软组织等所导致的疼痛；抗肿瘤治疗相关性疼痛：常见于手术、创伤性操作、放射治疗、其他物理治疗及药物治疗等抗肿瘤治疗所导致的疼痛；非肿瘤因素性疼痛：由于患者的其他合并症、并发症及社会心理因素等非肿瘤因素所引起的疼痛。

癌痛从机制上分为伤害感受性疼痛和神经病理性疼痛。伤害感受性疼痛：因有害刺激作用于躯体或脏器组织，使该结构受损而导致的疼痛。伤害感受性疼痛与实际发生的组织损伤或潜在的损伤相关，是机体对损伤所表现出的生理性痛觉神经信息传导与应答的过程。伤害感受性疼痛包括躯体痛和内脏痛。躯体痛常表现为钝痛、锐痛或者压迫性疼痛，定位准确；而内脏痛常表现为弥漫性疼痛和绞痛，定位不够准确。神经病理性疼痛：是由于外周神经或中枢神经受损，痛觉传递神经纤维或疼痛中枢产生异常神经冲动所致的疼痛。神经病理性疼痛可以表现为刺痛、烧灼样痛、放电样痛、枪击样疼痛、麻木痛、麻刺痛、幻觉痛及中枢性坠胀痛，常合并自发性疼痛、触诱发痛、痛觉过敏和痛觉超敏。

（三）癌痛的中医学认识

1.病名由来

中医对肿瘤和疼痛的认识有数千年的历史，早在3 500年前的殷商甲骨文中就有“瘤”字出现。中医学认为，疼痛是人的自觉症状，各种疾病引起的疼痛均属“痛证”范畴，癌痛也不例外。中医学无癌痛的病名，但可根据不同部位癌症的疼痛归属于相应部位的痛证。例如，《黄帝内经》中提到的“大骨枯槁，大肉陷下，胸中气满，喘息不便，内痛引肩项”就与肺癌骨转移疼痛极其相似。《备急千金要方》中的“食噎者，食无多少，惟胸中苦塞，常痛不得喘息”与食管癌以进食困难为主，其疼痛多以胸部闷塞为主类似。而《证治要诀》中的“脾积在胃脘，大如覆杯，痞塞不通，背痛心痛”描述了与胃癌疼痛表现类似的症状。《肘后备急方》中的“治卒暴症，腹中有物如石，痛如刺，昼夜啼呼，不治之，百日死”更指出了腹部肿瘤引发的疼痛如不得到及时治疗所导致的严重后果。这些疼痛具体可称为“癌瘤痛”，即指瘤毒侵犯经络组织或瘤块阻滞经络气血，导致机体某部位的疼痛，常见于积、瘤、石、瘕、乳岩、石疽、脏毒等病候。

中医文献中对癌痛的阐述，为后世探讨中医药治疗癌痛打下了坚实的理论基础。

2.病因病机

癌痛有别于其他疼痛，其影响因素繁多，病机较为复杂。中医所谓癌痛可分为“不通则痛”与“不荣则痛”两大类，即实痛和虚痛。不通则痛是指癌病初期邪盛而正虚不甚，癌肿为有形之邪，阻滞气血，或癌毒直接侵犯经络，气血壅滞，痰瘀搏结，发为疼痛；不荣则痛是指机体正气亏虚严重、脏腑功能紊乱、气血阴阳失调，各种致病因素乘虚而入，邪盛发为癌痛。整体来讲，癌痛的病因主要为邪实和正虚两大方面，结合历代医家对其的研究，邪实多分为寒凝阻滞、热毒炽盛、痰湿凝结、瘀血阻滞、痰瘀互结、气机郁结及气滞血瘀等；正虚则大致可分为阳气亏虚、阴血不足。其中，邪实所致的实痛多见于恶性肿瘤的早、中期，治疗当以祛邪为主，而正虚所致的虚痛则在中晚期恶性肿瘤中更为常见，治疗时应注重扶助正气。

中医对疼痛的认识早在《素问·举痛论》中就有记载：“经脉流行不止，环周不休，寒气入经而稽迟，泣而不行，客于脉外则血少，客于脉中则气不通，故卒然而痛。”癌痛主要是由于癌毒内蕴、阻滞气机、气滞血瘀、正气虚弱、经脉失养所致。中医理论认为，肿瘤之所以发生疼痛，关键在于其病理特点是瘤毒内蓄、气凝血瘀、真气虚衰、脉络失其濡养。

有学者根据中医“通路思想”提出癌痛的“三不”的病机理论，即

“不通”“不平”“不荣”，丰富了癌痛的病机理论。该理论具体为：“不通”即不畅通，指气血津液或食道、气道出现阻塞，“不通则痛，不通则废”；“不平”即脏腑、阴阳失衡，气血逆乱等病理状态，“不平则乱，不平则逆”；“不荣”即气血阴阳亏虚及脏腑、组织、器官的功能不足，“不荣则痛，不荣则萎”。

不同的临床专家对癌痛的病因病机各有认识，但总的病因不外乎六淫邪毒、饮食不节、情志内伤、正气亏虚。癌症发病历程具有阶段性，在各个阶段其病机虚实也有所差别，有所偏重，或本虚标实，或虚实错杂，癌痛的发生原因还涉及病理性改变因素，同时心理因素也是不能忽视的。

综上可知，气血亏虚、脏腑功能失调是癌痛发病的内因，气血不通、痰湿瘀毒内聚是病机的关键，病位在脏腑经络，病性属本虚标实，且以本虚为主。治疗应以扶正祛邪、调气和血为主，根据气血阴阳、寒热虚实的不同加减变化使用。癌肿的形成、癌痛的产生均由正虚、癌毒、气滞、血瘀、痰凝、湿聚等多种因素交织而成。其病理性质总属本虚标实，多因虚致病，因实致痛，因此，癌痛是一种全身属虚、局部属实的病证。这些病机不是孤立存在的，它们往往相互为因、相互影响、相互转化。

（四）癌痛的现代医学治疗

现代医学治疗癌痛时，评估是合理、有效进行止痛治疗的前提，治疗则应当遵循“常规、量化、全面、动态”的原则。癌痛的治疗方法，包括病因治疗、药物治疗和非药物治疗。

1.病因治疗

病因治疗需要给予针对性的抗肿瘤治疗，包括手术、放射治疗、化学治疗、分子靶向治疗、免疫治疗等，有可能减轻或解除癌性疼痛。

2.药物治疗

药物治疗需根据WHO《癌痛三阶梯止痛治疗指南》为指导，遵循口服给药、按阶梯用药、按时用药、个体化给药、注意具体细节的五项基本原则。根据癌症患者疼痛的性质、程度、正在接受的治疗和伴随疾病等情况，合理地选择止痛药物和辅助镇痛药物，个体化调整用药剂量、给药频率，以期获得最佳止痛效果，且减少不良反应。

具体用药：①非甾体类抗炎药（如对乙酰氨基酚）是癌痛治疗的常用药物，常用于缓解轻度疼痛，或与阿片类药物联合用于缓解中、重度疼痛。使用非甾体类抗炎药，用药剂量达到一定水平时，再增加用药剂量并不能增强其止痛效果，可是药物毒性反应将明显增加。因此，如果需要长期使用非甾体类抗炎药，或日用剂量已达到限制性用量时，应考虑更换为单用阿片类止痛药；若为联合用药，则只增加阿片类止痛药用药剂量，不得增加非甾体类抗炎药物剂量。②阿片类药物是中、重度疼痛治疗的首选药物。对于慢性癌痛治疗，推荐选择阿片受体激动剂。长期使用阿片类止痛药时，首选口服给药途径，有明确指征时可选用透皮吸收途径给药，也可临时皮下注射用药，必要时可以自控镇痛泵给药。③辅助镇痛用药。辅助镇痛药物能够辅助性增强阿片类药物的止痛效果，或直接产生一定的镇痛作用，包括抗惊厥类药物、抗抑郁类药物、糖皮质激素、N-甲基-D-天冬氨酸受体（NMDA）拮抗剂和局部麻醉药等。辅助镇痛药常用于辅助治疗神经病理性疼痛、骨痛和内脏痛。辅助用药的种类选择和剂量调整，也需要个体化对待。

对于阿片类药物初始应用应进行初始剂量滴定，先进行逐步调整剂量，以获得最佳用药剂量，然后进行药物维持止痛治疗。在我国常用的长效阿片类药物有吗啡缓释片、羟考酮缓释片和芬太尼透皮贴剂等。在应用长效阿片类药物期间，应备用短效阿片类止痛药，用于爆发性疼痛。同时应关注阿片类药物所带来的包括便秘、恶心、呕吐、嗜睡、瘙痒、头晕、尿潴留、谵妄、认知障碍及呼吸抑制等不良反应。

3.非药物治疗

用于癌痛治疗的非药物治疗方法，主要有介入治疗、放疗(姑息性止痛放疗)、经皮穴位电刺激、神经损毁等物理治疗，以及认知—行为训练、社会心理支持治疗等。适当地应用非药物疗法，可以作为药物止痛治疗的有益补充；而与止痛药物治疗联用，则有可能增加止痛治疗的效果。

（五）癌痛的中医内治

癌痛的中医内治法主要是根据患者疼痛的性质，结合全身情况进行辨证论治，在中医内治法中最根本的、最具优势的治疗方法是辨证论治，但在临床实际使用中，不同的医家尚有不同的见解。

辨证论治的诊疗特点为多靶点、全面兼顾和个体化。一般癌症早期多为实证，中期虚实夹杂，晚期则以虚证为主。治疗当辨证论治、标本兼顾、攻补兼施。癌痛作为恶性肿瘤患者最常见的症状之一，其辨证分型与中医癌病有相通之处。有研究将伴有癌痛症状的患者进行系统辨证，大致可分为气滞痰凝、气滞血瘀、痰湿凝聚、痰瘀互结、正虚毒恋等。有专家认为癌痛的辨证论治主要有4种：属气滞血瘀者，治当活血化瘀，在血府逐瘀汤基础上酌情加入疏肝理气之品；属痰瘀互结者，治当化痰祛瘀，在千金苇茎汤基础上加健脾除湿之品；属癌毒内蕴者，治当清热解毒，在如意金黄散基础上加入燥湿之品；属正气亏虚者，治当扶正为主，在八珍汤基础上酌加补益肝肾之品。也有专家认为癌痛分实证、虚证、虚实夹杂证3种：实证以行气活血、清热解毒为主，常用方剂有柴胡疏肝散、血府逐瘀汤、导痰汤、五味消毒饮等；虚证病人以补益气、血、阴、阳为主，常用八珍汤、二至丸、二仙汤、地黄丸等；虚实夹杂证者，扶正祛邪为主，实多虚少者，可祛邪为主，虚多实少者，可扶正为主。

王志英认为癌痛病因为痰、瘀、郁、毒、虚等，采用化痰软坚、行气活血、止痛散结、益气养阴4种治法，使用姜黄、制南星等祛痰中药，临床效果显著。肿瘤患者在发生癌痛这一症状的同时还伴有其他症状。吴登斌等通过对60例癌痛患者症状的观察，并参考《中医诊断学》，同时结合《中医病证诊断疗效标准》，将癌痛分为6种证型：热毒蕴结、气机郁滞、瘀血阻滞、痰湿凝聚、气血亏虚、正虚瘀阻。也有专家认为癌痛的病理基础是风、火、瘀，其中瘀血阻滞又是癌痛发作的核心病机。治疗当以活血化瘀通络为基本原则，根据瘀久化火、生风的侧重，应合并凉血或息风药。郑玉玲将内服中药治疗癌痛立为七大法：①祛风散寒止痛法，如大追风丸等；②清热解毒止痛法，如龙胆丸、当归芦荟丸等；③化痰散结止痛法，如导痰汤、滚痰丸等；④理气止痛法，如调气散、柴胡疏肝散等；⑤活血化瘀止痛法，如通窍活血汤、身痛逐瘀汤等；⑥温阳益气止痛法，如香砂六君子汤、右归丸等；⑦滋阴养血止痛法，如月华丸、左归丸等。

除自拟方剂治疗癌痛外，也有不少医家以辨证论治为基础，应用经方治疗癌痛，且效果明显。李航森教授善用经方治疗癌痛，他认为癌痛辨证论治可分为3种：气滞血瘀型，宜用四逆散加延胡索，以疏肝理气，治病求本；痰凝湿聚型，宜用瓜蒌薤白半夏汤，以涤痰通浊；气血亏虚型，可用当归四逆汤，以温经散寒，养血通脉。张建新在运用抵当陷胸汤治疗80例中晚期癌痛的临床观察研究中发现，抵当汤对轻中度癌痛有显著缓解作用，对各病种癌痛均具有较好的止痛作用，其中对气滞血瘀型和热毒痰阻型的止痛效果最好。

综合各专家研究，内服汤药多以扶正固本、温阳散寒、行气活血、化痰解毒为主，在此基础上各医家往往根据自己对癌痛病因病机认识的不同，结合患者的症状，在辨证论治原则下选择不同中药组方进行加减，以达到缓解癌痛的目的。不同阶段或证型表现出不同的疼痛特点，体现了癌痛的发生发展过程和疼痛类型。治疗时需要根据具体疼痛表现，给予活血、凉血、息风之法，或单法应用，或合并运用，可单纯使用中药治疗，亦可联合现代医学三阶梯止痛药物使用。

（六）癌痛的中医外治法

中医外治法在肿瘤治疗中的运用历史悠久、源远流长。早在《素问·至真要大论》中就有记载："内者内治，外者外治。"中医外治法是运用药物、手术、物理方法或使用一定的器械等，直接作用于患者体表某部位或病变部位而达到治疗目的，从而对整体和局部同时进行调节的一种方法。其具体手段有药物穴位贴敷、涂抹、熏洗、坐药、灌肠、灌注、针刺、灸法、离子透入、磁疗、超声药物透入等。在恶性肿瘤并发的癌痛治疗中应针药并用、内外兼治，充分发挥中医药的独特作用，运用"立体疗法"治疗癌痛，即采用外用、针刺、耳穴等多种方式结合中药内治，从多角度、多途径给药，基于中医整体观念，辨证论治，最大程度地减轻患者痛苦，提高生活质量，延长生存期。下面重点总结经络治疗在癌痛中的应用。

1.膏剂贴敷法

膏药的应用历史已久，它是中医治疗体系的重要组成部分，而且与内治法相比更加简便、实用，是我国独特的、行之有效的治疗方法。将制成的膏剂贴于皮肤、孔窍、腧穴及患病局部，药效透过身体肌腠渗透吸收，直接作用于患处，镇痛效果迅速、安全可靠。在速效止痛膏治疗及联合吗啡治疗癌症疼痛的临床治疗对照观察中，发现单纯使用速效止痛膏对轻度癌痛起效较快，并能明显延长镇痛时间，提高患者的睡眠质量，提高镇痛满意度和治疗的满意度；联合吗啡治疗中、重度癌痛，能减少吗啡的用量，增强吗啡的止痛效果，同时也能减少疼痛的发作次数，有效延长止痛时间和镇痛效果。据统计分析发现，外治膏剂药物组方多以活血化瘀为主，辅以清热解毒、温经活血、化痰散结及行气活血类药物，其中药物使用频率最高的前5位分别为：冰片、乳香、没药、蟾蜍、延胡索。唐书生等临床选用雄黄、乳香、没药、巴豆、樟脑等研末，加入蜂蜜及酒精，制成癌瘤消肿止痛膏，体外贴敷治疗71例终末期癌痛患者，结果显示有效率可达89.7%。徐巍等采用蟾香膏敷于脐上治疗癌痛患者40例，止痛总显效率为96%。近年来，膏剂外敷因其操作简单、经济实惠、疗效可靠，被广泛应用于癌痛患者的治疗中，且中晚期癌痛患者脾胃功能大大减弱，膏剂外敷可以避免内服药物带给患者的消化道反应，减轻患者胃肠负担。

研究发现，硫酸吗啡缓释片口服联合止痛贴穴位贴敷，贴于肝癌患者肝区胁肋疼痛部位（章门、期门、肝俞等穴）的止痛效果优于用相同剂量的吗啡口服，且联合止痛贴穴位贴敷者的不良反应发生率更低。

2.针灸

针灸为中医特色治疗方法，古代早有通过针灸镇痛的记载。针灸作为一种镇痛的有效手段，在临床医治癌痛中普遍使用。针刺穴位可以有效激活体内痛觉调节系统，调节人体的神经、内分泌和递质的失常，促进人体内源性阿片类物质的产生和释放，从而达到镇痛作用。研究证明，穴位刺激可使脊髓、低位脑干、间脑、边缘系统和大脑皮质等神经系统各个水平释放多种介质和阿片肽，这些内源性物质共同组成人体的“抗痛系统”而产生针刺镇痛的效应。通过针刺，可以疏通经络、调和气血，从而调整脏腑和经络气血的运行，使经络通调而疼痛得以缓解。针灸能够起到疏通经络、扶正祛邪、调和阴阳、缓急止痛的作用，而经络证治是针灸临床最重要、最鲜明的诊治特点，其重要性正如《扁鹊心书》中所言：“学医不明经络，开口动手便错。”

中医针灸在镇痛方面优势独特，其应用方便、疗效确切、副作用小，且不具成瘾性。针灸治疗局部疼痛自古有之，不同脏腑各自有其所主的经络，这为针灸治疗不同系统和部位的癌痛提供了坚实的理论基础，随着对针灸镇痛机制研究的深入，将针灸应用于多种急、慢性疼痛治疗的报道日益增多。目前已有针刺治疗癌痛的国际指南。美国医学杂志 *JAMA* 旗下的肿瘤专业子刊 *JAMA Oncology* 在线发表了广东省中医院肿瘤科张海波教授研究团队及循证医学与临床研究服务团队的论文《针灸和穴位按压与癌症疼痛改善相关性的临床证据：一项系统评价和荟萃分析》，首次证明与假针灸比较，针灸和穴位按压与减轻癌痛及减少镇痛药使用有显著相关性。

常见的针灸方法有以下几种：

（1）体针。研究发现，针灸治疗通过刺激IL-2的分泌和IL-2R的mRNA表达，对癌痛患者淋巴细胞免疫功能低下有改善作用，从而达到直接和间接缓解癌痛的目的。Lam TY等将42例中、重度癌痛患者随机分为3组，治疗组1取四关穴（双侧合谷与太冲），治疗组2取四关穴加常用穴，对照组取常用穴，共治疗7个疗程。结果显示，治疗组2与对照组相比，癌痛减轻最为明显（$P<0.05$），可见针刺四关穴配合常用穴位治疗癌痛疗效显著。运用头皮针治疗28例晚期癌痛，治疗后5分钟内出现缓解及止痛效果者16例，10分钟出现止痛效果为12例，疼痛缓解时间最短为4小时，最长可达21小时。

（2）腕踝针。研究发现，腕踝针对各种急慢性疼痛均有良好的止痛效果。运用腕踝针治疗中、重度肝癌疼痛进行临床观察，结果发现腕踝针对中、重度肝癌疼痛的镇痛疗效明显。

（3）火针。古代医家对采用火针治疗恶性肿瘤早有相关记载，《本经逢源》提出先用火针刺破石痈，然后再用炼石散同白蔹、鹿角外敷。运用火针治疗浅表肿瘤、破溃肿瘤所引起的疼痛，止痛效果明显，且能使瘤体缩小，达到抑瘤止痛的疗效。

（4）浮针。浮针疗法区别于传统针刺疗法，即利用浮针针具，在疼痛部位周围进针，针尖直对病灶，针体在皮下疏松结缔组织行针并留针，以减除病痛。

（5）艾灸。艾灸治疗癌痛主要为艾叶药物与穴位共同作用，通过温热刺激达到疏通气血而止痛的目的。目前单纯灸法治疗癌痛的文献报道较少，多与其他治疗联合使用。因艾灸具有温经散寒、行气通络、扶阳固脱、升阳举陷、温中补虚的作用，对于癌痛患者疗效显著，且操作简单，没有针刺的痛感，在临床中较容易被患者接受。李玲等将308例癌痛患者随机分为两组，对照组142例使用三阶梯止痛法，治疗组166例在对照组治疗基础上加用温阳艾灸法（取穴中脘、神阙、关元）。结果显示，治疗后疼痛数字评分治疗组较对照组差别有统计学意义（$P<0.01$），治疗组生命质量测定表评分明显优于对照组（$P<0.05$），温阳艾灸法联合三阶梯止痛药治疗癌痛疗效显著。

（6）穴位埋线。微创穴位埋线是针灸领域的重要创新，也是治疗癌痛的一个新领域。杨向东教授认为，大肠癌癌痛患者多为中晚期，耐受力差，反复针灸易造成患者心理抵制，往往会导致“痛上加痛”，而微创穴位埋线损伤小，疗效持久且显著，更易被接受，通过埋线材料刺激腧穴，通其经络、调和气血。

（7）穴位注射。穴位注射能够刺激多种感受器，使其发出针感信号，释放出可以止痛的内源性吗啡等活性物质，既能通过注射针具对经穴的机械性刺激发挥针刺样作用，又能通过穴位局部注射给药使药物起到相应的作用。

（8）耳穴疗法。耳穴疗法是通过耳穴穴位按压刺激全身精气、调节经络气血达到止痛作用。耳穴治疗疾病首先见于《黄帝内经》中的“耳者，宗脉所聚也”，认为脏腑通过经脉、络脉、奇经八脉等将气血汇聚于耳，因此可在耳朵寻找脏腑疾病的反应点，通过刺激反应点可以治疗相应疾病。

中医外治法丰富了癌痛的治疗手段，且安全、速效、无化学类止痛药物的不良反应、使用方便、价格低廉，在临床中应用广泛。中医外治法手段丰富，可单独使用，也可与其他方法联合应用，为晚期肿瘤患者及不能耐受阿片类药物不良反应的患者带来了福音。中医外治法治疗癌痛同中医药口服治疗一样，也需要进行辨证施治，需要根据患者疼痛的特点和程度选择适宜的外治方法，充分发挥中医外治法的灵活性，同时也要与新技术相结合，并不断进行发展、创新。

（七）中西医联合治疗癌痛

癌痛是目前临床所面临的一大难题，有效治疗癌痛是改善肿瘤患者生存质量的重要环节。单纯的中医治疗疗效确切，但显效较慢，个体差异大，常常缺乏可重复性。单纯的西医治疗效果显著，显效迅速，但是不良反应相对较多，易耐药。因此，采用中西医联合治疗癌痛是大势所趋。

对于癌性疼痛，西药止痛药有诸多的毒副作用，在临床应用中又常难以避免，中药联合镇痛药及放射治疗与化学治疗可减少治疗产生的毒副作用、缓解放射治疗与化学治疗的不良反应、增强镇痛效果，减少西药镇痛药物用量甚至停用。近年来中西医结合在骨转移癌痛治疗方面起着重要的作用，一方面中医药能够具有明显的止痛疗效，另一方面中医药与化学类止痛药物联合使用，能够逐渐减少化学类止痛药物的用量，减轻毒副作用和成瘾性，从而在癌症患者疼痛管理方面应用较多。刘鲁明等人提出中西医综合“四步止痛梯级治疗”，中医疗法作为一阶梯治疗，用于轻度癌痛，止痛效果颇佳，在WHO三阶梯用药中同样联合中医治疗，中医疗法始终贯穿在癌痛的治疗中。运用于临床观察后结果显示“四步止痛梯级治疗”副作用小、麻醉性止痛药物成瘾性小、疼痛缓解率高。国内外研究表明，腕踝针等中医治疗联合三阶梯止痛或许能进一步提高止痛疗效，减轻止痛药所带来的不良反应。

中医联合止痛药物、联合化学治疗、联合放射治疗等手段，对于临床中难治性癌痛治疗具有重要意义。尤其是中医针灸联合模式，对于癌痛甚至是难治性癌痛的治疗有着很好的疗效。目前难治性癌痛仍是医护人员需要攻克的难题，对难治性癌痛患者实施针灸治疗，以期发挥中医特色优势，对治疗难治性癌痛形成更多的干预方法，同时也要处理好阿片类镇痛药对于缓解癌痛需解决的关键性问题。过程中需要加快研发和推广治疗癌痛的更有效、简便、安全、低毒的民族医药特色诊疗技术，合理应用中西医诊疗技术，完善中西医治疗模式探索，为更多癌痛患者提供更优质、更有效的疼痛管理方式。

在肿瘤治疗模式的不断演进中，中西医多学科模式诊治癌痛已初见效果，并不断在各个医院发挥其优势，为更多癌痛患者带来诊疗新思路，有效缓解癌性疼痛。开展中西医多学科参与癌痛综合诊疗模式，应用规范化全程管理平台，构建长期随访管理机制，进行个体化的系统治疗，结合中医、现代医学治疗手段进行“整体治疗”与“有序治疗”，为癌痛患者提供中西医全程化治疗方案，是值得推广的最佳方案。

创建多学科合作，打造多学科团队，其目的在于整合多个专科的力量，建立一体化的诊疗平台，实现中西医协作模式从整体对患者心理、生理进行综合干预，提升机体的自我修复能力，提高患者对抗疾病的信心。多学科协作平台不仅有疼痛（麻醉）科、药剂科，还应包括中医肿瘤科、针灸科、康复科、肿瘤内外科、放射科、介入科、心理科等。在癌痛发生发展的各个阶段，制定不同的方案、计划，采取不同的措施，即对癌痛患者采取“全程管理”，以期提升癌痛患者的治疗效果和生活质量。

（八）其他

随着对中医传统理论及现代医药科技的不断研究，癌痛治疗方法层出不穷，有学者从中医五音治病入手，对症下“乐”；此外，随着中医药制剂研发水平的提高，有研究人员对中成药进行研究，亦取得满意疗效；癌痛心理治疗适用于年老体弱的癌痛患者、镇痛药物不良反应严重的患者、严重的癌痛患者，可以改善其不良情绪，使其积极应对癌痛、积极寻求社会支持、增进食欲、减轻疼痛和治疗的不良反应。放松训练可指导患者减轻不良情绪、缓解紧张程度，对协助减轻患者疼痛同样有意想不到的效果。

由于临床中有癌痛规范化治疗问题、癌痛策略及认知问题、政策法规问题、应对癌痛治疗策略不足、癌痛药物不良反应等，常常导致癌痛控制不理想，因此寻找适合治疗癌性疼痛的方式尤为必要。现代医学治疗虽能取得良好的效果，但容易产生药物依赖、眩晕、恶心、呕吐等不良反应。中医药治疗癌痛效果确切，方式灵活多样。中医药可以从病机角度改善患者的整体情况，但是由于其经验性强、可重复性较差、个体差异等原因，常常导致其止痛效果作用缓慢；中医外治法，如针刺、穴位贴敷、艾灸、耳穴等，无论单一使用或联合多种方法使用均具有一定疗效，且无明显的不良反应、操作简单、经济低廉，但尚无统一的选穴及疗效评价标准，且大多数研究样本量少，缺乏理论依据。因此为了实现WHO提出的“使癌症患者不痛”的目标，医务工作者还有很多工作要做。目前对癌痛尚缺乏高效、安全统一的治疗方法，应采用循证医学的方法，积极寻找多种治疗措施联合的有效方案，使疗效高、科学性强、可信度大、重复性好，以提供于临床，惠及患者。

癌痛因其高发病率和难治性极大地影响患者的生存质量，打击患者与肿瘤积极抗争的治疗决心，从而影响肿瘤的整体治疗效果。因此，亟须寻找更为有效且不良反应少的癌痛治疗模式。单独应用中医药治疗时，在与现代医学标准止痛方案疗效相近的前提下，中医药治法可以明显提高患者的生存质量；当中医治疗联合西医止痛方案时，联合治疗不仅有更好的疼痛缓解效果，而且在生存质量、止痛药剂量、爆发痛次数等方面均明显优于单纯的西医治疗组，且获益明显。

综上所述，中医药治疗癌性疼痛可以根据患者不同情况进行辨证施治，为不同患者选择合适的治疗方案，并可以显著提高治疗过程中患者的生存质量，疗效确切。然而，中医治疗癌痛的机制尚未阐明，未来需增加多中心、大样本、多方案、循规范的机制研究和高质量临床疗效研究，进一步提升中医药方案在癌痛治疗中的地位。相信随着中西医研究的不断发展，中医药在肿瘤综合治疗中会越来越显示出其强大的生命力，表现在有效缓解症状、稳定瘤体、改善生活质量及延长生存时间等方面。

三、恶心呕吐

（一）概述

恶心呕吐是肿瘤患者最为常见的症状之一，不仅影响患者的生活质量，严重者还可能导致水、电解质紊乱，胃食管损伤等，甚至导致化学治疗药减量或者治疗中断而影响肿瘤治疗效果。

古代中医学无化学治疗、放射治疗、靶向治疗等概念，故而因肿瘤治疗所致的呕吐在古代无特殊命名，现代将本病归属中医学“呕吐”范畴。有声无物谓之呕，有物无声谓之吐，由于这两种情况常同时出现，故而合称为“呕吐”。

（二）现代医学诊断要点

恶心主要表现为上腹部的不适感和欲吐感，常伴有流涎、冷汗、面色苍白、心动过缓、血压下降等迷走神经兴奋症状；呕吐则是指胃或部分小肠内容物经口腔吐出的反射过程。恶心呕吐的发作次数及持续时间不一，常可伴有腹痛、腹胀、腹泻、便秘等不适的症状。常与下列疾病并存，需要作鉴别：完全或不完全肠梗阻，前庭功能障碍，脑转移，高钙血症、高血糖症、低钠血症、尿毒症等所致电解质紊乱，肿瘤、手术、药物等引起的胃轻瘫，使用阿片类等药物，焦虑等心理、生理学因素。临床常分为5类：急性、迟发性、暴发性、难治性、预期性恶心呕吐。

（三）病因病机

恶心呕吐可能由胃癌、肠癌等肿瘤本身影响胃肠道功能所致，或因恶性肿瘤患者晚期出现消化功能障碍、代谢异常等引发，也可由肿瘤相关的治疗所引发，如手术、化学治疗、放射治疗、生物靶向治疗等，其中以化学治疗所致恶心呕吐（CINV）和腹部放疗所致恶心呕吐较为常见。

化学治疗所致恶心呕吐发生机制较为复杂，可分为中枢性和周围性。化学治疗药物可直接或间接激活5-HT3、NK-1、多巴胺、乙酰胆碱等作用于神经中枢的化学感受器触发区（CTZ）和迷走神经背核簇；外周机制中，药物直接损伤胃肠道黏膜，诱导肠嗜铬细胞分泌5-HT3等神经递质，与相应受体结合后激活相应通路导致呕吐。其中外周机制多与急性恶心呕吐（发生在用药24小时内）相关，中枢机制则多与迟发性恶心呕吐（发生在用药25～120小时的恶心呕吐）和预期性恶心呕吐等相关。

（四）中医学的认识

中医学认为，胃为水谷之海，主受纳腐熟，其气以通降为顺，外感内伤均可能使胃失和降而出现呕吐。或因脾胃素虚，或久病体虚，胃虚不能盛受水谷，脾虚失于运化；或因饮食不节，暴饮暴食，恣食生冷、肥甘厚味等，脾胃功能受损；或因情志失调，肝失条达，横犯脾胃，或忧思伤脾，脾胃失于健运；或因热病或手术后，正气耗伤，胃阴不足，食停难化；或因化学治疗等药物耗伤正气太过，损伤脾胃等。

（五）中医辨证分型

1.实证

（1）外邪犯胃证。呕吐突然，胸脘满闷，可伴有恶寒发热、头身疼痛，舌苔白腻，脉濡缓。一般有受寒史。

（2）食滞内停证。呕吐酸腐食物，嗳气厌食，脘腹胀满拒按，吐后缓解，大便臭秽或溏薄或秘结，舌苔厚腻，脉滑实。一般有暴饮暴食史。

（3）肝气犯胃证。呕吐吞酸，嗳气频繁，伴见胸胁胀痛，烦闷不舒，常因精神刺激而发作，情志不遂时呕吐尤甚，舌红，苔薄，脉弦。

（4）痰饮内阻证。呕吐清水痰涎，目眩心悸，脘闷不食，或见肠鸣有声，渴不欲饮，舌苔白腻，脉滑。

2.虚证

（1）脾胃虚弱证。呕吐无力，时作时止，食欲不振，食入难化，或饮食稍多即吐，甚至恶闻食嗅，伴倦怠乏力，脘腹痞闷，大便不畅，或四肢不温，喜暖恶寒，口干不欲饮，大便溏薄，舌淡苔白滑，脉象虚弦或濡弱。

（2）胃阴亏虚证。呕吐反复，或时作干呕，胃中嘈杂，似饥不欲食，伴见口燥咽干，舌红少苔，脉细数。

（六）恶心呕吐的现代医学治疗

目前现代医学的主要治疗机制是对恶心呕吐发生机制中的信号传导通

路进行针对性抑制，如5-HT3受体拮抗剂昂丹司琼、帕洛诺司琼等；NK-1受体拮抗剂阿瑞匹坦、福沙匹坦等；糖皮质激素地塞米松；多巴胺受体拮抗剂甲氧氯普胺、氯丙嗪；苯二氮䓬类抗焦虑药物地西泮及奥氮平等抗精神疾病类药品。临床根据化学治疗药物致吐风险的高低，单独或联合使用上述药物。

（七）经络调养在恶心呕吐中的应用

经络调养在恶心呕吐中的应用总则为和胃降逆止呕，随证加减。论治不外虚实：实者因外邪、痰饮、食滞、肝气等邪气犯胃，升降失调，胃气痞塞，浊气上犯作呕，治以祛邪化浊为主，邪去则呕吐自止，予以消食、化痰、解郁、解表等法；虚者因脾胃素虚，或久病体虚，或治疗耗损正气，致中阳不振或胃阴亏耗，失于和降，治以扶正为主，正复则呕吐自愈，予以温中健脾、益气养阴等法；虚实夹杂者则审其标本缓急而治之。

临床调养方法也是多种多样。杨静雯等通过检索现代文献及古籍文献研究针灸对恶心呕吐的临床实践，发现针灸治疗化学治疗后恶心呕吐常用毫针刺法、穴位按压、经皮穴位电刺激、穴位注射、耳穴按压等，常用穴位为内关、涌泉、足三里等。毫针刺法、穴位按压推荐选用内关，经皮穴位电刺激推荐选用内关、涌泉，穴位注射推荐选用足三里、内关。

1.针刺

1997年《美国国立卫生研究院共识声明》推荐针刺作为用于控制化学治疗后恶心呕吐的一种补充替代方法，由于研究针刺干预方法较多、选穴各异等因素，针刺治疗化学治疗后恶心呕吐的相关研究结果尚存较多争议。随着针灸治疗化学治疗所致恶心呕吐的受关注度增高，一系列高质量研究逐渐出炉，多项RCT研究表明针刺或穴位按压内关穴对于化学治疗所致恶心呕吐的发作频次、严重程度、止吐药剂量等有明显的改善作用。王生等通过根据中医辨证，观察针刺在顺铂相关的化学治疗所致恶心呕吐中的疗效中发现，针刺可以降低实证患者顺铂方案化学治疗后恶心呕吐的发生率，降低呕吐的严重程度并缩短持续时间。邹吉轩等通过Meta分析发现，针刺可降低急性呕吐、24~48小时迟发性呕吐及48~72小时迟发性呕吐的发生率，对化学治疗引起的急性和迟发性呕吐有较好的治疗作用。

安琪等人开展了针刺治疗化学治疗后恶心呕吐的选穴规律研究，发现在治疗时多选择胃经、心包经、任脉，最常用穴位分别是足三里、内关和中脘；远近配穴应用较多，单穴使用较少。

取穴：中脘、足三里、内关。

配穴：外感者加风池、合谷；饮食积滞者加天枢、内庭、璇玑；痰饮内阻者加丰隆、膻中、公孙；肝气犯胃者加太冲、神门、阳陵泉；脾胃虚弱者加脾俞、胃俞、章门；胃阴不足者加三阴交、阴陵泉。

操作方法：内关直刺1.5寸、足三里直刺2寸；中脘直刺1.5寸。实证者内关、足三里予以捻转泻法，中脘予以提插泻法；虚证则用补法。对于外感、脾胃虚弱、痰饮内阻者，中脘等穴位可局部联合灸法。

操作时间：化学治疗前30分钟进行，留针30分钟，每日2次，持续至化学治疗结束后3天。

2.灸法

灸法是通过艾绒或其他药物放置在体表穴位上烧灼、温熨，借助灸火的温热力及药物的作用，从而温通气血，扶正祛邪，达到防病治病目的。

有学者通过系统回顾艾灸在癌症护理中的应用，认为艾灸缓解化学治疗副作用，尤其是在恶心呕吐方面的辅助治疗更有效。

隔姜灸是隔物灸的一种，将艾叶、生姜及经络腧穴的作用综合为一体，达到气至病所、降逆止呕的功效。叶苑琼等通过隔姜灸防治乳腺癌化学治疗后恶心呕吐的研究发现，隔姜灸双侧天枢、内关及神阙、中脘、大横可减轻化学治疗后第1~3天的恶心呕吐评分。张磊等通过隔姜灸双侧足三里、内关、天枢及神阙预防肺癌化学治疗后恶心呕吐，隔姜灸组患者化学治疗24小时、7天后的消化道反应程度均较对照组轻。

麦粒灸是直接灸的一种，是采用麦粒大小的艾炷放在穴位上，直接灸到皮肤。刘红等通过麦粒灸或针刺双侧足三里防治含铂方案化学治疗所致恶心呕吐的临床研究发现，麦粒灸和针刺足三里均可改善化学治疗后恶心呕吐的严重程度，且麦粒灸效果要好于针刺，可能与麦粒灸对足三里的持续炎症刺激，从而持续促进胃肠蠕动、减少胃酸分泌、降低胃内压，进而达到止呕的效果有关。

取穴：足三里、中脘、神阙等。

操作方法：隔姜灸：取生姜切片，厚约2 mm，予针刺若干小孔，置于所选穴位上，再将艾炷置于姜片上，从顶部点燃艾炷，待燃尽后续另一炷，每穴每日灸5～7壮，以皮肤红润而不起疱为度。麦粒灸——将艾绒制成麦粒大小的艾炷，在穴位上涂抹少许凡士林，使艾炷粘附于皮肤而不掉落，安放好后用线香点燃艾炷。若感觉灼痛，可用手拍打穴位周围以减轻痛感。一般可灸3～7壮。

3.耳穴

一项纳入19项RCT共计1 449例患者的Meta分析研究发现，耳穴按压可提高整体化学治疗后恶心呕吐的缓解效率，虽然对急性恶心呕吐的治疗效果不明显，但在减少迟发性恶心呕吐方面发挥了作用，降低了与止吐药相关的不良反应的可能性。

取穴：胃、交感、皮质下、神门、食道、口。

操作方法：每次取2～3穴，毫针捻转强刺激后留针20～30分钟，每日1次。或双耳局部消毒脱脂，待干后，用脱敏胶布埋王不留行籽，贴于所选耳穴，每日按压5~7次进行局部压迫刺激，2～3天更换一次。

4.穴位注射

穴位注射是在经络学说的指导下，在针刺手法治疗的基础上通过与药物治疗有机结合，多种因素协同综合作用，达到治疗疾病的一种方法。刘倩等通过网状Meta分析发现，对比针刺、艾灸、穴位按压、穴位贴敷、电针、耳穴压豆等不同中医疗法联合5-HT3受体拮抗剂干预化学治疗相关恶心呕吐，穴位注射联合5-HT3受体拮抗剂是缓解化学治疗后恶心呕吐的最佳干预方法。

取穴：内关、足三里、胃俞、阳性反应点。

药物：甲氧氯普胺、地塞米松、维生素B_1、维生素B_6。

方法：取上述药物中的一种，选2～3穴，每穴注射0.5 mL药物，每日1次，穴位交替使用，至化学治疗结束后3天。

使用注意：注意药物使用禁忌及不良反应，如乳腺癌患者禁用甲氧氯普胺等。

5.穴位贴敷

穴位贴敷是以经络学说理论为基础，将药物碾成细末，用水、醋、酒等作为介质将药末调成糊状，或用凡士林制成软膏、丸剂或饼剂，或将其熬成药膏，或将药末散于膏药上，贴敷穴位，用来治疗疾病的一种疗法。胡亚男等通过分析文献发现，穴位贴敷联合西医治疗用于乳腺癌化学治疗后恶心呕吐的效果优于单用西医常规治疗。穴位贴敷经皮给药，对人体创伤性小，无创痛、安全性高。

取穴：内关、足三里、中脘、阿是穴。

药物：半夏、生姜、吴茱萸等。

方法：将上述药物粉碎成细末，过200目筛后密封储存，进行穴位贴敷时予以生姜汁搅拌至膏状，制成大小约2 cm × 2 cm的药饼，贴敷于双侧内关、足三里及中脘穴，予以敷料贴固定，每日1次，每次持续4~6小时，如有皮肤瘙痒、发疱等不适可提前取下。药物及选穴可根据临床的具体情况酌情加减。

上述经络调养方法可单用，亦可根据临床需求进行2种及以上组合使用，临床亦多有报道，每有收效。仍需强调的是，上述调养方法是根据现代文献研究总结而成，非绝对一成不变，临床还需根据辨证进行随证加减。

（八）生活调摄

（1）起居有规律，生活有节制，避免六淫邪气的入侵。

（2）调畅情志，保持心情舒畅，避免精神刺激，对肝气犯胃、情绪焦虑者，尤当注意家庭的支持与陪伴，注意力的转移等。

（3）饮食方面也当重视调理，以清淡易消化的食物为宜，注意色香味及营养搭配，鼓励患者少食多餐。脾胃虚弱者，饮食不宜过多，不宜使用生冷瓜果等。胃中有热者，忌食肥甘厚味、辛辣香燥之物。

（4）严重呕吐不止的患者，应卧床休息，密切关注病情变化，必要时予以营养支持治疗。

四、呃逆

（一）概述

呃逆是指胃气上逆动膈，以气逆上冲，喉间呃呃连声，声短而频，难以自止为主要表现的病证。呃逆发作时膈肌和肋间肌等辅助呼吸机的阵挛性不随意挛缩，伴吸气时声门突然闭锁，空气迅速流入气管内，发出特异性声音。呃逆频繁或持续24小时以上，称为难治性呃逆。

《黄帝内经》无呃逆之名，其记载的“哕”即指本病，如《素问·宣明五气》中指出：“胃为气逆，为哕。”该书已认识本病的病机为胃气上逆，还认识到呃逆的发病与寒气侵袭胃、肺有关，如《灵枢·口问》中提出："谷气入于胃，胃气上注于肺，今有故寒气与新谷气，俱还入于胃，新故相乱，真邪相攻，气并相逆，复出于胃，故为哕。"此外，还认识到呃逆是病危的一种征兆，如《素问·宝命全形论》中提到："病深者，其声哕。"在治疗方面，《黄帝内经》提出了三种简易疗法，如《灵枢·杂病》中说："哕，以草刺鼻，嚏，嚏而已；无息，而疾迎引之，立已；大惊之，亦可已。"汉代张仲景在《金匮要略·呕吐哕下利病脉证治》中将呃逆分为三种：一为实证，即"哕而腹满，视其前后，知何部不利，利之则愈"；二为寒证，即"干呕哕，若手足厥者，橘皮汤主之"；三为虚热证，即"哕逆者，橘皮竹茹汤主之"。这为后世将呃逆进行寒热虚实辨证分类奠定了基础。本病证在宋代还被称为"哕"，直到元代朱丹溪始称之为"呃"，他在《格致余论·呃逆论》中提出："哕者，呃逆也，非咳逆也；咳逆者，咳嗽之甚者也，非呃逆也；干呕者，无物之吐，即呕也，非哕也；噫者，饱食之息，即嗳气也，非咳逆也。后人但以此为鉴，则异说之疑，可尽释矣。"并指出，大病时"虚脱之呃，则诚危之证"。清代李中梓的《证治汇补·呃逆》对本病系统地提出治疗法则："治当降气化痰和胃为主，随其所感而用药。气逆者，疏导之；食停者，消化之；痰滞者，涌吐之；热郁者，清下之；血瘀者，破导之；若汗吐下后，服凉药过多者，当温补；阴火上冲者，当平补；虚而夹热着，当凉补。"此理论对呃逆的治疗至今仍有一定的指导意义。

（二）现代医学诊断依据

1.病史

肿瘤及肿瘤放射治疗与化学治疗等病史。

2.临床表现

呃逆的主要表现是喉间呃呃连声，声音短促，频频发出，病人不能自止。临床所见以偶发者居多，为时短暂，多在不知不觉中自愈；有的则屡屡发生，持续时间较长。呃声有高有低，间隔有疏有密，声出有缓有急。常伴胸膈痞闷，胃脘嘈杂灼热，嗳气等症，严重者可影响正常生活，给患者带来苦恼。

3.辅助检查

单纯性膈肌痉挛无须做理化检查。胃肠钡剂X线透视及内窥镜检查可诊断胃肠神经症、胃炎、胃扩张、胃癌等；肝、肾功能及B超、CT等检查可诊断肝硬化、尿毒症、脑血管病及胸腹腔肿瘤等。

（三）中医辨证论治

1.气机郁滞证

情志不遂，恼怒伤肝，气机不利，喉间呃呃连声，声音短促，频频发出，病人不能自止。以偶发者居多，生气后症状加重。常伴有胸胁胀痛等症状，舌质淡，苔薄，脉弦。

病机：肝气郁滞，横逆犯胃，胃气上逆。

治法：顺气解郁，和胃降逆。

2.胃中寒凝证

呃声沉缓有力，胸膈及胃脘不舒，得热则减，遇寒更甚，进食减少，喜食热饮，口淡不渴，舌淡，舌苔白润，脉迟缓。

病机：寒蓄中焦，气机不利，胃气上逆。

治法：温中散寒，降逆止呃。

3.胃火上逆证

呃声洪亮有力，冲逆而出，口臭烦渴，多喜冷饮，脘腹满闷，大便秘结，小便短赤，舌红，苔黄燥，脉滑数。

病机：热积胃肠，腑气不畅，胃火上冲。

治法：清胃泄热，降逆止呕。

4.脾胃阳虚证

呃声低长无力，气不得续，泛吐清水，脘腹不舒，喜温喜按，面色㿠白，手足不温，食少乏力，大便溏薄，舌质淡，苔薄白，脉细弱。

病机：中阳不足，胃失和降，虚气上逆。

治法：温补脾胃止呃。

5.脾胃阴虚证

呃声短促而不得续，口干咽燥，烦躁不安，不思饮食，或食后饱胀，大便干结，舌质红，苔少而干，脉细数。

病机：阴液不足，胃失濡养，气失和降。

治法：养胃生津，降逆止呃。

（四）经络调养在呃逆中的应用

1.艾灸

穴位：膈俞、肝俞、脾俞、肾俞、胃俞、上脘、中脘、下脘。

操作要点：患者俯卧或坐位，医者手持灸条对准穴位行悬灸，灸至皮肤微红不起疱为度，时间10~15分钟，每日或隔日1次，7次为1个疗程。

2.温针灸

穴位：足三里、三阴交、梁丘。

操作要点：穴位常规消毒，针刺得气后，将小灸条点燃后放在针柄上，每穴灸3壮，每日或隔日1次，7次为1个疗程。

3.隔姜灸

穴位：膈俞、肾俞、脾俞、胃俞、足三里。

操作要点：将艾绒制成圆锥形艾炷，放在姜片上点燃，每个穴位施灸3~5壮，每日或隔日1次，7次为1个疗程。

4.电针疗法

穴位：足三里、三阴交、气海、膈俞、脾俞。

操作要点：穴位常规消毒后，针刺得气后，电针疏密波刺激30分钟，每日或隔日1次，7次为1个疗程。

5.穴位注射

穴位：足三里。

药物：胃复安注射液、当归注射液或黄芪注射液。

操作要点：穴位常规消毒，将药物注射入穴位，每穴注射1 mL药物，每周2次，2周为1个疗程。

6.穴位敷贴法

穴位：神阙、足三里、肾俞。

药物：将人参、黄芪、当归、附子、肉桂、姜汁6味药磨成细粉做成直径约2 cm、厚0.5 cm药饼。

操作要点：常规消毒后，将药饼敷贴在穴位上，敷贴2~4小时，每日或隔日1次，用至症状缓解。

7.脐疗

穴位：神阙。

药物：苏梗15 g，藿香15 g，竹茹30 g，黄连10 g，白蔻15 g，冰片

10 g，研成细末。

操作要点：穴位常规消毒后，将已研为细末的药物用透皮剂（或蜂蜜、醋等）调成糊状置于脐上，再用穴位贴（或医用胶布）外封固定，敷贴2～4小时，连用10天。

8.推拿疗法

穴位：攒竹。

操作要点：点按攒竹穴，一般10分钟左右。

五、便秘

（一）概述

便秘是指粪便在肠内滞留过久，秘结不通，排便周期延长，或周期不长，但粪质干结，排出艰难，或粪质不硬，虽有便意，但便而不畅的病证。

（二）中医学的认识

《黄帝内经》认为大小便的病变与肾的关系密切。如《素问·金匮真言论》中提出："北方色黑，入通于肾，开窍于二阴。"《伤寒杂病论》则提出便秘当从阴阳分类，如《伤寒论·辨脉法》中提出："其脉浮而数，能食，不大便者，此为实，名曰阳结也，期十七日当剧。其脉沉而迟，不能食，身体重，大便反硬，名曰阴结也。"《金匮要略·五脏风寒积聚病脉证并治》阐明胃热过盛，脾阴不足，以致大便干燥而坚的病机与证治，具体为"趺阳脉浮而涩，浮则胃气强，涩则小便数，浮涩相搏，大便则硬，其脾为约，麻仁丸主之"。宋代《圣济总录·卷第九十七·大便秘涩》指出："大便秘涩，盖非一证，皆荣卫不调，阴阳之气相持也。若风气壅滞，肠胃干涩，是谓风秘；胃蕴客热，口糜体黄，是谓热秘；下焦虚冷，窘迫后重，是谓冷秘。或肾虚小水过多，大肠枯竭，渴而多秘者，亡精液也。或胃燥结，时作寒热者，中有宿食也。"正是将本病的证治分类概括为寒、热、虚、实4个方面。

便秘的发病原因归纳起来有饮食不节、情志失调、外邪犯胃、禀赋不足等。病机主要是热结、气滞、寒凝、气血阴阳亏虚引起肠道转导失司所致。肿瘤患者的便秘病因病机多属以下几种：一是久病体虚，气血两亏，气虚则大肠传送无力，血虚则津枯肠燥，肠道失润，甚则阴阳俱虚，阴亏则大肠津枯，肠道失荣，无力行舟，导致大便干结，便下困难，阳虚则肠道失于温煦，阴寒凝结，导致便下无力，大便艰涩；二是放射治疗与化学治疗后，多属热病之后，肠胃燥热，耗伤精液，大肠失润，肠道干涩，可致大便干燥，排便困难，属虚中夹实；三是久病情志不畅，气机郁滞，导致通降失司，传导失职，糟粕内停，或气郁化火伤津，腑失通利，不得下行，则大便秘结。

（三）现代医学诊断要点

1.病史

肿瘤及肿瘤放射治疗与化学治疗等病史。

2.临床表现

排便间隔时间超过平时习惯1天，或两次排便时间间隔3天以上。大便粪质干结，排出困难，或欲大便而艰涩不畅。常伴腹胀、腹痛、口臭、食欲差及精神倦怠、目眩心悸等症。

3.辅助检查

大便常规、潜血试验、粪便培养、腹部B超或X线、CT、肠镜等检查以排除其他疾病及器质性病变，有助于明确诊断。

（四）中医辨证论治

1.气虚秘

大便并不干硬，虽有便意，但排便困难，用力努挣则汗出短气，便后乏力，腹部坠胀，气息低微，面白神疲，肢倦懒言，舌淡苔白，脉弱。

病机：脾肺气虚，传送无力。

治法：益气润肠。

2.血虚秘

大便干结，面色无华，头晕目眩，心悸气短，健忘，失眠，口唇色淡，舌淡苔白，脉细。

病机：血液亏虚，肠道失荣。

治法：养血润燥。

3.阴虚秘

大便干结，状如羊屎，形体消瘦，头晕耳鸣，两颧红赤，心烦少寐，潮热盗汗，腰膝酸软，口干口渴，小便短黄，舌红少苔，脉细数。

病机：阴津不足，肠失濡润。

治法：滋阴通便。

4.阳虚秘

大便干或不干，排出困难，小便清长，面色㿠白，四肢不温，腹中冷痛，或腰膝酸冷，舌淡苔白，脉沉迟。

病机：阳气虚衰，阴寒凝结。

治法：温阳通便。

5.热秘

大便干结，或如羊屎状，腹胀腹痛，口干口臭，面红心烦，或有身热，小便短赤，舌红，苔黄燥，脉滑数。

病机：肠腑燥热，津伤便结。

治法：泻热导滞，润肠通便。

6.气秘

大便干结，或不甚干结，欲便不得出，或便而不爽，肠鸣矢气，腹中胀痛，嗳气频作，纳食减少，胸胁痞满，舌苔薄腻，脉弦。

病机：肝脾气滞，腑气不通。

治法：顺气导滞。

7.冷秘

大便艰涩，腹痛拘急，胀满拒按，胁下偏痛，手足不温，呃逆呕吐，舌苔白腻，脉弦紧。

病机：阴寒内盛，凝滞胃肠。

治法：温里散寒，通便止痛。

（五）经络调养在便秘中的应用

1.针灸

穴位：天枢、足三里、上巨虚、殷门（左侧）、支沟、神阙。

操作：神阙隔盐灸。天枢穴根据患者体型深刺（5～7 cm）加灸，殷门浅刺加电针（3 Hz，断续波，强度以患者能够忍耐为度）。足三里、上巨虚等常规针刺，所有针刺穴位要均匀前后捻转，局部酸胀痛感，留针20分钟，每日或隔日1次，10次为1个疗程。

2.雷火灸

主穴：天枢、足三里。

配穴：热秘选天枢配支沟穴，运行气血，泄热通便；气秘选天枢配支沟、太冲穴，行气导滞通便；气虚秘选足三里、天枢配气海穴，补气通便；阳虚秘选足三里、天枢配肾俞、关元穴温里散寒；阴虚秘选天枢配太溪、照海穴，滋阴固肾。

操作：患者取合适的卧位，暴露施灸部位，将点燃的雷火灶置于雷火箱内，箱体移至选穴处，火头对准应灸穴位，距离皮肤3～5 cm，根据患者感温程度，灸至皮肤发红，深部组织自觉发热为度，每次40～60分钟，每日可1～2次。

3.推拿按摩

穴位及部位：中脘、下脘、气海、关元、天枢、大横穴及脐周、腹部。

操作：患者便秘后，先腹部推拿后再予开塞露20 mL肛注（保留1分钟即可）。腹部推拿：①摩腹，嘱咐患者排空小便，取仰卧位，靠近床沿，身体自然放松，暴露腹部，术者站在患者右侧，双脚跨开平肩，取按摩乳润滑腹部，四指并拢，两手掌相叠，以肚脐为圆心，在中腹、下腹部沿顺时针方向摩动，力度从轻到重，速度适中，以腹内有热感为宜，约2分钟，按摩在饭后1小时进行。②点穴，术者用食指或中指点揉中脘、下脘、气海、关元、天枢、大横各1分钟，手法柔缓，力度深重，以患者感觉酸胀得气为准。③擦腹直肌，术者用小鱼际摩擦脐旁两侧的肌肉，由上到下，约30秒。④按摩全腹，术者沿顺时针方向按摩全腹10圈。

4.中药灌肠

灌肠药物：大黄15 g（后下），芒硝10 g（冲化），厚朴20 g，枳实20 g，桃仁15 g，红花6 g。

操作：每剂煎汤200 mL，芒硝冲化，每次取100 mL，每日灌肠1次。药液温度以40℃左右为宜，灌肠器肛管插入深度为15～20 cm，插入后将药液注入，嘱咐患者卧床30分钟再起床，使药液均匀地分布在肠腔内，保留1小时以上，以利于药液充分吸收，更好地发挥疗效。

5.穴位敷贴

穴位：神阙。

药物：生大黄粉（80目筛）100 g，厚朴粉100 g，冰片20 g。

操作：冰片研粉与其余诸粉混合，以食醋搅拌成糊状，分装成盒，每盒20 g，取1 g粉糊置于脐内，轻按压，用宽胶布呈“十”字形固定，24小时更换1次，7次为1个疗程，疗程间隔2天，连续治疗2个疗程。

6.耳穴压丸

选穴：便秘点、肺、大肠、肾、脾、三焦。

操作：患者取坐位，用探棒找出穴位压痛点。用75%酒精常规局部消毒，把王不留行籽贴于长约0.5 cm、宽约0.5 cm的医用胶布固定在所选穴位上。用拇指或食指点压法或者轻柔按摩法按压所贴耳穴，手法由轻到重，使患者产生酸麻胀痛感，以患者能够耐受为度。协助或嘱托患者每日按压4～5次，每次每穴按压1～2分钟。保持2～3天，两侧耳穴轮流贴压、按摩。

六、泄泻

（一）概述

泄泻是以排便次数增多，粪质稀溏或完谷不化，甚至泻如水样为主症的病证。古有将大便溏薄而势缓者称为泄，大便清稀如水而势急者称为泻，临床一般统称泄泻。

（二）中医学的认识

本病首载于《黄帝内经》，《素问·气交变大论》中有“鹜溏”“飧泄”“注下”等病名。古代著作对其病因病机有较为全面的论述，如《素问·举痛论》中提出：“寒气客于小肠，小肠不得成聚，故后泄腹痛矣。”《素问·至真要大论》中说：“暴注下迫，皆属于热。”《素问·脏气法时论》指出：“脾病者……虚则腹满肠鸣，飧泄食不化。”李中梓在《医宗必读·泄泻》中提到了著名的治泻九法，即淡渗、升提、清凉、疏利、甘缓、酸收、燥脾、温肾、固涩，是泄泻中医治疗学上的里程碑，至今对中医药治疗泄泻仍有重要的指导作用。

泄泻主要病位在脾、胃与大、小肠。中医认为肿瘤患者出现腹泻的常见病机有以下几点：一是肿瘤患者素体本虚，又因手术、放射治疗、化学治疗等损伤，正气更虚，脾胃气衰，运化失司，后天之本无以滋养先天之本，日久则肾气亦衰，脾失温煦，水谷不化，清浊不分，则成泄泻；二是久病重病，情志不舒，肝气郁结，木郁不达，横逆犯脾，或思虑伤脾，土虚木乘，脾失健运，遂成此病；三是体虚复受外邪侵袭，治不得时，表邪从表入里，导致脾胃升降失司，引起泄泻。

急性泄泻，经及时的治疗，绝大多数患者可在短期内痊愈，有少数病人，暴泄不止，损气伤津耗液，可成痉、厥、闭、脱等危证，急性泄泻因失治或误治，可迁延日久，由实转虚，转为慢性泄泻。日久脾病及肾，肾阳亏虚，脾失温煦，不能腐熟水谷，可成命门火衰之五更泄泻。

（三）现代医学诊断要点

1.病史

肿瘤及肿瘤手术、放射治疗与化学治疗等病史。

2.临床表现

以大便粪质稀溏为诊断的主要依据，或饮食不能消化，或粪便质如水样，大便次数增多，每日三五次，甚至数十次以上。起病或急或缓，常兼有腹胀、腹痛、肠鸣、口干、心悸及脱水症状。

3.辅助检查

大便常规、潜血试验、粪便培养、腹部B超或X线、CT、肠镜等检查以排除其他疾病及器质性病变，有助于明确诊断。

（四）中医辨证论治

1.寒湿内盛证

泄泻清稀，甚则如水样，食少脘闷，肠鸣腹痛，或兼外感风寒，则恶寒、发热、头痛、肢体酸痛，舌苔白腻，脉濡缓。

病机：寒湿内盛，脾失健运，清浊不分。

治法：芳香化湿，解表散寒。

2.湿热伤中证

泄泻腹痛，泻下急迫，或泻而不爽，粪色黄褐，气味臭秽，肛门灼热，烦热口渴，小便短黄，舌质红，苔黄腻，脉滑数或濡数。

病机：湿热壅滞，损伤脾胃，传化失常。

治法：清热燥湿，分利止泻。

3.食滞肠胃证

腹痛肠鸣，泻下粪便臭如败卵，泻后痛减，脘腹胀满，嗳腐酸臭，不思饮食，舌苔垢浊厚腻，脉滑。

病机：宿食内停，阻滞肠胃，传化失司。

治法：消食导滞，和中止泻。

4.脾胃虚弱证

大便时溏时泻，迁延反复，食少，食后脘闷不舒，稍食油腻则大便次数增多，面色萎黄，神疲倦怠，舌质淡，苔白，脉细弱。

病机：脾虚失运，清浊不分。

治法：健脾益气，化湿止泻。

5.肾阳虚弱证

黎明前脐腹作痛，肠鸣即泻，完谷不化，腹部冷痛喜暖，泻后则安，形寒肢冷，腰膝酸软，舌淡苔白，脉沉细。

病机：命门火衰，脾失温煦。

治法：温肾健脾，固涩止泻。

6.肝气乘脾证

泄泻肠鸣，腹痛攻窜，矢气频作，伴有胸胁胀闷，嗳气食少，每因抑郁恼怒或紧张而发，舌淡红，脉弦。

病机：肝气不舒，横逆犯脾，脾失健运。

治法：抑肝扶脾，理气止泻。

（五）经络调养在泄泻中的应用

1.普通针刺

主穴：中脘、内关、足三里。

配穴：天枢、上巨虚、阴陵泉。

操作：中脘穴斜向下方针刺，缓缓进针，得气为重；内关穴向上慢慢进针，有上传针感为度；足三里向上斜刺，针感向上扩散；天枢以局部出现酸胀为主；上巨虚以针感上传为度。每日或隔日1次，每次留针30分钟，7次为1个疗程，疗程间休息2天，总共2个疗程。

2.灸法

穴位：关元、神阙、足三里。

操作：用艾条温和灸，取以上穴位，将艾条的一端点燃，距离皮肤2～3 cm，对准穴位熏灸，以局部皮肤有温热感而无灼痛感为宜，灸至皮肤潮红为度，每穴10分钟，每日或隔日1次，直至症状缓解。

3.穴位敷贴

穴位：神阙。

药物：敷脐方（诃子10 g，肉豆蔻15 g，炒艾叶10 g，肉桂、吴茱萸各6 g，公丁香10 g，研成细粉）。

操作：将敷脐方中诸药研细末后以适量麻油调和后捏成团，敷于脐中，外用穴位贴（或纱布及医用胶布）粘贴固定，成人每次敷贴6～8小时，儿童4～6小时，每日1次，如有皮肤过敏、灼热刺痛者，及时取下，直至症状缓解。

4.耳穴压丸

穴位：大肠、胃、肠、肝、肾、交感（均为双侧）。

操作：每次选3～4穴，用棉签蘸取皮肤消毒液清洁消毒患者耳部皮肤，探穴确定穴位位置，用镊子夹取王不留行籽耳贴，贴敷于所取耳穴的部位上，并予以按压，使患者有痛、热、麻、胀感，每日按压3~5次，每次按压1~2分钟，两耳可交替选穴贴压、按摩。

5.推拿按摩

穴位：命门、肾俞、大肠俞。

操作：采用擦法，医生手掌放置患者腰部，用手掌紧贴皮肤，稍微用力下压并做左右直线往返摩擦。依次摩擦肾俞、命门、大肠俞2～3分钟，以透热为度；或全腹进行逆时针按摩。

6.中药灌肠

药物：补骨脂10～15 g，五味子9 g，肉豆蔻10～20 g，吴茱萸10 g，人参12 g，当归10 g，炒白术10～20 g，白芍15 g，香附9 g，制附子10 g，肉桂9 g，干姜10 g，罂粟壳5～10 g，煨诃子15～20 g，车前子10～15 g，泽泻12 g。

操作：将上述药物加水以浸过药物为适度，开锅后文火煎2小时，将药液浓缩至100~150 mL取出备用。用药汁100 mL灌肠，灌肠时药液温度应保持在40℃左右为宜，每日1次，使药液在肠道留存30分钟至2小时，保留过夜更佳。操作时使患者抬高臀部10cm，根据患者的承受能力调节药液量，勤翻身，以增加药液与肠黏膜接触的均匀性。可在灌肠后腹部置热水袋30～60分钟。

七、淋巴水肿

（一）概述

淋巴水肿是一个慢性、复杂的病理生理过程，是指由于先天或继发原因导致淋巴液回流受阻而引起的局部组织水肿。在淋巴系统有发育异常或受损时，部分组织液回流受阻滞留在组织内，液体积聚在间质内从而形成淋巴水肿，还可继续引起软组织肿胀、慢性炎症、组织纤维化和脂肪异常沉积。根据引发淋巴水肿病因的不同，可分为先天性淋巴水肿和继发性淋巴水肿，先天性淋巴水肿是指先天性或原因不明的淋巴系统发育不良导致的淋巴水肿；继发性淋巴水肿是指由多种原因如癌症、肥胖、手术、创伤、感染、放射治疗或其他治疗等导致淋巴受损引起的淋巴水肿，继发性淋巴水肿约占淋巴水肿的90%。淋巴水肿的典型症状为肢体水肿和感觉异常，轻者肢体会出现水肿、疼痛、紧绷等不适症状，重者会发生感觉麻木而迟钝，关节活动亦受到限制，如并发感染处理不当可能引起肢体皮肤溃烂坏死，还可引起淋巴漏、皮肤纤维化等并发症。

在过去的一段时间里，继发性淋巴水肿主要患者群为丝虫性淋巴水肿，在我国本土已经多年没有新发病例。但随着我国恶性肿瘤发病率和发病人数的不断攀升，恶性肿瘤治疗后的淋巴水肿已经成为继发性淋巴水肿的主要病因。恶性肿瘤引起淋巴水肿的机制主要有三个方面：其一，目前恶性肿瘤最有效的治疗方式仍是以手术切除为主，而作为恶性肿瘤最容易发生转移的淋巴结途径，手术切除肿瘤组织时，术中通常会进行淋巴结清扫，从而在一定程度上降低复发率和转移率，同时也便于术后对恶性肿瘤进行分期及指导下一步治疗方案。而在手术清扫淋巴结的过程中，常易破坏术区周围的淋巴管，淋巴管受损后易出现粘连、堵塞，致使淋巴液回流不畅出现淋巴水肿。其二，恶性肿瘤直接压迫或远处转移导致淋巴液回流不畅出现淋巴水肿。对于分期较晚、周围浸润明显、远处转移、患者机体不能承受等不具备手术指征的患者，常采取内科手段治疗恶性肿瘤，而这些情况，更易出现在老年恶性肿瘤患者身上。老年恶性肿瘤患者，往往在出现明显症状时才到医院就诊，因此发现恶性肿瘤时分期就较晚，此时肿瘤组织占位较大、侵袭较广，且可能已经发生了远处转移。不论是原发病灶还是转移病灶，一旦侵犯了淋巴组织，堵塞了淋巴回流的通道，都会逐渐导致淋巴结水肿。其三，则是恶性肿瘤治疗过程中产生的副反应。手术导致淋巴结水肿的机制前已叙述，此处不再赘述。但除了手术治疗，化学治疗与放射治疗仍有导致淋巴组织损伤引起淋巴水肿的风险，且目前对于恶性肿瘤的治疗，往往非单一方式治疗，而是手术治疗、化学治疗、放射治疗、靶向治疗等多重治疗相结合，因此更进一步提高了淋巴结水肿发生的可能性。

（二）经络调养在淋巴水肿中的应用

本病目前仍是一个肿瘤临床中的难题，缺乏明确有效的治疗方法，临床常用的主要是综合消肿疗法（CDT），主要包括淋巴引流、压力绷带治疗、皮肤护理等。这种综合疗法是目前淋巴水肿公认的疗效最为确切的治疗方法，适用于早期到中期有症状的下肢淋巴水肿，但此方法对晚期下肢淋巴水肿的炎性反应和脂肪沉积并无治疗作用。患者一般需要接受每周5天、每天2小时的人工淋巴引流按摩，持续3~8周，该过程完成后，再经过长时间的皮肤护理及功能锻炼，并使用专用的绷带包扎患肢，以完成整个综合消肿疗法治疗过程。但因其疗效局限、操作复杂、长期疗效差等问题，多数患者无法坚持，或治疗效果不佳而终生饱受该病证的困扰，严重影响生活质量，因此迫切需要有效、可行性强的治疗方法。

淋巴水肿可归属于中医“水肿”“皮水”“大脚风”“象皮腿”等范畴。对于肢体淋巴水肿，中医多认为本病为本虚标实之证，病机以元气亏虚、水湿停聚、痰瘀阻络为主。对于老年恶性肿瘤患者，手术、放射治疗会导致经络损伤，造成经络中气血运化失常，正如《金匮要略·水气病脉证并治第十四》中所说“血不利则为水”，久病气虚无力推动血行，水湿运化失司，湿瘀停聚脉络，外溢肌肤，而致肢体肿胀；同时湿邪作为病理产物进一步阻滞经脉，使营血运行受阻，血行不畅，肢体组织失于气血荣养，而致麻木、乏力、皮肤感觉异常，如此相互影响，恶性循环；不通则痛、不荣则痛，故而出现肢体疼痛；瘀血阻滞日久，旧血不去，新血不生，又致皮肤色素沉着。再者，老年恶性肿瘤患者往往正气虚衰，脾肾受损，脏腑功能失调，三焦气化不利，水液易积聚于肌肤；患者由于长期气虚、阳虚无力推动血行及运化水液，导致局部血瘀、水停加重，进一步使得脉络阻塞，反又加重阻碍气血的运行，形成慢性上肢淋巴水肿，正如《诸病源候论》中所说：“经脉所行皆起于手足，虚劳则血气衰损，不能温其四肢……四肢为诸阳之末，得阳气而温，而脾肾阳虚则水湿不得运化，积蓄成毒而为上肢肿胀。”因此对于肢体淋巴水肿而言，中医治疗则讲究疏通气机、益气固卫、温阳利水消肿。

经络乃内属于脏腑，外络于肢节，通过局部腧穴的刺激，调节人体的经络系统，可以调节脏腑的气血运行，激发人体自身的免疫系统，达到治疗全身疾病的作用。中医总体治则为平调阴阳、祛邪扶正，通过辨证选穴，则可以加强其相应的临床功效。在治疗上肢淋巴水肿过程中，通过针灸刺激能够使闭塞的淋巴管再通，而对横纹肌则可以引起收缩，在收缩挤压的作用下，肌肉组织中的淋巴管瓣膜重新被开启，促进淤滞其中的淋巴液流动，从而可以明显改善患者上肢水肿的情况。推拿按摩则是采用机械压力，通过顺应淋巴回流的方向进行局部肌肉的松解按摩，改善其局部血液循环状态，进而促进淋巴液回流，达到改善病情的目的。童笑笑等研究穴位按摩联合手法淋巴引流对治疗乳腺癌术后上肢淋巴水肿的作用中发现，相较于传统功能和物理疗法，穴位按摩的有效性明显更高，且症状改善程度更好。

而于灸法而言，艾叶作为艾灸原料的同时本就有着温经止痛、散寒调经之效。艾灸的温热刺激可以在一定程度上熏蒸艾灸体表皮肤或穴位，从而调节经络和脏腑的气血循环，使药物随经络运行以达到治疗的目的。根据选取穴位的异同，其功效也不一，不仅可以温经散寒、扶阳固脱，还能活血化瘀散结。正如《灵枢·禁服》中提到的“陷下者，脉血结于中，中有着血，血寒，故宜灸之”，明确艾灸具有温经祛寒、化瘀通络的作用。临床上通过艾灸预防和治疗患侧肢体水肿常能取得明显疗效。

总之，中医经络调养选用不同的治疗方式，无论是针刺、艾灸、推拿按摩、刮痧还是穴位贴敷、浴足、导引，其根本目的都是为了通过局部腧穴的刺激调节人体的经络系统，从而调节脏腑的气血运行，激发人体自身的免疫系统，达到治疗全身疾病的作用。而通过不同的辨证选穴，达到补气益血、活血化瘀、温阳利水消肿之功用，从而改善老年恶性肿瘤患者治疗中出现的肢体淋巴水肿。

随着中医诊疗技术的不断推广，经络调养作为传统中医治疗中的一大基石，现已得到越来越多医者的重视及应用。经络调养在治疗淋巴结水肿上也有其独特疗效。目前已有多项研究表明，经络调养结合传统治疗方案对于改善淋巴水肿比单独使用传统方法的效果更显著。如De Valois B等和Jeong等的研究对针灸干预淋巴水肿的疗效进行了初步观察，结果显示针刺对该病有潜在疗效。Yao C等在采用温针灸或艾灸干预后，与单纯西药组比较观察患者水肿减轻程度更显著。武薇等在研究治疗乳腺癌术后上肢水肿中，认为通过针刺结合艾条悬灸对患者有着温性刺激，能进一步发挥其温经、活血、利水、渗湿的作用，从而促进水肿的改善。赵文霞等的一项研究也表明，将推拿按摩用于乳腺癌术后上肢淋巴水肿疗效显著，安全性高，值得推广。郑硕等的一组随机对照研究表明，火针配合针刺引流通过开通玄府、化瘀利湿通络，对肢体淋巴水肿有较好的临床疗效，且无明显不良反应，值得临床推广应用。万秋慧等的一项随机对照试验结论得出，芒硝穴位贴敷结合艾灸干预能改善晚期癌症伴淋巴水肿患者的肢体活动及疼痛程度，且有利于减轻淋巴水肿程度。总之，经络调养法对于改善肢体淋巴水肿的疗效经过了许多学者的验证，且一致认为，经络调养结合传统治疗方案疗效更显著，且安全性高，副作用小，值得推广。

（三）经络调养在淋巴水肿预防中的应用

《素问·四气调神大论》有言："圣人不治已病治未病，不治已乱治未乱，此之谓也。夫病已成而后药之，乱已成而后治之，譬犹渴而穿井，斗而铸锥，不亦晚乎。"《灵枢·逆顺》也记载："上工刺其未生者也，其次刺其未盛者也，其次刺其已衰者也。下工刺其方袭者也，与其形之盛者也，与其病之与脉相逆者也。方其盛也，勿敢毁伤；刺其已衰，势必大昌……故曰：上工治未病，不治已病，此之谓也。"由此可知，从古至今，中医都有"治未病"的理论，其讲究"未病先防"，即在疾病还未出现时，便提前预防疾病的发生，不仅要预防疾病发生，还要注意阻挡病变发生的趋势，并在病变未产生之前就想好能够采用的救急方法，这样才能掌握治疗疾病的主动权。

对于老年恶性肿瘤患者常见治疗副反应之一的淋巴水肿也一样，若在肢体淋巴水肿将要出现之前，先予以相应手段如经络调养之方法提前预防，不仅能有效地降低肢体淋巴水肿的发生率，还能减轻淋巴水肿发生后肢体水肿程度。目前，淋巴水肿的预防干预措施多样，其中抗阻锻炼、徒手淋巴引流、借助空气波治疗仪是较为常见的预防干预措施，此外，在预防方式上，中国传统医学的特色治疗方式如艾灸、中药等也发挥着一定的作用。徐习娟等的一项研究探讨自我淋巴引流预防乳腺癌术后淋巴水肿的效果，得出自我淋巴引流可有效改善乳腺癌术后淋巴水肿，减少淋巴水肿发生率的结论。随后李呈等的研究表明，穴位按摩结合自我淋巴引流技术预防乳腺癌术后上肢淋巴水肿的效果优于单纯实施自我淋巴引流。聂立婷等探索了徒手淋巴引流在乳腺癌患者术后淋巴水肿中的应用效果，认为徒手淋巴引流能有效预防和治疗乳腺癌患者术后淋巴水肿，以及有效预防腋窝综合征的发生，建议临床推广应用。此外，黄书龙等对比分析了中药熏药联合徒手淋巴引流与单纯徒手淋巴引流对乳腺癌根治术后上肢水肿的治疗效果，认为与单纯应用徒手淋巴引流相比，中药熏药联合徒手淋巴引流能够更好地促进乳腺癌根治术后上肢水肿的消退及上肢功能的恢复，提高患者的生活质量，临床应用价值较高。

由此可见，中国传统医学的特色治疗对预防肿瘤患者肢体淋巴水肿的发生，具有明显优势。其中经络调养结合常用的预防措施如抗阻锻炼、徒手淋巴引流、借助空气波治疗仪等，更能发挥预防淋巴水肿发生的功效。经络调养具有疏通经络、调和气血、平和阴阳的效果，其中针刺、艾灸及推拿按摩等方式，还能辅助化瘀通络、理筋止痛，强化患肢感觉刺激，促进淋巴和血液循环，从而达到预防淋巴水肿的目的。因此，对于老年肿瘤患者，因其具有高龄的特点，气血亏虚、运化失司；或术后恢复慢；或放射治疗与化学治疗损伤淋巴管道等易造成肢体淋巴水肿的危险因素，在进行相应治疗的同时，预防性坚持以经络调养，能有效降低治疗中淋巴水肿的发生率，且操作简便，副作用小，安全性高，值得推广。

八、失眠

（一）概述

失眠通常是指患者对睡眠时间和（或）睡眠质量不满足，并影响日间社会功能的一种主观体验。失眠的主要临床表现为入睡困难（入睡时间超过30分钟）、睡眠维持障碍（整夜觉醒次数＞2次）、早醒、睡眠质量下降和总睡眠时间减少（通常少于6小时），同时伴有日间功能障碍。失眠会使患者产生疲乏、日间嗜睡、情绪障碍、认知功能下降等；对于青少年患者，长期失眠会影响其生长发育，导致身高矮小、神经衰弱等，从而影响学习。同时失眠对于患者的情绪、精神方面也会产生消极影响，患者可能会呈现易怒、情感脆弱、自我封闭等状态，常伴有焦虑、抑郁等精神症状。相关研究表明，失眠与焦虑之间的相关度为62.2%，失眠与抑郁之间的相关度为59.7%。而对于老年肿瘤患者，失眠症状在其病程及治疗过程中，更易出现，影响也更为明显。

（二）现代医学对失眠的认识

1.睡眠相关的化学物质

研究表明，觉醒系统、睡眠系统相互作用，参与了睡眠周期的调节。与睡眠相关的化学物质则包括了神经递质和褪黑素。

（1）神经递质。神经递质是神经末梢释放的特殊化学物质，它能作用于支配的神经元或效应细胞膜上的受体，从而完成信息传递功能。与睡眠有关的γ-氨基丁酸（GABA）、5-羟色胺（5-HT）、去甲肾上腺素（NE）、乙酰胆碱（Ach）、组胺等神经递质都直接或间接地参与了睡眠的生理调节过程。

（2）褪黑素。褪黑素是由松果体分泌的一种胺类激素，是人体内调控睡眠—觉醒的重要物质。睡眠调节作用与下丘脑γ-氨基丁酸含量有关。褪黑素通过与其受体结合后激活GAB合成酶，增加下丘脑GABA的含量，促进其释放，发挥缩短睡眠潜伏期和延长睡眠时间的作用。

2.影响睡眠的因素

影响睡眠的因素有很多，常见的如环境因素（温度、湿度、空气流通、噪声干扰等）、睡眠习惯（睡前剧烈运动、看过于激烈的影视或文艺作品、长时间看电子产品等）、躯体疾病因素、精神因素、药物因素、遗传因素等都会直接影响睡眠状况。

3.失眠形成机理

原发性失眠可由多种化学机制产生，其主要病理特征表现为脑皮质的过度觉醒，其通路主要包括下丘脑—垂体—肾上腺轴（HPA轴）的功能失调、迷走神经张力增高、褪黑素系统功能下降、炎性反应因子的影响、中枢神经递质的紊乱、边缘—皮质系统环路的功能或结构异常及基因的影响。其中以HPA轴的功能失调为大多数研究者所认可。研究显示，皮质醇的夜间分泌增加会降低睡眠效率，HPA轴的功能失调会导致机体无法正确反馈调节促肾上腺素释放激素（CRH）的分泌，从而使皮质醇的分泌紊乱，影响睡眠。

（三）现代医学诊断标准

国际睡眠障碍分类与诊断标准常用的有《精神类疾病诊断和统计手册》第5版（DSM-V）、《国际疾病分类》第10版（ICD-10）和《国际睡眠障碍分类指南》第3版（ICSD-3），这些标准大体上类似，仅在一些亚型划分上有所不同。我国睡眠障碍分类与诊断标准多采用《中国精神障碍分类与诊断标准》第3版（CCMD-3），其有关睡眠与觉醒障碍分类包括各种非器质性睡眠与觉醒节律紊乱，不包括脑器质性病变或躯体因素引起的睡眠与觉醒障碍。

CCMD-3经中华医学会精神病分会通过公布之后，立即在国内著作、科研论文、教学与临床工作中得到广泛采用。其具有中国特色，符合中国国情。其中睡眠障碍诊断标准如下：

症状标准：①几乎以失眠作为唯一的症状，包括难以入睡、睡眠不深、多梦、早醒，或醒后不易再睡，醒后不适感、疲乏，或白天困倦等；②具有失眠和极度关注失眠结果的优势观念。

严重标准：对睡眠数量、质量的不满引起明显的苦恼或社会功能受损。

病程标准：至少每周发生3次，并至少已持续1个月。

排除标准：排除躯体疾病或精神障碍症状导致的继发性失眠，如果失眠是某种躯体疾病或精神障碍（如神经衰弱、抑郁症）症状的一个组成部分，不另诊断为失眠症。

（四）现代医学的治疗

药物治疗的目标是为了缓解症状、改善睡眠质量、延长有效睡眠时间、缩短睡眠潜伏期、减少入睡后觉醒，还要注意疗效和潜在的药物副作用间的平衡，提高患者对睡眠质和量的主观满意度，恢复社会功能，提高患者的生活质量。临床使用药物主要为：苯二氮䓬类受体激动剂（BZRAs）、褪黑素受体激动剂及具有催眠效果的抗抑郁药。其中苯二氮䓬类药物为当前使用最广泛的药物，其口服吸收良好，安全性高。其中短效类用于入睡困难和醒后难以入睡，常用的有奥沙西泮、三唑仑等；中效类用于睡眠浅、易醒和晨起需保持头脑清醒者，常用的为阿普唑仑、艾司唑仑、氯硝西泮等；长效类主要用于早醒，常见的有地西泮（安定）、氟西泮等。新型非苯二氮䓬类与前者相比，具有起效快，半衰期短，没有宿醉症状、药物依赖和反跳的特点，已作为失眠首选用药，如佐匹克隆、唑吡坦、扎来普隆等。镇静类抗抑郁药物不推荐无抑郁的暂时性失眠，常用的有多塞平、米氮平和阿米替林。镇静类抗精神药物治疗失眠尚缺乏系统而严密的研究，并不被推荐用于治疗失眠，只有在其他药物都不能取得良好效果时才考虑选用此类药物。

非药物治疗如认知行为疗法为一线干预手段，包括睡眠限制治疗、认知治疗及睡眠卫生教育三部分，可通过改善患者关于睡眠的错误认识，建立程序化的睡眠行为。除此之外，还有音乐治疗、日光治疗、刺激控制疗法等。

（五）中医对失眠的认识

1.病名

古代用来描述睡眠状态的文字有“眠、瞑、寐、睡、卧”等，故描述失眠常见的病名有“不寐”“不得卧”“不得眠”“不得睡”“目不瞑”等。1997年由国家技术监督局批准并颁布的《中华人民共和国国家标准·中医临床诊疗术语·疾病部分》将“经常不能获得正常睡眠”的疾病定名为“不寐”，目前“不寐病”作为失眠的规范中医病名使用。

2.病因病机

不寐的病机错综复杂，古代医家认为本病的病机为阴阳不交、神明受扰，虽然涉及多脏腑，但其病位主要在心。中医学也认为人之寤寐由心神所控，而正常的营卫阴阳运行是心神正常调控的保障；情志内伤、饮食不节、劳倦久病等病因作用人体后，心神不安、神不守舍而出现不寐，病位主要在心，而与肝、脾、肾等脏腑密切相关。

对于基础疾病较多的老年恶性肿瘤患者，在接受癌症相关治疗，如手术、放射治疗、化学治疗、免疫治疗、靶向治疗等之后，更易引起其气血阴阳的失衡，因此也更易出现心悸、失眠等，老年肿瘤患者不寐的证候分型与“不寐病”相同，主要有肝火扰心、痰火扰心、心脾两虚、心肾不交以及心胆气虚等证型。

（六）经络调养在不寐病中的应用

不寐病的证型虽然复杂，但应当注重从心肾入手，交通心肾治疗失眠，基于督脉“入络于脑”“上贯心”等循行特点，进行经络治疗和调养。

1.针刺疗法

针刺疗法是一种外治疗法，不良反应少，注重不寐病患者的整体调节，调整机体阴阳、营卫的平衡，使机体的功能重回到阴平阳秘、营卫平衡的状态，患者的接受度更高，依从性更好，同时具有方便、经济的优势。

（1）临床研究。洪秋阳等分析贺氏三通法和药物治疗对于亚急性失眠患者睡眠质量及失眠严重程度的疗效差异，发现三通法组在治疗后各时点PSQI总分下降较药物组更明显，随访时三通法组 ISI 评分低于药物组，认为其更能有效改善睡眠治疗，且具有良好的近远期疗效。李焕芹使用“周氏调神针刺法”治疗原发性失眠，其取穴为百会、神庭、四神聪、本神、神门、三阴交等，对照组为对失眠无治疗作用的穴位：臂臑、手三里、阳池、外关、风市、伏兔、梁丘等，发现前者可安全有效改善原发性失眠患者的睡眠质量，同时可有效改善患者的日间疲劳状况，尤其在改善脑力疲劳方面更有优势；治疗4周后疗效明显，入组8周随访时疗效平稳持久，临床疗效佳；其同时对2007—2017年发表的针刺治疗原发性失眠RCT共102篇文献进行总结，对主要取穴分析，共涉及110个穴位，最常用的穴位依次为神门、百会、三阴交、太冲、四神聪、心俞、内关和照海。李颖等则对2012—2018年针刺治疗原发性失眠的41项RCT研究进行分析，总结出高频主穴使用频次依次为：四神聪、安眠、百会、神门、内关、三阴交、神庭、中脘、印堂、申脉、照海、气海、关元。

（2）常用取穴。“十三五”规划教材《针灸治疗学》（第十版）中取穴如下。主穴：照海、申脉、神门、三阴交、安眠、四神聪。配穴：肝火扰心配行间；痰热扰心配丰隆、劳宫；心脾两虚配心俞、脾俞；心肾不交配心俞、肾俞；心胆气虚配心俞、胆俞。

2.针灸并用

孙远征等使用温针灸治疗心脾两虚型不寐，取穴为百会、神门、三阴交等，除了发挥穴位本身养心安神、益智调神的功用外，还能起到温通经络、健运脾胃、调和阴阳之效，共同改善睡眠质量。求晓恩通过温针灸足三里，使中焦健运，培补生化之源，使气血得以充全身，上以养心益脑安神，临床疗效显著。

3.耳针

李华通过辨证选取相应耳穴，以王不留行籽贴压治疗失眠，其认为耳穴与脏腑功能密切相关，且治疗作用持久，安全无痛，不同证型的失眠需配合不同的辅助治疗，如肝郁化火型可配合情志疗法，心脾两虚型可配合饮食调养，常获良效。王晓琼认为由于十二经脉均分布于耳廓周围，且从现代医学上看，如三叉神经、迷走神经等多条神经均在耳廓有分布，故通过耳穴治疗可以起到调节中枢神经、改善某些激素代谢的作用，通过磁珠贴压神门、肾、交感、皮质下、脑、心等耳穴，可明显调节与睡眠有关的激素、递质等，从而改善睡眠质量。

4.穴位注射

史玲等采用天麻素注射液于足三里、三阴交治疗失眠，其认为足三里和三阴交二穴一阳一阴，合用有令阴阳相交之效，而天麻素注射液经实验证明能调节大脑皮质兴奋与抑制过程的平衡，能使神和寐安，是标本兼顾之法。刁贤宝等认为顽固性失眠患者病程长，病势缠绵，多属水火不济、心肾不交证，故选择丹参注射液安眠穴注射治疗顽固性失眠，其中丹参、降香有活血行气之效，丹参能助肾阴上行济心，降香可导心火下行入肾，引火归元，合而用之使得水火相济，神安而寐，是治疗失眠的有效方法。

九、抑郁症

（一）概述

抑郁症是一种情感性精神障碍，以显著而持久的心境低落为主，可伴有相应的行为思维改变，至少持续两周。临床可见心境低落，思维迟缓，言语动作减少，并伴随有食欲降低、性欲减退、睡眠障碍等躯体症状，是一种危害人类身心健康的精神类疾病。著名心理学家马丁塞利曼将抑郁症称为精神病学的“感冒”，可见抑郁症在人群中发病的广泛程度，已成为现代社会的常见病、高发病。随着社会的发展进步，社会生活变得更复杂，抑郁症的发病率呈上升趋势，已经成为一种常见的心理性疾病。抑郁症不仅严重影响了患者的生活和劳动生产，而且给社会带来了巨大的损失和经济负担。2001年WHO发表的《世界卫生报告》指出，全球抑郁症的发病率约为11%，是世界第四大疾患。2005年亚太精神科学高峰会议提到，越来越多的亚洲人正遭受抑郁症的折磨，估计抑郁症在这一地区造成的直接和间接经济损失超过1 000亿美元，已成为我国疾病负担的主要原因之一，位列心血管疾病及恶性肿瘤之前。因其高患病率、高自杀风险、高致残性及高疾病负担等特点，抑郁症的防治工作及机制研究迫在眉睫。

而在老年肿瘤患者中，由于疾病本身，以及家庭、经济、性格等原因，抑郁状态更为明显，发展到严重抑郁阶段，甚至可能产生轻生、自杀的行为。因此，对抑郁症进行有效的干预，不仅有利于治疗进程的顺利进行，更为肿瘤患者发挥更好的社会职能打下良好基础。老年肿瘤患者的抑郁状态，是老年人群在罹患肿瘤后产生的“抑郁”，对其研究是在老年肿瘤患者生理病理的基础上，对抑郁症的研究。

（二）发病机制

抑郁症的发病机制仍未明确，目前仍处于探索阶段。最新研究表明，抑郁症是一种涉及多脑区、多环路及多种神经递质的复杂疾病，其发病过程伴随着大脑中的各种生化物质、免疫、内分泌及神经系统等多系统的异常变化，且涉及心理学、生物学和社会环境等多种因素改变。大量研究已从多个方面对其进行阐述，并出现了多种假说，分别是遗传学发病机制，通过研究发现一系列抑郁症的关联基因；神经生化发病机制，其中研究较多的有传统单胺类假说、神经内分泌功能失调、免疫及细胞因子、神经因子假说、氨基酸毒性假说等。

（三）现代医学治疗

目前对于抑郁症多采取对症治疗，抗抑郁药物的治疗是重要手段，于临床应用最为广泛，主要药物有5-HT再摄取抑制剂、5-HT再吸收抑制剂、5-HT和去甲肾上腺素再摄取抑制剂、选择性去甲肾上腺素再摄取抑制剂、去甲肾上腺素能和特异性5-HT抑制药、去甲肾上腺素能和多巴胺摄取抑制药、新型可逆性MAIO、新三环类等，其他治疗手段还有认知行为疗法、电休克治疗、经颅电刺激治疗等手段，虽然方法多样，但是会有不同程度的副作用，且患者较难坚持治疗。尤其对于老年恶性肿瘤患者，无论是药物治疗，还是经颅电刺激治疗等，都应慎用，甚至禁用，因此选用中医药治疗老年肿瘤患者的抑郁状态，可能取得较好的疗效。

（四）中医对抑郁症的认识

1.病名

抑郁症归属于中医“郁证”范畴。中医学的“郁证”最早记载于《黄帝内经》，《素问·阴阳应象大论》中有：“人有五脏化五气，以生喜怒悲忧恐。”病名则首见于明代《医学正传》。《素问·六元正纪大论》中以“五郁”立论，为后世治郁学术思想开创先河。此后历代对有关郁证的论述颇多。金元朱丹溪加以发挥，提出了六郁论。明清之后对郁证病因的认识也不断深化，除情志致郁外，外感内伤诸因素均可致郁。由此“郁”则有广义和狭义之分，由外感六淫、内伤七情所引起的脏腑功能失调，因而导致气、血、瘀、湿、食、火等壅塞不通、气机不得条达的病证，为广义的抑郁症。而由情志不舒，气机郁滞而引起的病证，称为狭义的郁证，现代医学所述之抑郁症，则多为狭义之郁，包括焦虑症、癔症及神经症等。

2.《中医内科病证诊断疗效标准》中关于郁证的诊断

（1）因情志不舒，气机郁滞而致病。

（2）忧郁不畅，精神不振，胸闷胁胀，善太息；或不思饮食，失眠多梦，易怒善哭等症。

（3）有郁怒、多虑、悲哀、忧愁等情志所伤史。

3.辨证分型

（1）肝气郁结：精神抑郁，胸胁作胀，或脘痞，嗳气频作，善太息，月经不调。舌苔薄白，脉弦。

（2）气郁化火：急躁易怒，胸闷胁胀，头痛目赤，口苦，嘈杂泛酸，便结尿黄。舌红，苔黄，脉弦数。

（3）忧郁伤神：神志恍惚不安，心胸烦闷，多梦易醒，悲忧善哭。舌尖红，苔薄白，脉弦细。

（4）心脾两虚：善思多虑不解，胸闷心悸，失眠健忘，面色萎黄，头晕，神疲倦怠，易汗，纳谷不化，大便稀溏。舌淡，苔薄白，脉弦细或细数。

（5）阴虚火旺：病久虚烦少寐，烦躁易怒，头晕心悸，两颧潮红，手足心热，口干咽燥，或见盗汗。舌红，苔薄，脉弦细或细数。

（五）经络调养在抑郁症中的应用

查阅近年来国内外相关文献，临床上治疗抑郁症的中医外治方法多样，包括针刺、电针、头皮针、耳穴、穴位注射等，由此可见从经络方面进行治疗能取得一定的临床疗效。

1.针刺治疗

《灵枢·口问》中提到："心者，五脏六腑之主。"因而悲哀忧愁等情绪波动致心神受扰时，其余脏腑皆可受之影响，进而全身诸经脉亦受之感传，牵动目系而使泪道开，泣涕出。哭泣不止可令津液被伤，精血不得濡养，目无所见，而"补天柱经侠颈"则提出郁证所导致的目疾，可取天柱穴治疗。关于郁证为何常见太息，《黄帝内经》也有提到：忧思则心系气机失常，气道受约束而不利，其人试图自行缓解、疏通息道，因而长叹气“以伸出之”，治疗宜补手少阴心经及足少阳之气血。心经及心包经五行属火，胆经属木，木生火，因而留针并用补法，目的在于补火助阳，从而疏通阳气。《灵枢·五乱》中记载：“心主气机逆乱则心中烦躁，沉闷淡漠，静静伏案低头。此宜调理心气，取之手少阴、心主之腧穴，即神门、大陵穴。”《黄帝内经》中与郁证相关的观点主要认为郁证与心关系紧密，治疗常取手少阴及手厥阴经穴。足厥阴、足少阳经也与郁证中情绪低落、性功能障碍等表现有关。忧思伤脾是郁证患者食欲减退、消瘦的病因所在，当调理脾胃二经的经气。

（1）临床研究。近年来，众多医家对针刺治疗郁证进行了大量研究。陈枫教授极重视培补脾胃中土，结合调畅心胆气机，提出了人迎、足三里、内庭，配合内关、神门、丘墟的“培土开郁”组穴；陈平运用此种方法治疗肝郁脾虚型轻中度抑郁症，可改善汉密尔顿抑郁量表(HAMD)与抑郁症肝郁脾虚中医证候量表评分。秦亚冰认为头皮部为人体多条经脉纵横交错、密切联系之处，故针刺头穴，可加强经脉之间的联系、调神通络、开解抑郁、疏通经络、调整脏腑、开窍醒脑、启迪神志、平衡阴阳。常选取主穴：额中线、额旁1线、额旁2线、额旁3线，配穴：神门、大陵、内关、心俞、合谷、脾俞、三阴交、足三里等，在传统体针基础上加用头皮针，更能有效改善心脾两虚抑郁症患者的临床症状。于雪姣运用全国名老中医传承的临床经验衍生出的“项七针”（双侧风池、风府、双侧完骨、双侧天柱）治疗抑郁症，发现其在改善焦虑、躯体化、认知障碍方面具有明显优势。

（2）常用取穴。“十三五”规划教材《针灸治疗学》（第十版）中郁证的基本疗法为疏肝解郁，养心调神。主穴：百会、印堂、太冲、神门、内关、膻中。配穴：肝气郁结配期门；气郁化火配行间；痰气郁结加廉泉、丰隆；心神失养配心俞、少海；心脾两虚配心俞、脾俞；心肾阴虚配心俞、肾俞。

2.灸法

灸法可以温通经络，激发人体正气，增强免疫。刘瑶采用艾条悬灸百会穴治疗抑郁症250例，结果发现其疗效与阿米替林相当。邢坤采用艾条雀啄灸背俞穴（肺俞、厥阴俞、心俞、肝俞、胆俞、脾俞、胃俞、三焦俞、肾俞、大肠俞、小肠俞、膀胱俞），均单侧取穴，每次取8～10个穴，左右交替取穴治疗中风后抑郁患者，发现其临床疗效优于百忧解。刘运珠则采用温针灸背俞穴及夹脊穴治疗抑郁症，认为其近期及远期疗效明显优于阿米替林。

3.耳穴

根据相关研究显示，通过刺激耳穴可调节内脏活动及大脑功能，最常见的是压籽法和埋针法。任建宁主要取肝、胆、心、脾、肾、神门、内分泌、皮质下、交感、小肠、胃、三焦、肝阳、枕。每次取4~6穴，左右耳穴交替使用，50例抑郁症患者痊愈者19例，好转者25例，有效率为88%。马迎歌采用耳夹刺激仪刺激耳穴心、脾治疗心脾两虚型抑郁症，对照组采用假耳夹在后端输出电流，刺激耳穴肩、肘，结果表明前者更能改善抑郁症患者的临床症状。

4.穴位注射

周晋丽采用刺五加注射液穴位注射和口服文法拉辛治疗抑郁症96例，根据中医辨证施治原则，取穴太冲、内关、丰隆、足三里、神门、三阴交、膻中、心俞、肾俞、膈俞，总有效率为95.85%，表明刺五加注射液加文法拉辛治疗抑郁症疗效快，毒副作用小，安全有效。王琳等使用当归注射液，在百会、三阴交、印堂、合谷、太冲等腧穴进行穴位注射，与单独氟西汀相比，临床疗效更优。

由此可见，以经络理论为基础的中医药方法，治疗郁证疗效明确，对于老年肿瘤患者、中晚期脾胃虚弱患者、无法耐受内服药物的患者，采用经络刺激疗法，可有助于郁证的防治，辅助治疗进程的顺利进行，提高患者生存质量及社会功能。

参考文献

[1]安力彬，李文涛，谢书红，等.中国人口老龄化背景下养老护理的可持续发展[J].中国老年学杂志，2012，32（22）：5095-5097.

[2]史弘毅.中国人口老龄化带来的健康问题及其相关策略[J].临床医药文献电子杂志，2018（84）：174-175.

[3]王桦，赵晟珣，曾尔亢，等.中国人口老龄化社会发展与应对策略[J].中国社会医学杂志，2014，31（2）：75-77.

[4]于勇，陶立坚，杨土保.中国人口老龄化与公共卫生服务的需要[J].中国老年学杂志，2013，33（1）：220-222.

[5]杜玉慧，施学忠，张卫萍，等.中国人口老龄化时间空间变化趋势分析[J].中国卫生统计，2018，35（4）：522-526.

[6]赵华山，许新华.常见恶性肿瘤理念与实践[M].武汉：湖北科学技术出版社，2012.

[7]张培彤.老年恶性肿瘤[M].北京：人民军医出版社，2010.

[8]盛立军，徐忠法，安玉姬，等.现代老年恶性肿瘤学[M].山东：山东科学技术出版社，2017.

[9]黄朝，陈晓品.老年恶性肿瘤的流行病学及治疗前评估[J].中华内分泌外科杂志，2009（4）：265-266.

[10]朱滢莹.浅谈老年人的心理特点及护理[J].商情，2019，（40）：292.

[11]谭丰.老年人的心理特点及心理护理[J].养生保健指南，2016，（44）：15-17.

[12]田金洲，李日庆.中医老年病学[M].上海：上海科学技术出版社，2002.

[13]孙广仁，郑洪新.中医基础理论[M].北京：中国中医药出版社，2014.

[14]万启南，杜义斌，李晓.中医老年病学[M].北京：科学出版社，2017.

[15]高冉.个案工作介入老年癌症晚期患者精神慰藉的研究[D].大庆：东北石油大学，2018.

[16]刘清国，胡玲.经络腧穴学[M].北京：中国中医药出版社，2016.

[17]周建伟，谢慧君，黄蜀，等.腧穴证治学[M].成都：四川科学技术出版社，2016.

[18]张雪.基于IL-6/STAT3信号通路探讨麦粒灸对非小细胞肺癌炎症微环境的影响[D].南京：南京中医药大学，2016.

[19]刘红.麦粒灸治疗恶性肿瘤高凝状态的疗效分析与机制探讨[D].南京：南京中医药大学，2017.

[20]霍雨佳.基于IL-17/VEGF信号通路探讨麦粒灸辅助化学治疗对恶性肿瘤迁徙微环境的影响[D].南京：南京中医药大学，2017.

[21]柳杨.肝俞直接灸对DEN诱导HCC癌前病变大鼠肝功能及血清TSGF，TNF-α的影响[D].北京：北京中医药大学，2015.

[22]刘冰.针灸中药对模型小鼠肿瘤细胞bcl-2，bax和PCNA表达的影响[D].天津：天津中医学院，2003.

[23]仲丽丽，孙忠人.艾灸对胰腺癌裸鼠移植瘤DPC4、ki67表达的影响[J].针灸临床杂志，2015，31（08）：62-64.

[24]冯学明.八珍汤加减联合艾灸治疗癌因性疲乏的疗效[J].中华肿瘤防治杂志，2016，23（S2）：316-317

[25]魏球娣，邱圣红，李清娟.腹部穴位按摩预防肿瘤患者化学治疗期间便秘的效果[J].临床医学工程，2014，21（11）：1497-1498.

[26]居晨霞.内关、足三里穴位按摩联合镇痛药物缓解晚期肿瘤重度癌痛的临床效果[J].实用临床医药杂志，2013，17（18）：24-25.

[27]葛玉芳.穴位按摩配合耳穴压豆法对恶性肿瘤患者癌性疼痛及生活质量的影响[J].当代护士（上旬刊），2018，25（11）：146-148.

[28]王睿，詹强，孙戴，等.平秘脏腑推拿改善肿瘤患者进食欲望的临床研究[J].中国现代医生，2019，57（14）：128-133.

[29]杜娟，宋萌萌等.通补法穴位贴敷治疗肺癌咳喘（痰湿瘀阻型）临床研究[J].光明中医，2019，34（14）：2202-2204.

[30]张辉，吴昊，田纪凤，等.穴位贴敷治疗风寒闭肺型晚期肺癌咳喘[J].吉林中医药，2019，39（6）：810-812.

[31]邹晓阳.穴位贴敷疗法在肿瘤治疗中的应用[J].贵阳中医学院学报，2001（1）：38–39.

[32]殷向怡.中医穴位贴敷治疗肿瘤的机理研究和临床应用[J].世界最新医学信息文摘，2015，15（77）：104–105.

[33]王海娜，王志稳.中药穴位贴敷治疗中晚期肿瘤患者便秘的效果观察[J].现代临床护理，2016，15（4）：6–8.

[34]张红.穴位贴敷对提高晚期肺癌患者镇痛效果与睡眠质量的作用[J].护理实践与研究，2020，17（2）：151–153.

[35]许莉萍，龚妹，陆爱玉.穴位贴敷治疗肿瘤患者腹胀的疗效观察及护理[J].光明中医，2016，31（10）：1477–1479.

[36]陈洁，胡天燕，张敏，等.四关穴穴位贴敷对乳腺癌病人化学治疗期间心理状态的影响[J].护理研究，2019，33（23）：4173–4175.

[37]易健敏.刮痧升高肿瘤患者外周血粒细胞的临床观察[D].北京：北京中医药大学，2014.

[38]刘智斌，何玲.刮痧治疗肩周炎探析——附150例临床报告[J].现代中医药，2003（4）：61–62.

[39]钱红花，郭俊华，陈雯.刮痧疗法配合化学治疗对中晚期非小细胞肺癌患者生存质量的影响[J].中国中医药科技，2015，22（3）：303–304.

[40]贾英丽，徐敢风.刮痧疗法配合中药治疗癌症失眠患者25例疗效分析[J].中国中医药科技，2015，22（6）：700.

[41]蔡坛.导引养生功在肿瘤防治中的康复医疗作用[J].按摩与导引，1987（5）：14–15.

[42]廖巧静，陈梅，叶琳，等.太极拳对恶性肿瘤病人生理机能影响的文献质量研究[J].护理研究，2018，32（5）：783–786.

[43]程井军，李欣，吴刚，等.中西医结合肿瘤康复治疗[M].西安：世界图书出版公司，2019.

[44]王鹤，乔友林.老年恶性肿瘤流行病学、病因及预防[J].中华老年多器官疾病杂志，2005（3）：170–172.

[45]何佩珊，胡凯文，杨公博，等. 中药“养肺方”联合氩氦刀冷冻治疗老年晚期非小细胞肺癌的临床研究 [J].中华中医药杂志，2016，31（9）：3808–3811.

[46]初展.中医针灸改善非小细胞肺癌治疗研究进展[J].医学理论与实践，

2019，32（2）：190-192.
[47]佘琛. 针刺与艾灸对腧穴局部显微结构影响的组织化学研究[D].北京：中国中医科学院，2019.
[48]王淑兰，盛立军，孙亚红，等.中药穴位贴敷联合耳穴按压治疗顺铂引起延迟性呕吐的临床观察[J].临床肿瘤学杂志，2010，15（3）：260-262.
[49]彭莉，肖用兰，胡陵静，等.穴位贴敷、穴位注射单用及联用防治化学治疗后恶心呕吐的临床研究[J].中国中医急症，2015，24（9）：1631-1634.
[50]周红，童稳圃，施伶俐，等.肺癌手术患者应用针刺对γ干扰素的调节作用[J].上海针灸杂志，2016，25（3）：27-28.
[51]钟志光. 四花穴隔姜灸对肺癌患者化学治疗后副反应影响的临床研究[D].广州：广州中医药大学，2014.
[52]王捷. 温针灸治疗肺癌骨转移中重度疼痛的临床研究[D].广州：广州中医药大学，2019.
[53]李扬帆，荣震. 279例肝癌患者经络失衡状况调查[J].上海针灸杂志，2013，32（1）：59-61.
[54]黄金昶，赵鹏程，李睿，等. 火针瘤体围刺结合辨证用药治疗原发性肝癌36例临床观察[J].中国临床医生杂志，2016，44（12）：91-93.
[55]刘泽银，张海波，罗英，等. 俞云切脉针灸治疗中晚期肝癌的疗效观察[J]. 广州中医药大学学报，2018，35（1）：66-69.
[56]熊慧生，李倩. 针灸辅助肝动脉化学治疗栓塞术对原发性肝癌中医证候、生活质量和细胞免疫的影响[J]. 中国社区医师，2017，33（30）：108-109.
[57]蔡娲，沈卫东. 针灸治疗原发性肝癌疼痛的临床研究进展[J].针灸临床杂志，2017，33（7）：76-79.
[58]李坤.鼓胀敷脐法用药规律现代文献研究[D].唐山：华北理工大学，2017.
[59]孙可欣，郑荣寿，张思维，等.2015年中国分地区恶性肿瘤发病和死亡分析[J].中国肿瘤，2019，28（1）：1-11.
[60]管秀雯，马飞，徐兵河.我国老年晚期乳腺癌患者生存情况及治疗特点分析[J].国际肿瘤学杂志，2019（11）：657-661.
[61]李婷炜，黄圆圆，权琦，等. 乳腺癌术前中医证型与预后因素的相关性

[J]. 实用医学杂志，2017，9（v.33）：152–154.
[62]孔咏霞. 乳腺癌中医证型与证候要素分布规律文献研究[J]. 西部中医药，2018，031（3）：68–71.
[63]苏雅，夏黎明，张东伟，等.刮痧治疗肝气郁结型乳腺癌癌因性疲乏临床观察[J]. 中医药临床杂志，2020，v.32（1）：128–131.
[64]高丽，代永科，彭慧.二仙汤加减联合艾灸中医护理对ER/PR阴性乳腺癌患者的效果观察[J].护理实践与研究，2020，17（23）：153–155.
[65]林鸣芳.益气中药足浴治疗乳腺癌化学治疗癌因性疲乏临床观察[J].中国社区医师，2020，36（30）：98–99.
[66]马丹，杨帆，廖专，等.中国早期食管癌筛查及内镜诊治专家共识意见（2014年，北京）[J].中国实用内科杂志，2015，35（4）：320–337.
[67]郭岳峰，庞国明，焦智民.肿瘤病诊疗全书[M].北京：中国医药科技出版社，2001：652–654.
[68]方春芝.沈舒文教授治疗30例食管癌的个体化辨证论治经验研究与疗效分析[D].陕西中医学院，2013.
[69]彭仙娥，史习舜.食管癌病因学研究进展[J].肿瘤防治杂志，2003（09）：897–899.
[70]何世仪.食管癌中医临床证型的研究及通膈汤对食管癌细胞增殖抑制作用机制的探讨[D].南京中医药大学，2018.
[71]周蕾，李和根，刘嘉湘.刘嘉湘辨证治疗食管癌经验[J].浙江中西医结合杂志，2015，25（9）：805–807.
[72]崔慧娟，张培宇.张代钊治疗食管癌经验[J].中医杂志，2011，52（10）：821–823.
[73]彭海燕.刘沈林教授治疗食管癌经验[J].南京中医药大学学报，2011，27（2）：178–180.
[74]司富春，刘紫阳.食管癌中医证型和用药规律分析[J].中医学报，2012，27（6）：655–657.
[75]姜欣. 黄金昶教授中医治疗食管癌经验总结[D].北京中医药大学，2014.
[76]中华中医药学会.肿瘤中医诊疗指南[M].北京:中国中医药出版社，2008.
[77]董春娇. 食管癌中医文献研究及案例分析[D].广州中医药大学，2013.
[78]田黎，刘泽银.俞云教授切脉针灸治疗食管癌经验[J].时珍国医国药，2017，28（2）：467–468.

[79]刘文健，王浩，梁涛.合募配穴促进食管癌术后胃肠功能恢复[J].中国肿瘤外科杂志，2016，8（5）：330–332.

[80]张惠玲，杨玉杰，李社改，等.针刺联合中药外敷治疗晚期食管癌疼痛53例临床观察[J].河北中医，2015，37（5）：742–744.

[81]许梦娜，陈理，马扬扬.雷火灸对食管癌放疗后生活质量影响的临床观察[J].时珍国医国药，2018，29（1）：129–130.

[82]丁勤能，徐兰凤.艾灸减轻食管癌放疗患者毒副反应30例疗效观察[J].南京中医药大学学报，2008（3）：160–162.

[83]李秋荐，裴兰英，郭英昌.温和灸治疗肿瘤放化学治疗后白细胞减少症87例临床观察[J].江苏中医药，2007（1）：41.

[84]刘雅娴.中西医结合肿瘤病学[M].北京：中国中医药出版社，2005.

[85]王萍丽，潘冬辉.中医五音疗法治疗老年消化不良患者的临床效果及对患者焦虑情绪的影响[J].中国老年学杂志，2019，39（12）：2918–2920.

[86]林法财.基于《黄帝内经》五音理论探析辨证施乐[J].中华中医药杂志，2018，33（12）：5535–5537.

[87]林雪梅，全小明，林瑶如，等.五音疗法对胃癌根治术后化学治疗患者焦虑、抑郁及生活质量的影响[J].广州中医药大学学报，2017，34（2）：181–184.

[88]朱兵.系统针灸学——复兴体表医学[M].北京：人民卫生出版社，2015.

[89]李庆云.金针王乐亭老十针的临床应用[J].现代中西医结合杂志，2010，19（4）：472–473.

[90]朱利利，杨丽明，刘秋萍，等.足三里穴位埋线促进腹部术后胃肠功能恢复的效果研究[J].中国医药导报，2010，7（18）：25–26.

[91]谷巍，胡起超.针灸治疗慢性萎缩性胃炎疗效对比观察[J].中国针灸，2009，29（5）：361–364.

[92]朱海涛.穴位埋线治疗慢性萎缩性胃炎疗效观察[J].上海针灸杂志，2008，27（12）：11–12.

[93]蒋敏玲，范剑薇，江伟.加味柴芍六君方联合壮医药线点灸干预胃癌前病变[J].中医学报，2018，33（7）：1159–1165.

[94]韩旭，胡丹.特定穴在肠癌术后胃肠运动功能恢复中的作用[J].针灸临床杂志，2014（1）：10–12.

[95]Zhang Z，Wang C，Li Q，et al. Electroacupuncture at ST36 accelerates

the recovery of gastrointestinal motility after colorectal surgery: a randomised controlled trial[J]. 中国结合医学杂志（英文版），2014（3）.
[96]Ng S S M，Leung W W，Mak T W C，et al. Electroacupuncture Reduces Duration of Postoperative Ileus After Laparoscopic Surgery for Colorectal Cancer[J]. Gastroenterology，2013，144（2）：307–313.
[97]龙莹，张子敬，黄展明，等. 电针肺经原络穴治疗大肠癌术后肠梗阻的临床观察[J].广州中医药大学学报，2021，38（3）：518–523.
[98]刘猛，沈卫东，程少丹.针刺治疗对大肠癌化学治疗患者骨髓抑制及生存质量的影响[J].上海中医药大学学报，2018，32（2）：23–26.
[99]郑艺，何宁一，张毅鹏，等.雷火灸配合中西药治疗大肠癌化学治疗后骨髓抑制疗效观察[J].上海针灸杂志，2019，38（11）：1233–1238.
[100]胡玉娜.督灸防治化学治疗所致骨髓抑制的疗效观察[J].临床医药文献电子杂志，2015，2（15）：2970.
[101]李扬帆.督灸合雷火灸治疗放化学治疗后白细胞减少症81例[J].中医外治杂志，2013，22（2）：40–41.
[102]张影，罗银星，蔡小平，等.督脉隔药灸治疗恶性肿瘤化学治疗后白细胞减少45例临床观察[J].中药与临床，2013，4（5）：42–43，53.
[103]田艳萍，张莹，贾英杰.温针灸对奥沙利铂化学治疗后外周神经毒性的疗效观察[J].天津中医药，2011，28（3）：212–213.
[104]孙贤俊，何胜利，陈颢，等.电针为主治疗奥沙利铂神经毒性的临床研究[J].上海针灸杂志，2012，31（10）：727–729.
[105]李明珠，王文萍，金圣博.中药封包联合蜡疗治疗奥沙利铂诱导的轻中度癌性神经病理性疼痛的疗效研究[J].中国全科医学，2020，23（18）：2289–2293.
[106]郭海丽.黄芪桂枝五物汤熏洗联合艾灸治疗奥沙利铂所致恶性肿瘤患者周围神经毒性的临床疗效[J].浙江中医药大学学报，2021，45（5）：521–525.
[107]赵昌林，彭磷基，张子丽，等.针灸对结肠癌肝转移患者外周血T淋巴细胞亚群和NK细胞活性的影响[J].中国针灸，2010，30（1）：10–12.
[108]张双燕，杜业勤，温针灸对肠癌术后患者胃肠功能及免疫功能的影响[J].中国针灸，2011，31（6）：513–517.
[109]孙晖，张波，钱海华，等.结直肠癌根治术后温针灸干预对患者免疫功

能和肠道菌群的影响[J].针刺研究，2021，46（7）：592-597.
[110]高奉，王文萍．“邪毒传舍”理论与转移性卵巢癌[J].辽宁中医药大学学报，2011，13（3）：111-112.
[111]王梅，李凌，高庆玉.针刺加穴位注射治疗卵巢癌术后腹胀的观察[J].针灸临床杂志，2002，18（2）.
[112]王洪久.耳穴压豆治疗卵巢癌患者肿瘤相关抑郁临床研究[J].实用妇科内分泌杂志（电子版），2018，5（36）：134-136.
[113]苑瑶，曲春尧，祝红茹.坚强理念下耳穴埋籽、穴位敷贴对卵巢癌术后患者疼痛及术后恢复情况的应用效果[J].中国医学创新，2020，17（35）：82-86.
[114]徐林，李睿，张巧丽.艾灸联合温阳利水方辅助治疗卵巢恶性肿瘤腹腔积液临床观察[J].中国针灸，2019，39（12）：1294-1298.
[115]谷珊珊，宋卓，李蒙，等. 基于现代文献分析癌因性疲乏的中医证治规律[J]. 世界中西医结合杂志，2020，15（12）： 2198-2203.
[116]张永慧，林丽珠.癌因性疲乏患者的中医证候聚类分析[J].广州中医药大学学报，2016， 33（4）： 485-489.
[117]杜秀婷，田万朋，刘柏，等. 针刺防治肠癌化学治疗所致癌因性疲乏的随机对照研究（英文）[J]. World Journal of Acupuncture-Moxibustion，2021，31（2）： 83-88.
[118]子朋薇，李道睿，杨国旺，等.针刺治疗康复乳腺癌患者癌因性疲乏的随机对照研究[J].中国医药导报，2017，14（19）：89-93.
[119]周皓茵. 针刺治疗癌因性疲乏国外文献Meta分析[D].广州中医药大学，2017.
[120]车文文，杨静雯，夏小军，等. 针灸防治癌因性疲乏临床实践指南研究[J].世界中医药，2021，16（10）：1594-1598.
[121]杨丽惠，胡凯文，田桢，等. 灸法治疗癌因性疲乏选穴规律分析[J].中医学报，2019，34（12）： 2708-2712.
[122]林洪生.恶性肿瘤中医诊疗指南[M].北京：人民卫生出版社，2014.
[123]吴登斌，高晶晶，刘静，等.癌痛患者中医辨证60例分析[J].环球中医药，2009，（4）：276-278.
[124]张沁园，张健新.抵当陷胸汤治疗癌痛的实验研究[J].山东中医药大学学报，2012（36）：251-253.

[125]刘鲁明.中西医综合四步止痛梯级疗法治疗癌性疼痛的临床观察[J].中国中西医结合杂志，1992，12（10）；584-587.
[126]李玲，高翠霞，何炜，等.温阳艾灸法联合三阶梯止痛法对癌痛患者止痛效果和生活质量的影响[J].中医研究，2016，29（9）：48-50.
[127]杨静雯，车文文，王平，等.针灸防治化学治疗后恶心临床实践指南研究[J].世界中医药，2021，16（10）：1604-1609.
[128]王生，耿良. 中医辨证针刺治疗不同证型患者化学治疗所致恶心呕吐临床研究[J].中医学报，2017，32（10）：1853-1856.
[129]邹吉轩，孙妍，宋英，等. 针刺防治化学治疗引起的急性和延迟性呕吐Meta分析[J].世界中医药，2021：1-16.
[130]安琪，陈波，郭义，等.针刺治疗化学治疗后恶心呕吐临床选穴规律初探（英文）[J].World Journal of Acupuncture-Moxibustion，2015，25（02）：39-44.
[131]叶苑琼，张广清，王聪，等.隔姜灸防治乳腺癌CE（T）F方案化学治疗后恶心呕吐观察[J].新中医，2014，46（5）：220-221.
[132]张磊，王娅玲，傅瑞阳，等.隔姜灸预防肺癌化学治疗后恶心呕吐的随机对照研究[J].针刺研究，2020，45（7）：574-577，582.
[133]刘红，徐天舒.麦粒灸防治含顺铂方案化学治疗所致恶心呕吐的临床研究[J]. 针灸临床杂志，2016，32（11）：4-7.
[134]刘倩，莫霖，黄先巧，等.中医疗法联合5-HT3受体拮抗剂对肿瘤患者化学治疗相关性恶心呕吐干预效果的网状Meta分析[J].中国中医基础医学杂志，2020，26（8）：1114-1120.
[135]胡亚男，沙宇婷，何凤蝶，等.穴位贴敷治疗乳腺癌化学治疗后恶心呕吐的Meta分析[J]. 中国肿瘤临床与康复，2021，28（5）：532-536.
[136]张玉，高倩，邵建国，等.雷火灸治疗不同中医证型便秘的临床疗效分析[J].中国中西医结合消化杂志，2021，29（11）：773-777.
[137]徐定涛，佟昊琛，胡骁，等.耳穴治疗功能性便秘研究进展[J].按摩与康复学，2021，12（8）：11-12.
[138]王丽娟.耳穴埋豆干预阿尔茨海默病功能性便秘护理观察[J].山西中医，2019，35（2）：61-62.
[139]周仲瑛.中医内科学[M].北京：中国中医药出版社，2007.
[140]李萍萍.肿瘤常见症状中西医处理手册[M].北京：中国中医药出版社，

2015.

[141]王欣欣.针灸配合推拿治疗五更泻的临床研究[D].长春：长春中医药大学，2011.

[142]张德怀.口服中药配合灌肠治疗慢性肠炎50例[J].光明中医，2015，30（1）：68–69.

[143]蒋米尔，张培华.临床血管外科学[M].北京：科学出版社，2014.

[144]孔为民，张赫.妇科肿瘤治疗后下肢淋巴水肿专家共识[J].中国临床医生杂志，2021，49（2）：149–155.

[145]潘兴芳，赵天易，郭义，等.针灸干预肿瘤化学治疗、手术后不良反应的临床研究[J].世界中医药，2020，15（7）：961–969.

[146]Jeong Y J，Kwon H J，Park Y S，et al. Treatment of lymphedema with saam acupuncture in patients with breast cancer: A pilot study[J].Medical Acupuncture，2015，27（3）：206–215.

[147]Yao C，Xu Y，Chen L，et al. Effects of warm acupuncture on breast cancer–related chroniclymphedema: a randomized controlled trial[J]. Curr Oncol，2016，23（1）：e27–34.

[148]武薇，张喜平.活血利湿解毒汤联合温针灸治疗乳腺癌术后上肢水肿疗效观察[J]. 现代中西结合杂志，2016，25（29）：3251–3253.

[149]赵文霞，黎金凤，王培，等.推拿治疗乳腺癌术后上肢淋巴水肿患者疗效及对QOL评分的影响[J].山东中医杂志，2021，40（2）：162–165+171.

[150]郑硕，李世一，张磊，等.火针刺络联合针刺引流治疗肢体淋巴水肿的临床研究[J].中华中医药杂志，2020，35（11）：5846–5850.

[151]万秋慧，蒋丽金.芒硝穴位贴敷结合艾灸干预在晚期癌症伴淋巴水肿患者中的应用效果[J].医疗装备，2021，34（2）：137–139.

[152]黄梅，曹加伟，朱珠，等.针灸疗法在乳腺癌治疗中的应用现状分析[J].针灸临床杂志，2016，32（4）：87–90.

[153]战祥毅，隋鑫，王文萍.中医治疗乳腺癌术后上肢淋巴水肿研究进展[J].临床军医杂志，2017，45（2）：216–220.

[154]童笑笑，宋美华.穴位按摩联合手法淋巴引流干预乳腺癌术后上肢淋巴水肿15例[J]. 浙江中医杂志，2016，51（11）：825–825.

[155]章孟星，侯胜群，张晓菊，等.乳腺癌和妇科肿瘤患者淋巴水肿风险及

预防干预的证据汇总[J].护理学杂志，2020，35（20）：18-22.
[156]李惠萍，杨娅娟，苏丹，等.不同预防行为对乳腺癌术后淋巴水肿的预防效果Meta分析[J].现代预防医学.2018（5）.
[157]王惠雪，李惠萍，杨娅娟，等.空气波压力治疗仪在预防及治疗乳腺癌术后淋巴水肿效果Meta分析[J].中华肿瘤防治杂志.2017（11）.
[158]徐习娟，刘琳，熊汝垚.自我淋巴引流预防乳腺癌术后淋巴水肿的效果[J].实用临床医学，2020，21（8）：68-70.
[159]李呈，刘腊根，程芳，等.穴位按摩结合自我淋巴引流预防乳腺癌术后上肢淋巴水肿的临床研究[J].医药高职教育与现代护理，2020，3（3）：200-203.
[160]杨璇，张海林，刘玉，等.徒手淋巴引流对乳腺癌相关淋巴水肿预防及治疗效果的Meta分析[J].中国护理管理.2019（6）.
[161]聂立婷，赵姝，殷秀敏，等.徒手淋巴引流在乳腺癌术后淋巴水肿中应用效果的Meta分析[J].中国康复，2020，35（5）：256-261.
[162]王筱君，阚红，李俊. 失眠与焦虑、抑郁相关性的临床研究[J]. 中国误诊学杂志，2009，9（22）：5325-5326.
[163]王志丹，陈少玫.失眠症中西医治疗的研究进展[J].中西医结合心脑血管病杂志，2013，11（3）：355-356.
[164]黄广文，马敏，张建华，等.长沙市两个行政区2～6岁儿童睡眠问题与家庭环境关系初步研究[J].中国儿童保健杂志，2007（1）：42-44.
[165]江帆，颜崇淮，吴胜虎等.上海市1～6岁儿童睡眠状况的流行病学研究[J].中华儿科杂志，2001（5）：31-35.
[166]张燕筠.老年人睡眠障碍的相关因素及治疗[J].职业与健康，2008（19）：2083-2084.
[167]李焕芹."周氏调神针刺法"治疗原发性失眠睡眠质量和日间疲劳状态的临床研究[D].北京中医药大学，2017.
[168]王芳，李经才，徐峰，等.褪黑素对睡眠的调节作用及与脑内氨基酸递质的关系[J].中国现代应用药学，2000（6）：467-469.
[169]王芳，邹丹，李经才，等.褪黑素受体与GABA_A受体在褪黑素延长小鼠睡眠时间中的作用[J].中国应用生理学杂志，2003（4）：91-94.
[170]胡义秋，张淼，朱翠英.clock基因rs11133391多态性与抑郁症、原发性失眠的相关研究[J].中国临床心理学杂志，2015，23（5）：836-838.

[171]蔡玮凌.从痰论治失眠的理论探讨和临床证治规律研究[D].南京中医药大学，2017.

[172]伍亚男. 疏肝调神针法治疗抑郁障碍相关失眠的临床研究[D].广州中医药大学，2016.

[173]洪秋阳，王麟鹏，王世广等.贺氏三通法治疗亚急性失眠：随机对照研究[A]. 中国针灸学会.新时代 新思维 新跨越 新发展——2019中国针灸学会年会暨40周年回顾论文集[C].中国针灸学会：中国针灸学会，2019：6.

[174]李颖，张晓阳，包飞，等.针刺治疗原发性失眠临床疗效研究现状与分析[J].中国针灸，2018，38（7）：793-797.

[175]孙远征，聂雪莲.温针灸治疗心脾两虚型不寐疗效观察[J].山西中医，2013，29（11）：39-40.

[176]求晓恩.温针灸足三里为主治疗失眠30例[J].中国中医药科技，2013，20（5）：561-562.

[177]李华.耳穴压丸法辨证治疗原发性失眠37例[J].广西中医学院学报，2012，15（2）：6-7.

[178]王晓琼.耳针治疗失眠63例[J].云南中医中药杂志，2011，32（5）：50.

[179]史玲，陈健，张吉玲.天麻素穴位注射治疗失眠症40例[J].中医外治杂志，2010，19（1）：44.

[180]刁贤宝，焦敏，郭红珍，等.丹参注射液安眠穴注射治疗顽固性失眠56例[J].实用中医内科杂志，2011，25（9）：62-63.

[181]殷鑫，李惠芹.中医诊断学症状规范化的研究[J].陕西中医学院学报，2007（6）：7-8.

[182]杨放如.抑郁障碍的病因、诊断与鉴别诊断[J].中国医刊，2005（9）：53-55.

[183]邓朔，张鸿燕.抑郁症发病机制的神经免疫相关靶点研究现状[J].中国临床药理学杂志，2017，33（3）：280-283.

[184]李红，毛叶萌.抑郁症发病机制的免疫学研究进展[J].中国免疫学杂志，2016，32（5）：760-763.

[185]何海然，薛占霞.抑郁症相关发病机制的研究进展[J].神经药理学报，2016，6（2）：20-25.

[186]郑蕾，王艺明.抑郁症患者血清IFN-γ、IL-10的变化及与生活事件、

防御方式的相关研究[J].免疫学杂志，2012，28（7）：607-609.
[187]张雪淳.电针与手针四关穴对CUMS大鼠脑内谷氨酸代谢的影响[D].广州中医药大学，2016.
[188]鱼浚镛. 抑郁症的证候要素及其组合规律研究[D].北京中医药大学，2012.
[189]国家中医药管理局. 中医内科病证诊断疗效标准（试行）[J].成都中医药大学学报，1995，24（2）.
[190]景泉凯，杨利娟，刘俊彤，等.针刺治疗抑郁症的机制研究概况[J].中华中医药学刊，2017，35（1）：20-22.
[191]许平.针刺“培土开郁”组穴治疗肝郁脾虚型轻、中度抑郁症的临床观察[D].北京中医药大学，2019.
[192]秦亚冰.头针配合体针治疗心脾两虚型抑郁症的临床观察[D].黑龙江中医药大学，2013.
[193]于雪姣.“项七针”治疗抑郁症的临床疗效观察[D].山东中医药大学，2018.
[194]刘瑶.灸百会治疗抑郁症250例的疗效观察[J].医药世界，2006（6）：72-73.
[195]邢坤.艾灸背俞穴治疗中风后抑郁症45例疗效观察[J].河北中医，2010，32（5）：728-729.
[196]刘运珠，刘布谷，罗有年，等.温针灸夹脊穴治疗抑郁症患者30例疗效观察及对其脑电α波的影响[J].中医杂志，2008（11）：995-997.
[197]马迎歌，赵敬军，李少源，等.耳穴电针治疗心脾两虚型抑郁症患者23例随机单盲试验[J].中医杂志，2014，55（17）：1484-1486.
[198]周晋丽.刺五加注射液穴位注射治疗抑郁症96例[J].中医外治杂志，2012，21（4）：34.
[199]王琳，关素洁.当归注射液穴位注射配合氟西汀治疗抑郁症28例[J].河南中医，2011，31（7）：798-799.

本书涉及的部分经络调养方法插图

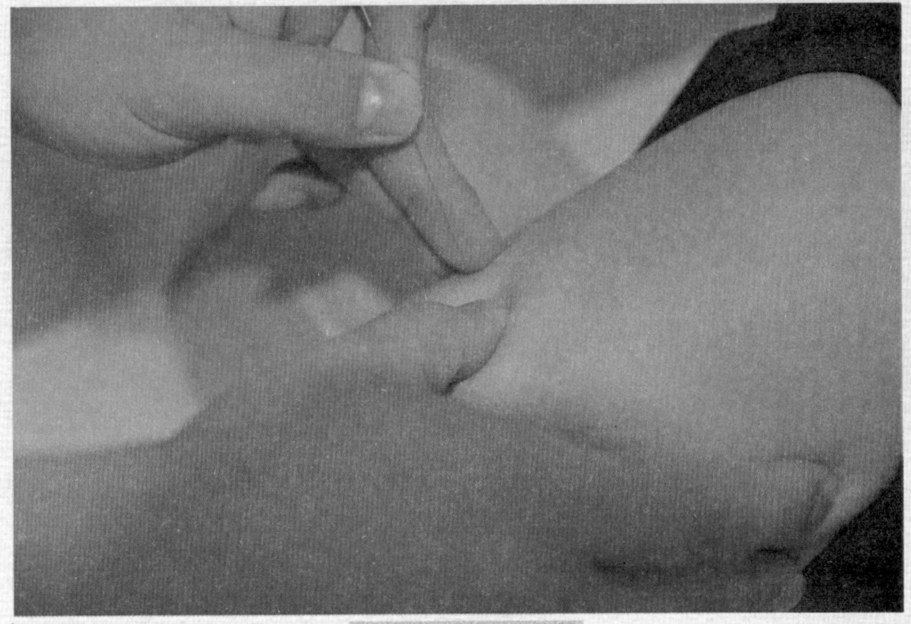

针刺1

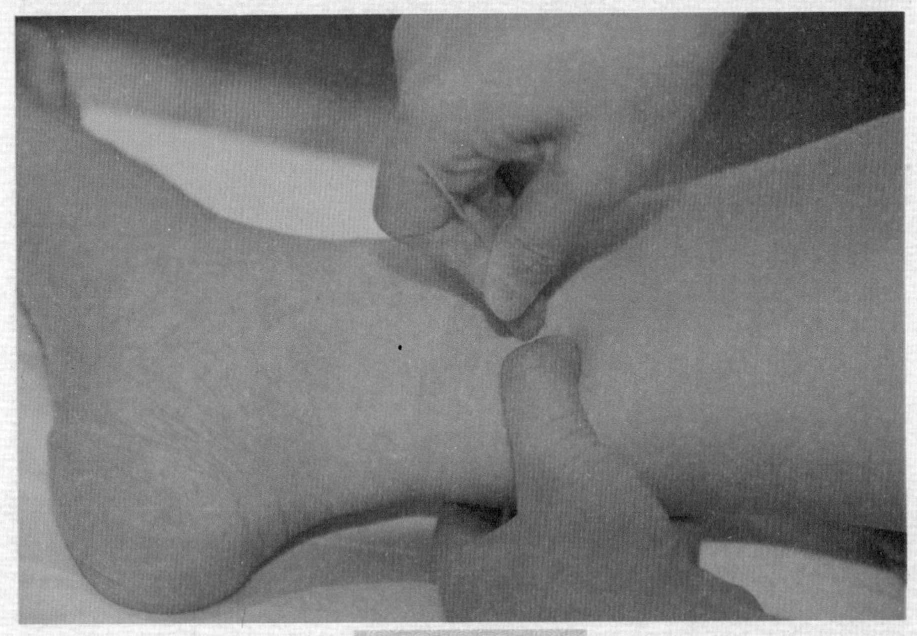

针刺2

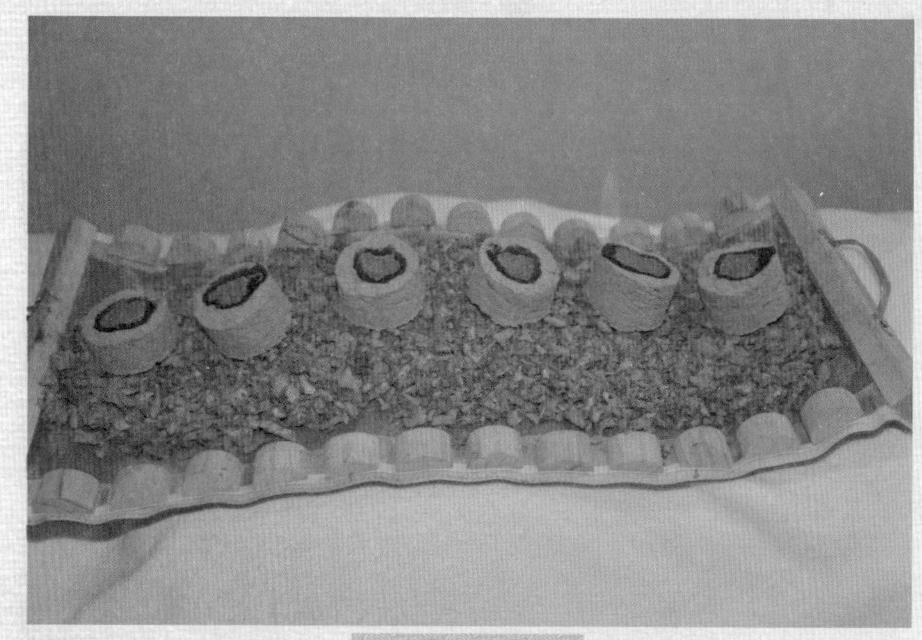

火龙灸1

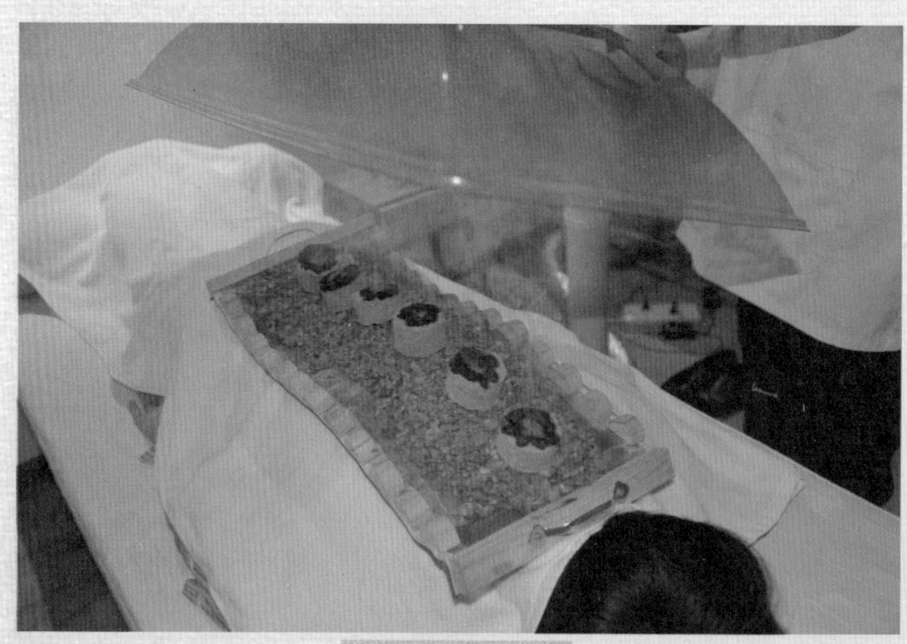

火龙灸2

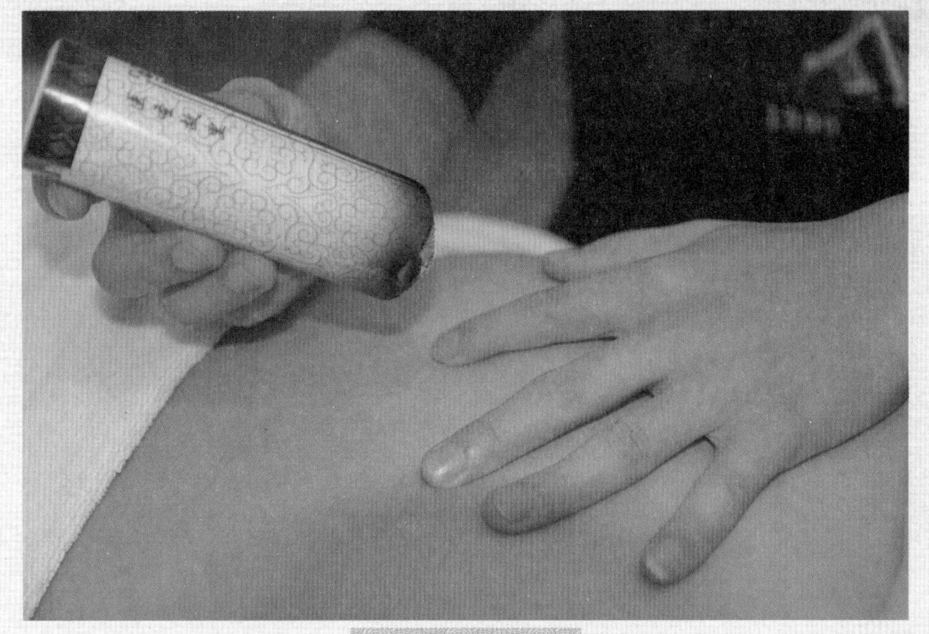

雷火灸

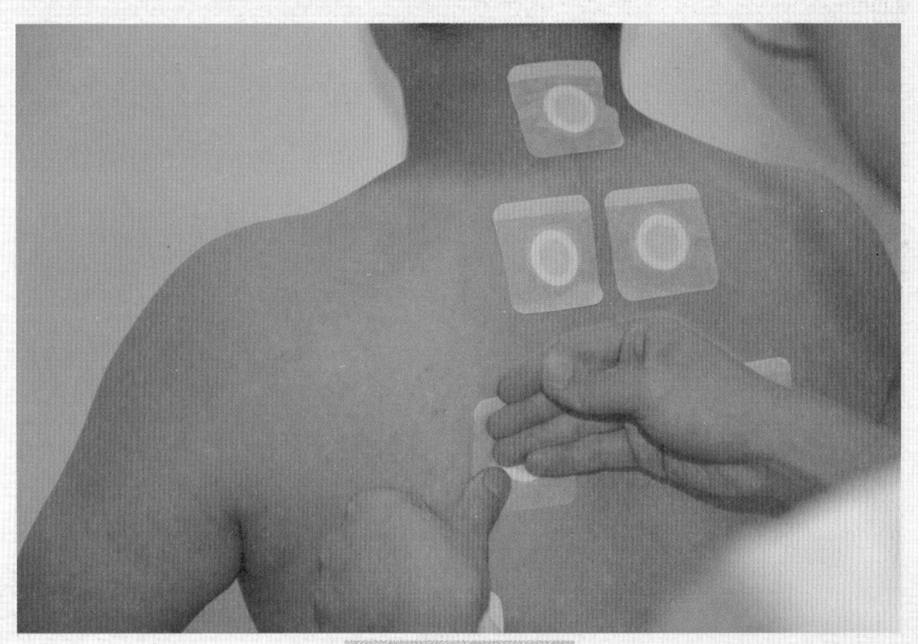

穴位敷贴

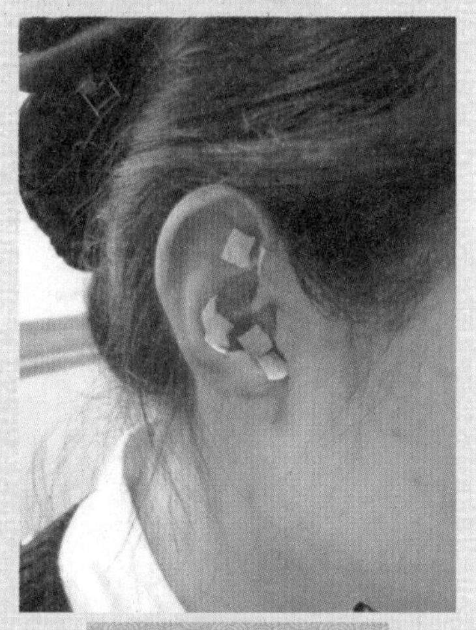

耳穴埋豆

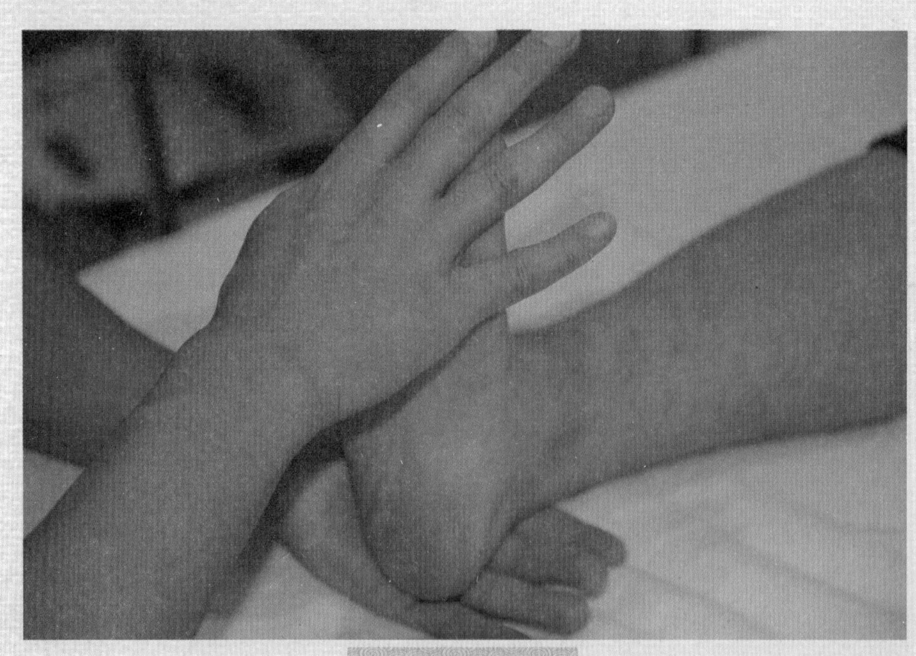

推拿按摩

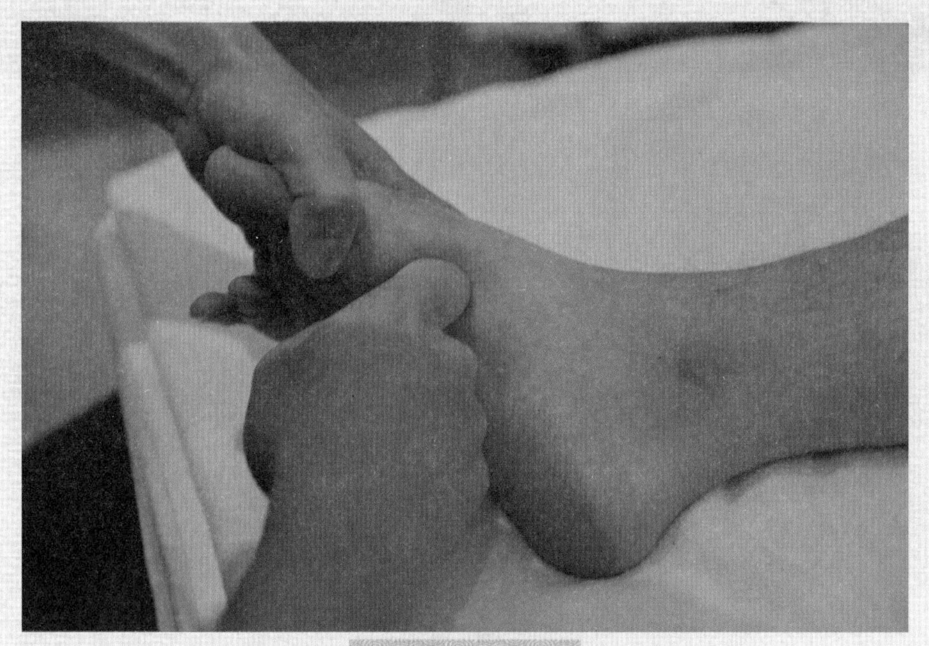

点按足部反射区

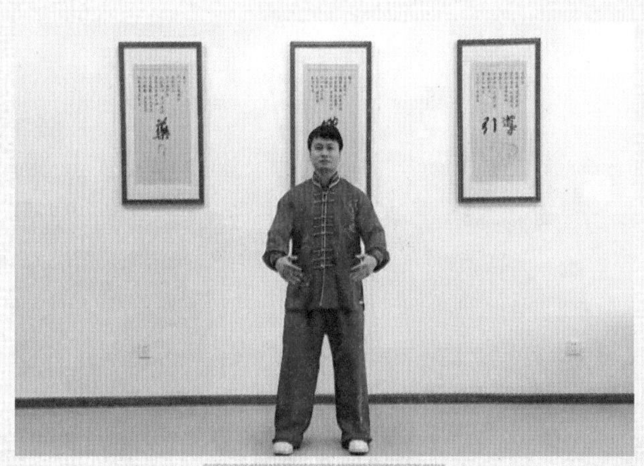

八段锦（起势）

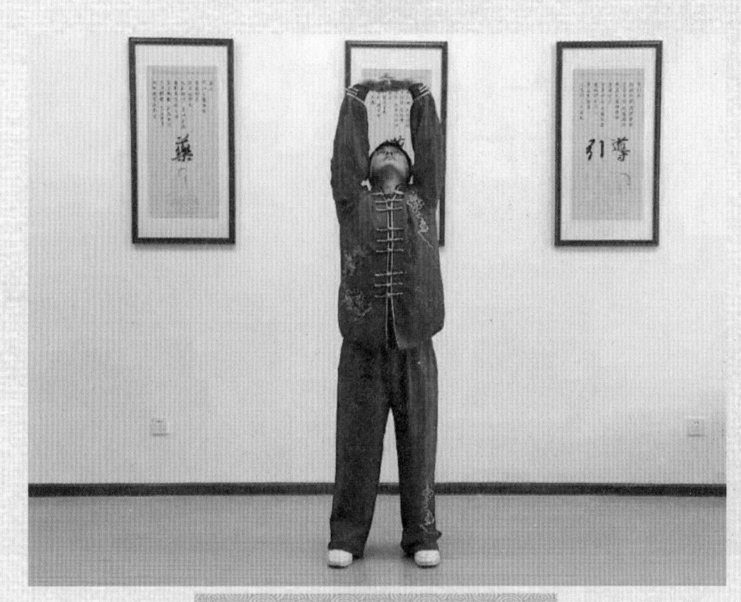

八段锦（双手托天理三焦）

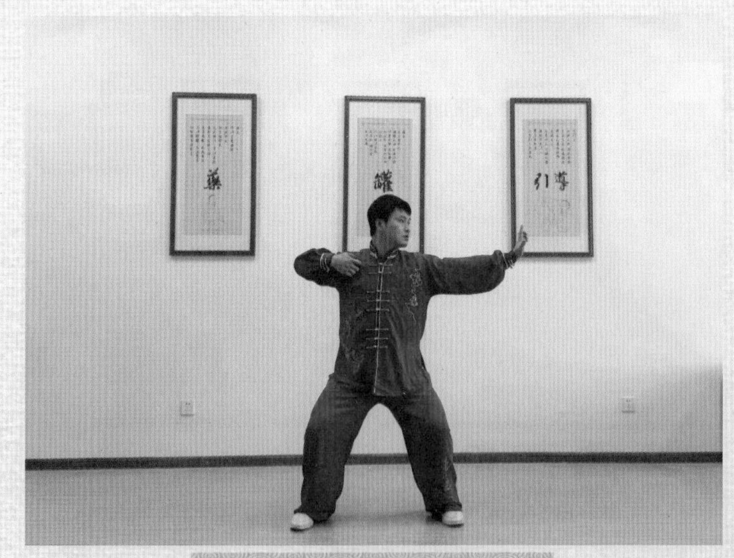

八段锦（左右开弓似射雕）

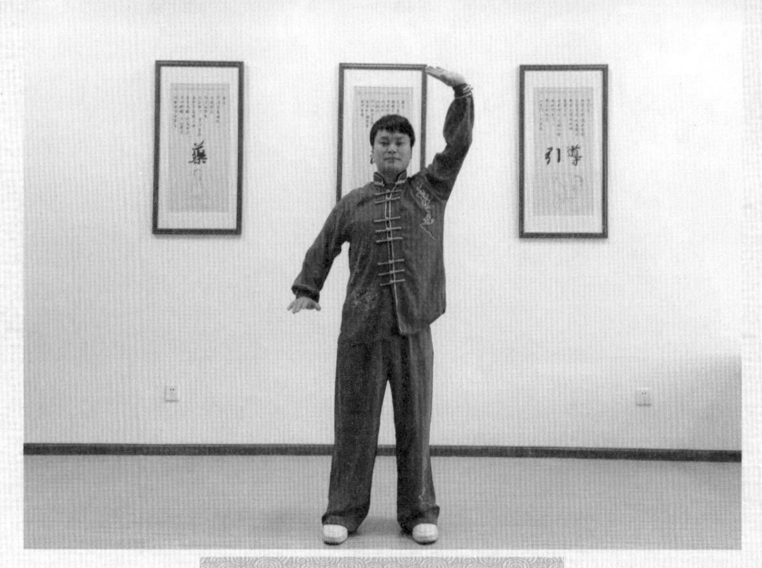

八段锦（调理脾胃需单举）

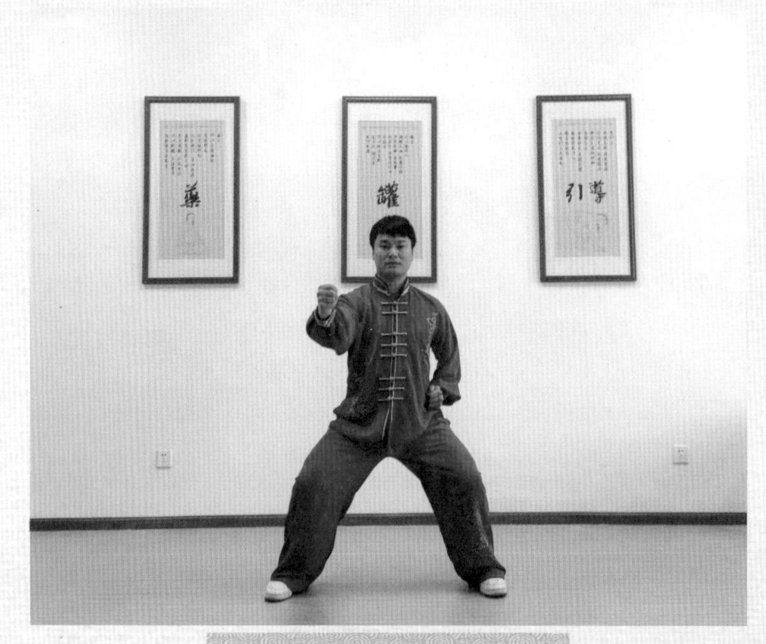

八段锦（攒拳怒目增力气）